肩関節拘縮の評価と運動療法
臨床編

監修　林　典雄
執筆　赤羽根良和

監修の言葉

　この度、赤羽根君の名著「肩関節拘縮の評価と運動療法」の続編として、「臨床編」が世に出ることになりました。

　本書は、代表的な肩関節疾患、外傷のケーススタディーを通して、肩関節拘縮の診方について解説したものです。肩関節拘縮は、その基本として原疾患に続発する障害ですから、原疾患における知識は重要です。しかしながら、完成された肩関節拘縮の原因となる組織が原疾患により変化するわけではありません。本書を読み進めますと、各章で重複する治療技術があえて紹介されています。重複して述べられている内容こそが、拘縮を改善するキーテクニックとなりますから、触診技術と並行して反復練習を積んでいただきたいと思います。

　さて、赤羽根君は一緒に臨床を過ごした数少ない教え子の一人です。私から巣立った後も、真摯に向き合う臨床、患者を少しでも治すという執念と工夫を通して、本物の理学療法士の一人に成長してきたと思います。もう「林先生の教え子である赤羽根良和」ではなく、「運動器理学療法牽引する赤羽根良和」として、さらに羽ばたいていくとこでしょう。心から期待していますし、「林先生！もうゆっくりしてください！」と言っていただけるのを楽しみにしています。

　ここで、私から2つの注文をさせてください。1つ目は赤羽根君に続く後輩の育成です。私から赤羽根君へと伝えたパッション（passion）を、これはという若手の臨床家に伝えて欲しいのです。患者が、アスリートが、社会が、求める本当の理学療法士は、時代がどう変化しようとも絶対に変わらないはずです。赤羽根君はそれを伝えるべき器になっています。次世代の「赤羽根良和」を、自身の目でぜひ探してください。2つ目は、赤羽根君が行っている「運動療法の可視化」を進めてください。これは私も含めて、理学療法士が医療の中で一人前になる重要なプロセスです。赤羽根君しかできない技術は、赤羽根君が死んだら終わりです。赤羽根君しかできない技術の恩恵を受ける患者は一握りしかいません。可視化とは科学であり、再現性ある技術を提供する基礎となります。こちらは私と一緒に推進していきましょう。

　忙しい臨床、講演の合間を縫っての執筆活動は、プライベートタイムならびに睡眠時間を削っての作業になりますから、執筆者の強い精神力が必要なのは言うまでもありません。しかしながら、奥様をはじめとする家族の理解と支えなくしては成し遂げることはできません。本書の出版を機会に、奥様、子供たちにしっかりとした言葉で感謝の意を伝えていただければと思います。

最後になりましたが、様々な面でご尽力いただいた運動と医学の出版社の園部
氏に感謝申し上げ、監修の言葉といたします。

運動器機能解剖学研究所　林典雄

序文

　私が理学療法士となり、最初の勤め先は吉田整形外科病院です。そこで恩師である林 典雄先生（現：㈱運動器機能解剖学研究所）に、理学療法士としての心構えをご教授していただきました。そして、肩関節のみならず、四肢や脊椎についての考え方や技術を学びました。それが今でも私の理学療法としての真髄となっております。2013年に上梓させていただいた「肩関節拘縮の評価と運動療法」に引き続き、今回の臨床編も林 典雄先生にご監修をお願いさせていただきました。ご多忙の中、本著書の監修を快くお引き受けていただいた林 典雄先生に、心より深謝いたします。誤字脱字の多い私の文章を、最後まで添削をして下さり、また各疾患の私の考え方についても多くのご意見ご指導をいただき、本当にお世話になりました。感謝をしてもしきれないくらいのご恩があります。この場をお借りしてお礼を申し上げます。

　なお、前著書でも記載しましたが、私が理学療法士になった頃、林 典雄先生より平日3時間は勉強すること、正常のレントゲンを2万枚読影すること、の2つの宿題が出されました。レントゲンの宿題は1～2年間で終えましたが、3時間の勉強は今でも続けております。恩師に出して頂いた宿題は必ず継続するというスタンスで、日々臨床に励んでいます。

　私が理学療法士となり20年の月日が経ちました。臨床一筋で、専門は関節拘縮を運動療法で治すことです。園部俊晴先生（現：運動と医学の出版社代表取締役）から本の依頼をされたときに、どの関節でもよいと言ってくださいましたので、私は肩関節を選びました。我々セラピストが拘縮を改善する上で最も苦戦を強いられる関節といえば、やはり肩関節と考えています。肩関節は大きなボール（上腕骨頭）と小さなソケット（臼蓋）によって形成され、さらに関節の周囲には多くの軟部組織が取り巻いています。そのため、軟部組織を主体とした伸張制限や滑走障害が引き起こされ、その結果、運動時痛や可動域制限を生じます。これがいわゆる関節拘縮です。また、治療対象となる組織は圧痛所見や組織硬度が高くなっていることがあり、これらの所見を回復させると、運動時痛や可動域制限は改善することが多いです。つまり、軟部組織が豊富に存在する肩関節の拘縮を的確に治すことのできるスキルを習得できれば、その他の四肢や脊椎にも十分適応できると考えられます。

　園部俊晴先生とは非常に親しくさせて頂いており、私が尊敬する理学療法士の一人です。園部俊晴先生は力学を中心とした運動療法を展開しており、組織学を中心とした本著書との考え方とは異なる点がありますが、実際の臨床では力学と組織学

の両方が重要であり、これらを適切に扱うことの出来るセラピストが、質の高い運動療法を実現させていくのだと考えています。

　本著書では、10 症例の肩関節の拘縮例を挙げて、実際の運動療法の考え方と手技について、出来るだけ分かりやすく解説をしながら作成しました。この 10 症例のパターンを的確に理解し運動療法が実施できれば、これまでよりも治療成績は確実に高まると考えています。ただし、我々セラピストには触診の技術力が臨床で求められており、監修して頂きました林典雄先生の著書である「運動療法のための機能解剖学的触診技術（メジカルレビュー社）」は必読すべきと考えています。触診は治療成績に大きく関連しますので、本著書を読む前に、是非触診の技術力を高めてください。その方が、治療成績は高くなります。

　また、本著書で述べた知識や技術は私一人の力ではありません。林 典雄先生をはじめ、整形外科リハビリテーション学会の諸先生方にご教授していただいたことをベースとして作成しています。先生方には本当に感謝しています。

　また、園部俊晴先生をはじめ運動と医学の出版社の皆さま、本著書の校正にご尽力頂いた関東労災病院中央リハビリテーション部の今屋健先生、勝木秀治先生、私のイメージ通りにイラストを手掛けてくださった谷本健先生、写真撮影にご協力を頂いた医療法人さとう整形外科、城北整形外科クリニックの皆さまには、深く感謝いたします。本当にありがとうございました。

　本著書が多くの臨床家の知識や技術の発展に寄与し、肩の機能障害で本当に困っているたくさんの患者様を助けることにつながれば、こんなうれしいことはありません。

さとう整形外科　理学療法士　赤羽根良和

本書を読み進める前に

　本書で紹介する10症例の治療では、筋の拘縮に対する運動療法を多く取り入れている。
　筋が原因となる拘縮に対する運動療法アプローチには、「① 攣縮した筋の緊張を軽減するリラクセーション」と、「② 短縮した筋の伸張性を獲得するストレッチング」の２つがあり、この２つの技術の高さは治療成績に直結する。このため本書を読み進める前に、この２つの運動療法について筆者が行っている具体的な考え方と方法を、小円筋を例にここで紹介しておきたい。

① 攣縮した筋の緊張を軽減するリラクセーション
　リラクセーションの目的は、攣縮した筋の緊張を取り除くことである。このため、リラクセーションを施行した後には、実際に触診により筋緊張と圧痛の改善を確認することが重要となる。
　具体的な方法は、まず当該筋の起始と停止を引き離し、その筋を他動的に伸張する。そして伸張位からその筋の収縮方向に沿って動かせる可動範囲にわたり、5〜10％程度の強度で自動介助運動を行わせる。この一連の動作をリズミカルに反復して実施し、筋緊張と圧痛が改善するまで継続する。この際、筋収縮と運動がシンクロする形で愛護的に誘導することが効果的なリラクセーションを行うコツである。また、筋の伸張と収縮を触診により確認することで、この手技を確実に遂行することができる。

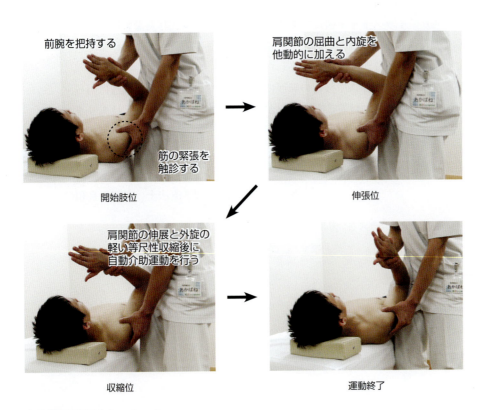

小円筋のリラクセーション
この一連の動作をリズミカルに反復し，筋緊張と圧痛が改善するまで実施する．

② 短縮した筋の伸張性を獲得するストレッチング

　ストレッチングは、筋の長さを回復することである。このため、ストレッチングを施行した後には、実際に筋の伸張が得られ、その結果可動域も増大していることを確認することが重要である。

　具体的な方法は、まず当該筋の起始と停止を引き離し、その筋を他動的に伸張する。そして、伸張位でその筋に 10 〜 20% 程度の強度で等尺性収縮を施行させ、筋腱移行部に伸張刺激を加える。その後は、自動介助運動に切り替えて、その筋が動かせる可動範囲にわたり筋収縮を誘導する。すなわち、他動的伸張 → 伸張位での等尺性収縮（伸張刺激）→ その後、短縮位までの自動介助運動 → 他動的伸張というこの一連の動作をリズミカルに反復して実施し、その結果可動域が増大していることを確認する。またこの際、筋の伸張と収縮を触診により確認することで、この手技を確実に遂行することができる。

　リラクセーションとストレッチングの手技は似ているが、ストレッチングでは伸長位での等尺性収縮を施行することで筋に伸張刺激を加えることが特徴である。これにより、筋腱移行部の伸張刺激が Ib 線維群を興奮させ、収縮に関与した筋の α 運動線維が抑制することで筋の伸張性が得られやすくなる。また両者ともに全可動域にわたって筋収縮を促すことが大切である。

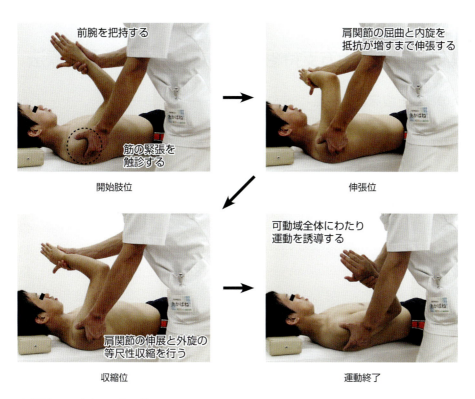

小円筋のストレッチング

この一連の動作をリズミカルに反復し，筋の伸張が得られるまで実施する．

参考文献

赤羽根良和, 林典雄（監修）：肩関節拘縮の評価と運動療法. 運動と医学の出版社, 2013.
丹羽滋郎, 他：骨・関節疾患と一関節筋, 二・多関節筋との関わり. メディカルストレッチング. 金原出版株式会社. 2008, p23-72

目　次

第1章　胸郭出口症候群（牽引型）に対する運動療法

1. 胸郭出口症候群の概要と臨床との接点 ———————————— 2
1）胸郭出口症候群を把握するための基礎知識 ……………… 2
2）胸郭出口症候群（牽引型）の臨床像 …………………… 6

2. ケーススタディ
肩関節挙上制限を呈した腕神経叢の牽引型の症例 ———————— 8
1）本症例の概要 …………………………… 8
2）病歴と評価 ………………………………… 8
3）運動療法の実際 …………………………… 14
まとめ ………………………………………… 32
参考文献 ……………………………………… 33

第2章　肩関節周囲炎（上方支持組織の癒着）に対する運動療法

1. 肩関節周囲炎の概要と臨床との接点 ———————————— 36
1）肩関節周囲炎を把握するための基礎知識 ……………… 36
2）肩関節周囲炎の臨床像 ……………………………… 42

2. ケーススタディ
肩関節周囲炎に続発する上方支持組織の癒着により
夜間痛を呈した症例 ——————————————————————— 43
1）本症例の概要 …………………………… 43
2）病歴と評価 ………………………………… 43
3）運動療法の実際 …………………………… 50
まとめ ………………………………………… 66
参考文献 ……………………………………… 67

第3章　肩関節インピンジメント症候群に対する運動療法

1. 肩関節インピンジメント症候群の概要と臨床との接点 ——— 70
1）肩関節インピンジメント症候群を把握するための基礎知識 …………… 70
2）肩関節インピンジメント症候群の臨床像 ……………………………… 74

2. ケーススタディ
肩関節拘縮により肩峰下と烏口下インピンジメントを同時に認めた症例 —— 79
1）本症例の概要 ……………………………………………… 79
2）病歴と評価 ……………………………………………… 80
3）運動療法の実際 ……………………………………………… 85
まとめ ……………………………………………… 104
参考文献 ……………………………………………… 105

第4章　凍結肩に対する運動療法

1. 凍結肩の概要と臨床との接点 —————————————————— 108
1）凍結肩を把握するための基礎知識 ……………………………… 108
2）凍結肩の臨床像 ……………………………………………… 108

2. ケーススタディ
ペースメーカーの術後に凍結肩を呈した症例 ————————————— 115
1）本症例の概要 ……………………………………………… 115
2）病歴と評価 ……………………………………………… 116
3）運動療法の実際 ……………………………………………… 120
まとめ ……………………………………………… 131
参考文献 ……………………………………………… 132

第5章　変形性肩関節症に対する運動療法

1. 変形性肩関節症の概要と臨床との接点 ——————————————— 136
1）変形性肩関節症を把握するための基礎知識 …………………… 136
2）変形性肩関節症の臨床像 ……………………………………… 138

2. ケーススタディ
変形性肩関節症に著明な拘縮を認めた症例 ————————————— 142
1）本症例の概要 ……………………………………………… 142
2）病歴と評価 ……………………………………………… 142
3）運動療法の実際 ……………………………………………… 148
まとめ ……………………………………………… 166
参考文献 ……………………………………………… 166

ix

第6章　腱板断裂縫合術後に対する運動療法

1. 腱板断裂の概要と臨床との接点 ————————————————— 168
　1）腱板断裂を把握するための基礎知識 ……………………………… 168
　2）腱板断裂の臨床像 …………………………………………………… 174

2. ケーススタディ
腱板断裂縫合術後に拘縮が残存した症例 ————————————— 177
　1）本症例の概要 ………………………………………………………… 177
　2）病歴と評価 …………………………………………………………… 178
　3）運動療法の実際 ……………………………………………………… 183
　まとめ …………………………………………………………………… 199
　参考文献 ………………………………………………………………… 199

第7章　鎖骨骨幹部骨折に対する運動療法

1. 鎖骨骨折の概要と臨床との接点 ————————————————— 202
　1）鎖骨骨折を把握するための基礎知識 ……………………………… 202
　2）鎖骨骨折の臨床像 …………………………………………………… 206

2. ケーススタディ
鎖骨骨幹部骨折後に著明な肩関節拘縮を呈した症例 —————— 208
　1）本症例の概要 ………………………………………………………… 208
　2）病歴と評価 …………………………………………………………… 208
　3）運動療法の実際 ……………………………………………………… 214
　まとめ …………………………………………………………………… 232
　参考文献 ………………………………………………………………… 232

第8章　大結節骨折に対する運動療法

1. 大結節骨折の概要と臨床との接点 ————————————————— 234
　1）大結節骨折を把握するための基礎知識 …………………………… 234
　2）大結節骨折の臨床像 ………………………………………………… 237

2. ケーススタディ
大結節骨折（縦割れ）を呈し著明な拘縮を呈した症例 ———————— 240
1）本症例の概要 ……………………………………………………………… 240
2）病歴と評価 ………………………………………………………………… 240
3）運動療法の実際 …………………………………………………………… 245
まとめ ……………………………………………………………………………… 263
参考文献 …………………………………………………………………………… 264

第9章　上腕骨近位端骨折に対する運動療法

1. 上腕骨近位端骨折の概要と臨床との接点 ———————————— 268
1）上腕骨近位端骨折を把握するための基礎知識 …………………………… 268
2）上腕骨近位端骨折の臨床像 ………………………………………………… 273

2. ケーススタディ
上腕骨近位端骨折（3-part）術後に著明な拘縮を呈した症例 ———— 277
1）本症例の概要 ………………………………………………………………… 277
2）病歴と評価 …………………………………………………………………… 278
3）運動療法の実際 ……………………………………………………………… 283
まとめ ……………………………………………………………………………… 304
参考文献 …………………………………………………………………………… 305

第10章　外傷性頚部症候群に対する運動療法

1. 外傷性頚部症候群の概要と臨床との接点 ——————————————— 308
1）外傷性頚部症候群を把握するための基礎知識 …………………………… 308
2）外傷性頚部症候群の臨床像 ………………………………………………… 312

2. ケーススタディ
外傷性頚部症候群に合併した肩関節拘縮を呈した症例 ——————— 314
1）本症例の概要 ………………………………………………………………… 314
2）病歴と評価 …………………………………………………………………… 314
3）運動療法の実際 ……………………………………………………………… 320
まとめ ……………………………………………………………………………… 339
参考文献 …………………………………………………………………………… 339

xi

xii

第1章
胸郭出口症候群（牽引型）に対する運動療法

1. 胸郭出口症候群の概要と臨床との接点

1）胸郭出口症候群を把握するための基礎知識

① 胸郭出口症候群とは

　胸郭出口とは、鎖骨と第1肋骨との間にある隙間をいう。前斜角筋・中斜角筋・第1肋骨によって形成された斜角筋三角部、鎖骨・第1肋骨・鎖骨下筋によって形成された肋鎖間隙部および小胸筋・胸部によって形成された小胸筋間隙部を、腕神経叢や鎖骨下動静脈が通過している（図 1-1）。前斜角筋と中斜角筋間との間の距離は、平均9mmとされており[1]、その距離は肩甲帯の位置関係によって変動する（図 1-2）。

　胸郭出口を通過する腕神経叢や鎖骨下動静脈は、牽引刺激や圧迫刺激を受けやすく、これら機械的刺激が慢性化すると、頚部痛や上肢の痛み・しびれなどの症状を呈するようになる。病態の局在に応じて、斜角筋症候群、小胸筋症候群、肋鎖症候群、頚肋症候群などと名付けられており、これらを統括して胸郭出口症候群（thoracic outlet syndrome: TOS）と定義している[2]。

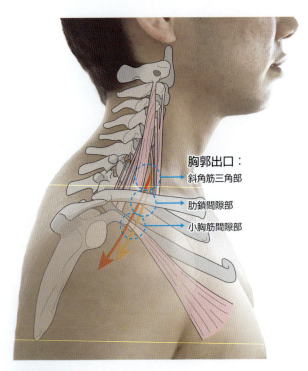

図 1-1　胸郭出口の解剖

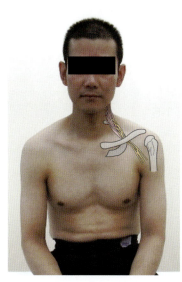 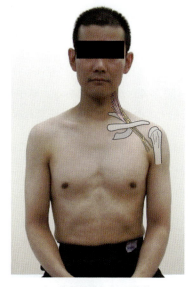

a：胸郭部が狭くなる姿勢　　　　　b：胸郭部が広くなる姿勢

図1-2 肩甲帯の位置と胸郭出口の形態の関係
aの姿勢では肩甲帯が下制するため、腕神経叢が牽引される。

　RoosはTOSに関する臨床研究を長年にわたって行っている。それによると99%は腕神経叢が過敏状態となった神経原性であり、血管性病変は非常に少なかったと述べている[3)4)]。従来より第1肋骨の形成不全などに原因を求めた腕神経叢の圧迫がTOSの主因子とされてきた（**圧迫型**）が、現在では骨性異常に伴う圧迫よりむしろ腕神経叢への牽引刺激が症状の発現に関連していることが指摘されている（**牽引型**）[5)6)]。その根底として、腕神経叢は末梢神経に比べ牽引に対して過敏であり、特に神経上膜組織は牽引によって著しく血流が減少することが、北村らの基礎研究から明らかになっている[7)]。

② 理学所見

TOS の評価には多くの理学所見が存在する。TOS はあくまで症候群であり、病態と臨床所見との整合性を見極めることが大切である。

TOS 例の多くを占める腕神経叢の牽引型に対しては、Morley テスト（図 1-3）に加えて、上肢の下方牽引テスト（図 1-4）が有効である。肩甲帯を挙上し牽引刺激を解除すれば、即座に症状が緩和するのも特徴的な所見である（図 1-5）。

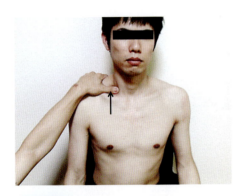

図 1-3 Morley テスト

鎖骨上窩に圧迫刺激を加えて、疼痛やしびれをみる検査。

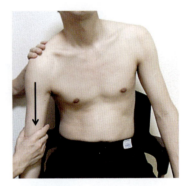

図 1-4 上肢の下方牽引テスト

上肢を下方に牽引刺激を加えて、疼痛やしびれをみる検査。

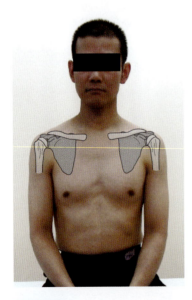
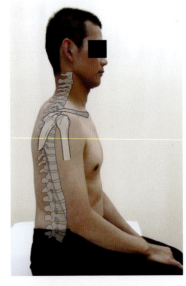

図 1-5 症状が改善する肢位

下制した肩甲帯が挙上すると、腕神経叢の牽引刺激が軽減し、即座に症状が緩和する。

また、TOSの重要な補助検査として脈管テストがある。

Adsonテスト（図1-6）は、患側に頚部を回旋させて斜角筋三角部を狭め、さらに深吸気することで斜角筋を緊張させ橈骨動脈の消失・減弱をみる検査である。しかし、この検査は偽陽性となりやすく、また深呼吸による神経反応として血流の低下が指摘されており、その判断は慎重に行うべきである[8]。

Wrightテスト（図1-7）は、両肩関節を外転・外旋90度、肘関節屈曲90度のまま両上肢を水平伸展することで、小胸筋と胸郭部との間を狭めて橈骨動脈の消失・減弱をみる検査である。この検査では、肋鎖間隙が5mm以下にまで減少するため、肋鎖間隙部に異常所見を認める場合に陽性となる[9]。

Eden（図1-8）テストは、前胸部を伸張させたまま両上肢を後下方に牽引し、肋鎖間隙部を狭小化させて橈骨動脈の消失・減弱をみる検査である。この検査により、肋鎖間隙は4mm以下まで減少するため、肋鎖症候群では必須なテストと考えられている[9]。

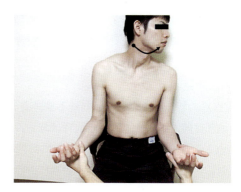

図1-6 Adsonテスト

頚部を患側に回旋させたまま深呼吸をして、そのときの橈骨動脈の拍動の減弱をみる検査。

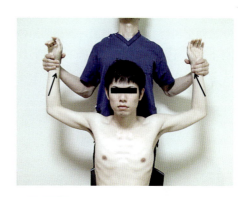

図1-7 Wrightテスト

両肩関節を外転・外旋90度、肘関節屈曲90度のまま両上肢を水平伸展し、橈骨動脈の減弱をみる検査。

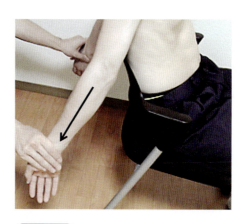

図1-8 Edenテスト

前胸部を伸張させたまま両上肢を後下方に牽引し、橈骨動脈の減弱をみる検査。

2）胸郭出口症候群（牽引型）の臨床像

① 特徴的な所見

　牽引型 TOS の特徴的な姿勢はいわゆる猫背姿勢であり、肩甲骨は外転・下方回旋・前傾位、頭部は前方へ偏位、頚椎の前弯は減少、胸椎は過後弯、鎖骨や第 1 肋骨は下制していることが多い（図 1-9）。さらに僧帽筋の中部・下部線維の筋力低下や筋出力不全に伴う肩甲帯の機能不全とともに、菱形筋・肩甲挙筋・小胸筋が過緊張し、この不良姿勢は固定化されていく。この不良姿勢こそが腕神経叢の過緊張の原因とされ、やがて上肢の痛みやしびれが慢性化するようになる[10)][11)][12)]。

　牽引型 TOS では、長年にわたる不良姿勢により前胸部の拘縮を認めることが多い。前胸部の拘縮程度の把握には、福吉らが考案した前胸部柔軟性テスト（図 1-10）が有効である[13)][14)]。このテストで陽性と判断された場合は、肩甲骨の内転・上方回旋・後傾を制動する肩鎖関節・胸鎖関節の関節性拘縮や小胸筋・前鋸筋上部線維・鎖骨下筋・外腹斜筋の柔軟性低下が疑われる。そのため、これらの組織を念頭に置いた運動療法を展開することが重要となる。

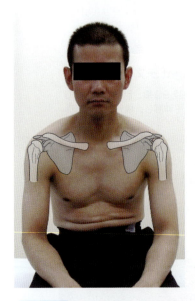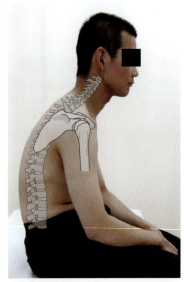

図 1-9　牽引型 TOS の特徴的な姿勢

牽引型 TOS では、肩甲骨は外転・下方回旋・前傾位、頭部は前方へ偏位し、頚椎の前弯は減少し、胸椎は過後弯、鎖骨や第 1 肋骨は下制していることが多い。

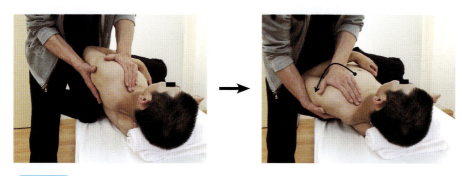

図 1-10　前胸部柔軟性テスト
肩峰が床面に抵抗なく接触したら陰性とする。

② 治療の考え方

　牽引型 TOS の治療目的は、姿勢や肩甲骨アライメントの適正化と、その肢位を保持するための筋機能を再獲得することである。

　本来、肩甲骨を内転・上方回旋・後傾方向に矯正すると、腕神経叢は弛緩し、症状は軽快する。しかし、神経の感受性が極度に高まっている場合では、肩甲骨運動自体が腕神経叢への過度な刺激となり、扱いが難しくなる。特に斜角筋・鎖骨下筋・小胸筋は、筋攣縮に伴う筋内圧の上昇により、わずかな圧刺激で症状が強く出ることがある。このような症例には、まず神経自体の閾値を改善させることから開始するとよい。

　圧迫型 TOS に対しては、腕神経叢や鎖骨下動静脈を圧迫している因子の開放が目的となる。一方、牽引型 TOS に対しては、過牽引された腕神経叢を弛緩させる姿勢の獲得が運動療法の目的である。胸郭出口周辺のみならず、頸部から手指の位置まで考えた対応が必要であり、これを怠ると円滑な治療を実施することはできない。

　また、運動療法と併用して KS バンド（図 1-11）を用いると症状の改善に有効であるケースが多いが[15]、過矯正に注意しないと症状が増悪するため、段階を踏んだ装着指導が大切である。

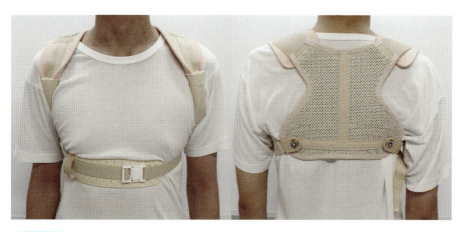

図 1-11　KS バンド

胸郭出口症候群（牽引型）

2. ケーススタディ
肩関節挙上制限を呈した腕神経叢の牽引型の症例

1）本症例の概要

　本症例は50歳代の女性である。3ヶ月前に頚椎ヘルニア（C5/6）を発症し、前腕橈側から母指および示指橈側1/2の腹側にしびれを認めていた。その後、転倒によって仙骨を骨折した。骨折の影響で座位がとれず、背臥位のまま日常生活動作（ADL）が行われていた。その頃から前腕の尺側、環指尺側1/2、小指にしびれを認めるようになった。神経学的所見からは、頚椎ヘルニアの局在と今回発症した症状との関連性は薄く、今回の症状は、頚椎ヘルニア以外の病態を考慮する必要があった。

　頚椎ヘルニア例の姿勢は、肩甲骨が外転・下方回旋・前傾し、頚椎が前弯減少、胸椎が過後弯位、鎖骨や第1肋骨が下制となり、いわゆる猫背姿勢を呈することが多い。その結果、頭部重心が前方化することで、頚椎の椎間板内圧は上昇しやすくなる。また、同時にこの姿勢は、腕神経叢の過牽引が加わりやすいことに注目したい。本症例は前胸部の拘縮を認めており、腕神経叢の弛緩を得る肢位がとれず、常に牽引刺激が加わったことで牽引型の胸郭出口症候群（TOS）を合併したと考えられた。なお、TOSの各種検査は全て陽性であり、牽引や圧刺激に対する反応は過敏であった。

　運動療法では、腕神経叢の除圧を目的に斜角筋三角部を形成する前・中斜角筋および小胸筋のリラクセーションから開始した。筋の弛緩とともにしびれに対する感受性は著しく緩和され、運動療法では前胸部の拘縮除去へと進展させた。小胸筋や前鋸筋上部線維の短縮を強く認めたが、疼痛をコントロールしながら対応したことで肩甲帯の位置異常は改善された。続いて、肩甲骨固定筋の機能を高めるために、僧帽筋の中部・下部線維の機能改善を図った。

　本症例のように、治療操作に難渋しやすいTOS例だとしても、段階的な治療戦略を組み立てることで、症状回復へと繋げることが可能である。

2）病歴と評価

① 症例

　50代の女性、専業主婦である。既往歴として3ヶ月前に頚椎ヘルニア（C5/6）と診断された。前腕橈側から母指および示指橈側1/2の腹側にしびれを認めていた。家族歴に特記すべき事項はない。

② 現病歴

転倒により仙骨骨折を生じ、他院で入院加療となった。骨癒合するまでの3週間は、ベッド上での安静が必要であった。洗髪は他者が行っていたが、洗髪に伴う頭部の位置によって前腕の尺側、環指尺側1/2、小指にかけて強いしびれを感じていた。退院後に当院を受診し、運動療法が開始された。

③ 運動療法開始時基本評価

a）問診

ⅰ 疼痛・しびれ発症時期

1ヶ月前からである。

ⅱ 疼痛発症要因

洗髪時に頭部・頚部を強く牽引されたと訴えていたが、はっきりした要因は不明である。

ⅲ しびれ発現部位

前腕の尺側、環指尺側1/2、小指にかけて強いしびれを認め、特に座位や立位で増悪した（図1-12）。

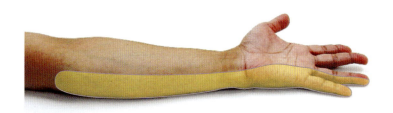

図1-12　しびれを認めた部位

b）視診・観察

　肩甲骨は外転・下方回旋・前傾し、胸椎は過後弯位であり、ストレート・ネックに伴い頭部は前方に偏位していた。また、肩峰の高さは健側よりも低位であり、いわゆる猫背姿勢であった（図 1-13）。

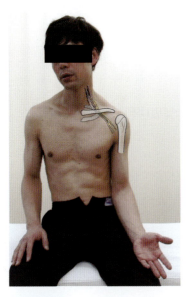 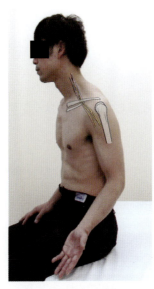

※ 上半身を露出した画像を使用するため、この後の写真も含め、症例とは別のモデルで撮影しています。

図 1-13　本症例の姿勢
肩甲帯や脊椎の不良姿勢により、腕神経叢は過緊張位になっていた。

c）触診
ⅰ 圧痛部位の確認（図 1-14）
　圧痛は斜角筋三角部、小胸筋間隙部、前鋸筋上部線維に認めた。特に斜角筋三角部と小胸筋間隙部における圧痛程度は著しく、軽い圧迫でも疼痛を強く認めた。また、圧迫に伴い上肢への放散痛を認めた。
ⅱ 筋緊張の確認（図 1-15）
　前・中斜角筋、小胸筋、大・小菱形筋、肩甲挙筋、鎖骨下筋、前鋸筋上部線維で緊張が亢進していた。

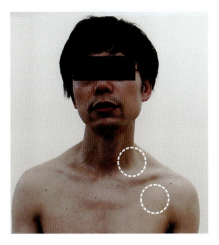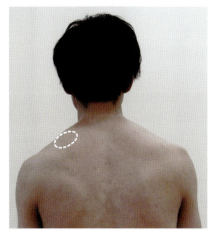

> **図 1-14** 圧痛が確認された部位

圧痛は斜角筋三角部、小胸筋間隙部、前鋸筋上部線維に認めた。
特に斜角筋三角部と小胸筋間隙部における圧痛程度は著しく、軽い圧迫でも疼痛を強く認めた。

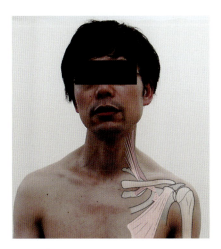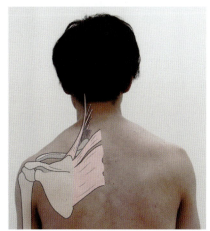

> **図 1-15** 緊張部位

前・中斜角筋、小胸筋、大・小菱形筋、肩甲挙筋、鎖骨下筋、前鋸筋上部線維で緊張が亢進していた。

d）関節可動域

屈曲：150度　外転：135度

第1肢位外旋：60度　　結帯動作：第12胸椎レベル

第2肢位外旋：80度　　第2肢位内旋：45度

第3肢位外旋：90度　　第3肢位内旋：0度

特に、第2肢位外旋可動域は、制限とともに前腕の尺側、環指尺側1/2、小指にかけて強いしびれを認めた。

e）筋肉・靭帯・関節包の伸張テスト

各種伸張テストの状況から、制限因子を以下のように考えた。

ⅰ 第1肢位外旋制限：なし

ⅱ 第1肢位内旋制限：なし

ⅲ 第2肢位外旋制限：小胸筋、鎖骨下筋、前鋸筋上部線維

ⅳ 第2肢位内旋制限：大・小菱形筋

ⅴ 第3肢位外旋制限：なし

ⅵ 第3肢位内旋制限：大・小菱形筋

これらの伸張テストから、特に、小胸筋、前鋸筋上部線維に強い制限を認めた。

f）前胸部柔軟性テスト

テスト結果、患側で床から8横指（健側：6横指）であった。背臥位姿勢での肩峰床面距離は5横指（健側：4横指）であり、肩鎖関節・胸鎖関節・胸椎・胸郭の柔軟性低下が疑われた。

g）筋力

僧帽筋の中部線維は4レベル、下部線維は3+レベルであった。

h）整形外科テスト

TOSの各種検査において、Morleyテストおよび上肢の下方牽引テストは陽性であり、Roos3分間テスト（3分間挙上負荷テスト）は10秒であった。その一方で、肩甲骨を他動で上方回旋・後傾位に矯正すると、各種検査時に生じるしびれは寛解した。

④ 症例の画像
a）X線所見（図 1-16）
ⅰ 正面像
　両鎖骨は下制している。
ⅱ 側面像
　ストレート・ネックとともに、第 7 頸椎が確認でき、肩甲骨の過度な下制が疑われた。
ⅲ 斜位像
　第 5・6 頸椎の椎間板腔は狭小化し、椎間孔の狭小化が若干認められた。

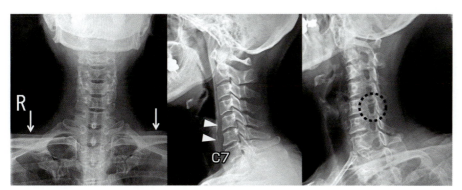

頸椎　正面像　　　頸椎　側面像　　　頸椎　斜位像

図 1-16　X線所見

正面像：両鎖骨は下制している。
側面像：ストレート・ネックを呈している。
斜位像：C5/6 の椎間板腔は減少し、椎間孔はやや狭小化している。

胸郭出口症候群（牽引型）

3）運動療法の実際

① 各間隙部を構成する筋肉のリラクセーション

　斜角筋三角部は前斜角筋、中斜角筋、第1肋骨により構成されている。不良姿勢の継続は、前斜角筋、中斜角筋を持続的に伸張し、筋内圧が高くなる。加えて、肩甲骨下方回旋、前傾位で固定された症例では、小胸筋の緊張が高くなる。本症例の斜角筋三角部、小胸筋間隙部の圧痛は非常に強く、軽い圧迫でも著明なしびれを上肢に認めた。

　そのため、斜角筋三角部と小胸筋間隙部を構成する筋内圧の緩和を目的に、運動療法として筋リラクセーションを実施した。

　開始肢位は背臥位とした。上肢は腹部の上に置き、肩甲骨から上腕の下にはタオルを敷いた。また、上位胸椎の過後弯により、背臥位では頚椎が過伸展位となる。そのため、頭部の下にもタオルを敷いて、頚椎のアライメントを補正した（図1-17）。この肢位をとることで腕神経叢の緊張が緩和されていることを触診にて確認した。また、筋腱移行部に加える圧刺激は極わずかなものとし、症状が発生しない程度に留めておいた。筋リラクセーションは、斜角筋と小胸筋の筋緊張や筋内圧が改善し、圧痛が軽減するまでとした。

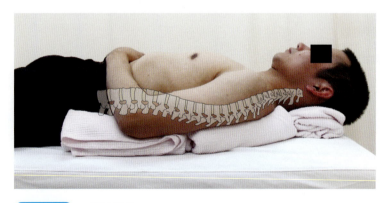

図1-17　開始肢位

a）前・中斜角筋の攣縮に対するIb抑制を用いたリラクセーション

　前斜角筋と中斜角筋の停止部はそれぞれ異なるものの、起始部では重なり合っていることが多く、それらを分別して治療を実施することは困難である。そのため、前斜角筋と中斜角筋はまとめて治療を実施した。また、前・中斜角筋は健側でも緊張が高いケースが多く、患健側ともに筋緊張を緩和させる必要がある。注意点としては、斜角筋三角部を直接触れてはならない。ここには腕神経叢が走行しており、症状の悪化とともに筋緊張が高まるためである。

　具体的な技術を解説する。両方の手で、第2頚椎横突起の前方に付着する筋腹をそれぞれ触知する。続いて、セラピストの指腹で斜角筋をゆっくりと圧迫し、筋腱移行部に軽く伸張刺激を加えることでIb抑制を作用させる。圧迫する時間は3秒程度である。これを一連の運動として、各頚椎横突起を一つずつ下行しながら、圧痛と筋緊張が低下するまで繰り返し実施した（図1-18）。

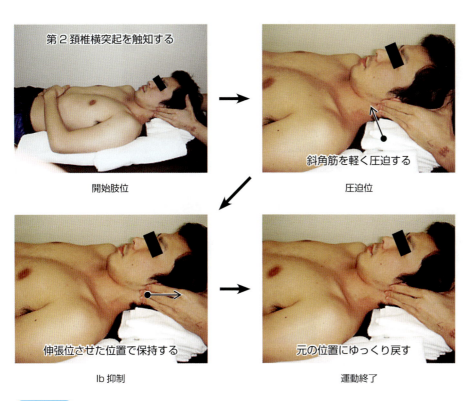

図1-18　前・中斜角筋の攣縮に対するIb抑制を用いたリラクセーション

胸郭出口症候群（牽引型）

b）小胸筋の攣縮に対する Ib 抑制を用いたリラクセーション

　小胸筋は大胸筋の深層に位置するが、筋自体の形は比較的触診しやすい。触診の際に、小胸筋間隙部の圧迫に注意が必要で、腕神経叢を直接押さえないようにしなければならない。腕神経叢の圧迫により症状が増悪すると、筋緊張を上手くコントロールしにくくなるからである。

　具体的な技術を解説する。一方の手の指腹は烏口突起を軽く触知し、他方の手は第3肋骨（第2肋骨が最上位の場合もある）に付着する筋腹に合わせる。続いて、烏口突起を軽く固定したまま肋骨に付着する筋腹を指腹でゆっくりと圧迫し、筋腱移行部に伸張刺激を加える。圧迫する時間は3秒程度である。これを一連の運動として、各肋骨レベルで同様に行い、圧痛と筋緊張が低下するまで繰り返し実施した（図 1-19）。

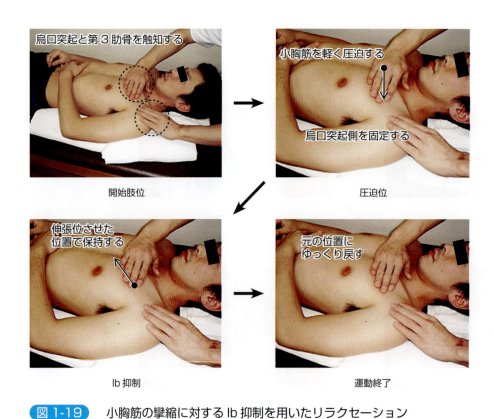

図 1-19　小胸筋の攣縮に対する Ib 抑制を用いたリラクセーション

> **ワンポイント・アドバイス**
> 「① 各間隙部を構成する筋肉のリラクセーション」の実施により斜角筋や小胸筋の筋緊張は低下し、斜角筋三角部や小胸筋間隙部の圧痛は低下する。最初にこれら筋群の緊張をコントロールする目的は、圧痛の緩和だけではなく、その後に続く肩関節や肩甲帯運動を円滑に実施するためである。

続いて、肩甲骨と体幹を連結する筋肉に対する治療を展開するが、腕神経叢への侵害刺激は斜角筋三角部や小胸筋間隙部において生じやすい。そのため、肩甲骨や体幹の運動によりこれらの筋肉が過緊張しないかの確認と、緊張した場合はすぐにリラクセーションを実施することを忘れてはならない。

② 肩甲骨と体幹を連結する筋肉のリラクセーション

本症例は、僧帽筋の中部・下部線維の機能が低下しており、その代償として、菱形筋・肩甲挙筋・小胸筋が肩甲骨の固定化に関与していた。その結果、肩甲骨は下方回旋、前傾位となり、腕神経叢の牽引が助長されていた。

また、下方回旋筋群は上方回旋筋群よりも筋断面積が少ないため、筋疲労をきっかけとして、筋攣縮や筋短縮が生じやすい。すると前胸部の拘縮を中心とした不良姿勢が定着化し、腕神経叢の牽引刺激は慢性化することになる。

運動療法では、腕神経叢が弛緩する姿勢の獲得を目的に、体幹と肩甲骨とを連結する筋肉のリラクセーションを実施した。

開始肢位は側臥位とした。肩関節の過度な伸展や内転は腕神経叢の緊張するため、肩甲骨から上腕の下にタオルを敷いた。また、頚椎の対側への側屈も腕神経叢の緊張を高めるため、頭部の下にもタオルを敷くことが大切である（図 1-20）。セラピストは、腕神経叢の緊張が実際に緩和されていることを触診で確認した上で運動療法を実施した。

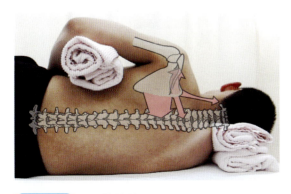 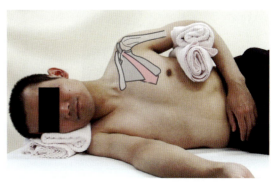

図 1-20　開始肢位

TOS症例では腕神経叢の感受性が高く、上肢の運動に伴い症状は増悪しやすい。そのため、肩関節や肩甲帯を操作する際には上肢を把持する力、触診する際の圧迫力、数分以上におよぶ挙上位保持は、症状が悪化する恐れがあるので注意する。

加えて、肩関節や肩甲骨の操作では、橈骨動脈の拍動を確認しながら行う必要がある。拍動が減弱したまま操作を行うと、手指の冷感やしびれが生じる。この現象とともに、上肢全体の筋緊張が高まることが多く、症状が安定するまでは橈骨動脈の拍動を確認しながら進めるとよい。この段階における治療の目標は、大・小菱形筋、肩甲挙筋、小胸筋、前鋸筋上部線維の筋緊張を改善するとともに、圧痛の消失を図ることである。

a）大・小菱形筋の攣縮に対する反復収縮を用いたリラクセーション

大菱形筋では、一方の手の指腹を肩甲棘三角部より遠位内側縁に付着する筋腹に合わせ、他方の手は第2～5胸椎棘突起を軽く触知する。続いて、他方の手は各棘突起を固定しつつ、一方の手で肩甲骨をゆっくりと外転・上方回旋させ、伸張刺激を加える。その後、内転・下方回旋方向に肩甲骨をゆっくりと軽く収縮させる。これを一連の運動として、圧痛と筋緊張が改善するまで繰り返し反復する（図1-21）。

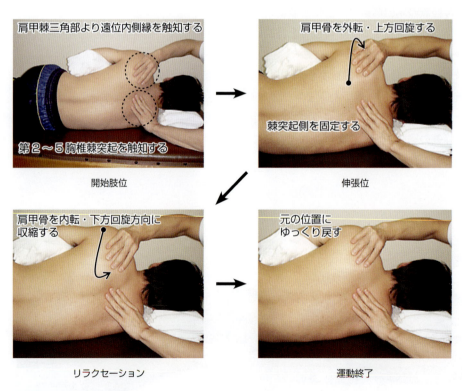

図1-21 大菱形筋の攣縮に対する反復収縮を用いたリラクセーション

小菱形筋では、一方の手の指腹を肩甲棘三角部より近位内側縁に付着する筋腹に合わせ、他方の手は第7頸椎〜第1胸椎棘突起を軽く触知する。続いて、他方の手は各棘突起を固定しつつ、一方の手で肩甲骨をゆっくりと外転・上方回旋させ、軽く伸張刺激を加える。その後、内転・下方回旋方向に肩甲骨をゆっくりと軽く収縮させる。これを一連の運動として、圧痛と筋緊張が改善するまで繰り返し反復する（図1-22）。

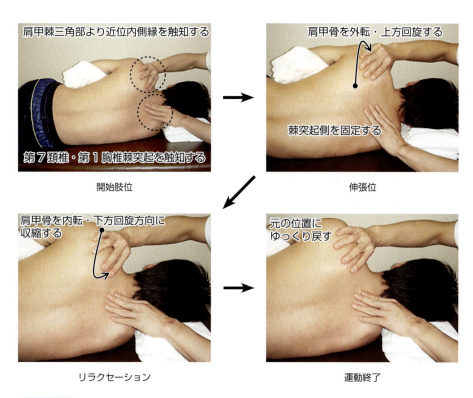

図1-22　小菱形筋の攣縮に対する反復収縮を用いたリラクセーション

胸郭出口症候群（牽引型）

b）肩甲挙筋の攣縮に対する反復収縮を用いたリラクセーション

　一方の手の指腹を肩甲骨上角部に付着する筋腹に合わせ、他方の手は第1〜4頸椎横突起を軽く触知する。続いて、他方の手は各横突起を固定しつつ、一方の手で肩甲骨をゆっくりと下制・上方回旋させ、軽く伸張刺激を加える。その後、肩甲骨を挙上・下方回旋方向にゆっくりと軽く収縮させる。これを一連の運動として、圧痛と筋緊張が改善するまで繰り返し反復する（図1-23）。

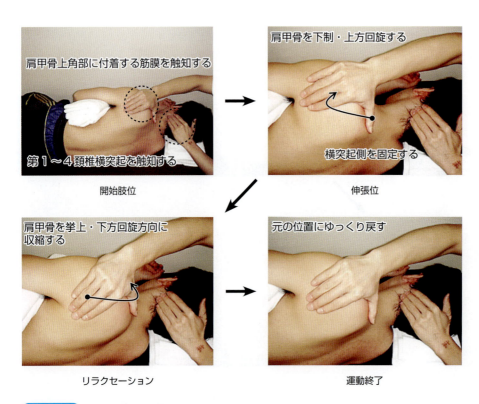

図1-23　肩甲挙筋の攣縮に対する反復収縮を用いたリラクセーション

c）小胸筋の攣縮に対する反復収縮を用いたリラクセーション

　一方の手は肩峰を把持し、他方の手は第3（または2）〜4肋骨の前面を軽く触知する。続いて、他方の手は各肋骨を固定しつつ、一方の手で肩甲骨を後傾・上方回旋させ、軽く伸張刺激を加える。その後、前傾・下方回旋方向に肩甲骨をゆっくりと軽く収縮させる。これを一連の運動として、圧痛と筋緊張が改善するまで繰り返し反復する（図1-24）。

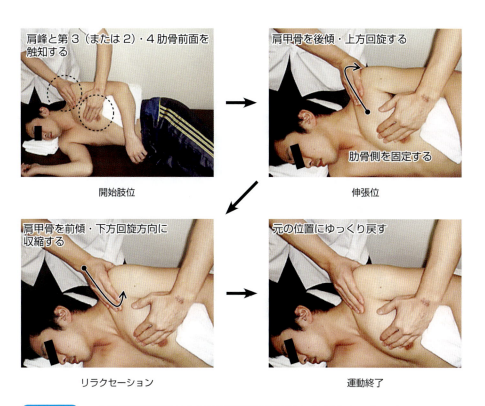

図 1-24　小胸筋の攣縮に対する反復収縮を用いたリラクセーション

d）前鋸筋上部線維の攣縮に対する反復収縮を用いたリラクセーション

　一方の手は肩甲骨上角部を把持し、他方の手は第1肋骨を軽く触知する。続いて、他方の手は第1肋骨を固定しつつ、一方の手で肩甲骨を内転・上方回旋させ、軽く伸張刺激を加える。その後、外転・下方回旋方向に肩甲骨をゆっくりと軽く収縮させる。これを一連の運動として、圧痛と筋緊張が改善するまで繰り返し反復する（図1-25）。

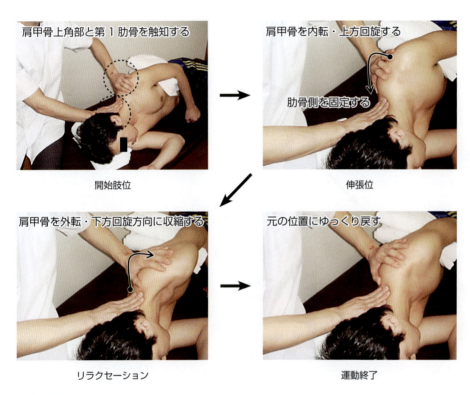

図 1-25　前鋸筋上部線維の攣縮に対する反復収縮を用いたリラクセーション

> **ワンポイント・アドバイス**
> 「② 肩甲骨と体幹を連結する筋肉のリラクセーション」を実施することで肩甲骨の位置異常は改善され、同時に筋緊張も緩和してくる。その結果、初診時よりも肩関節の挙上に付随する胸椎の伸展や肩甲骨の生理的な上方回旋運動が確認できるようになる。

続いて、肩甲骨と体幹とを連結する筋肉のリラクセーション後にストレッチングへと繋げていくが、このタイミングは疼痛やしびれに対する閾値の程度である。関節操作により疼痛やしびれが生じるようであれば、リラクセーションに戻り、閾値を上げてからストレッチングを実施する必要がある。

③ 肩甲骨と体幹を連結する筋肉のストレッチング

　本症例は肩甲帯や脊椎の長期不良肢位の継続により筋が短縮しており、リラクセーションのみでは前胸部柔軟性テストは陰性化しなかった。そのため、この時期より筋肉の伸張性を獲得するためのストレッチングを開始した。

　開始肢位は側臥位とし、股関節は屈曲とする。骨盤が安定していることを確認した上で、肩関節は肩甲骨面挙上90度位に保持した。さらに、頸椎の側屈に伴う腕神経叢の緊張を排除するため、必要に応じ頭部の下にタオルを敷いた（図1-26）。

　ストレッチング操作は、等尺性収縮を適宜組み合わせながら行うと効果が得られやすい。ストレッチングの目標は、前胸部柔軟性テストで4横指以内、肩峰床面距離で2横指以内とした。

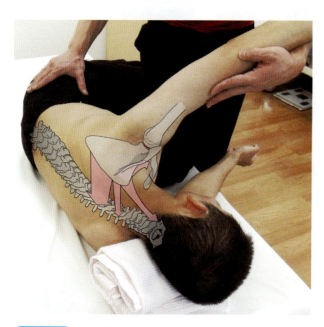

図1-26　開始肢位

a）大・小菱形筋の短縮に対するストレッチング

　大菱形筋では、肩関節を肩甲骨面挙上90度位を保持し、一方の手の指腹を肩甲棘三角部より遠位内側縁に付着する筋腹に合わせ、他方の手は第2～5胸椎棘突起を触知する。続いて、各棘突起を固定しながら、一方の手で肩甲骨を外転・上方回旋させて、伸張刺激を加える。3秒ほどこの操作を行った後、肩甲骨を内転・下方回旋方向に等尺性収縮（1秒、5％程度の収縮力）し、伸張感が得られる位置まで外転・上方回旋位を保持する。これを一連の運動として、筋肉の抵抗感が減少するまで繰り返し実施した（図1-27）。

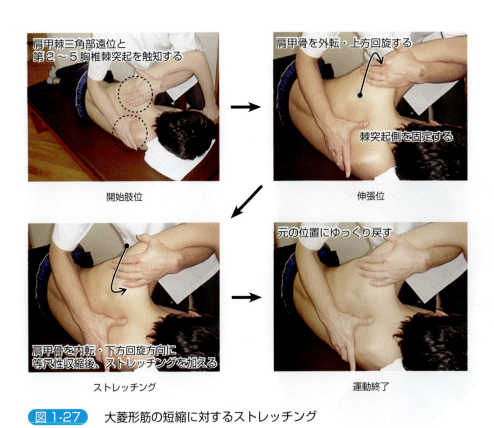

図1-27　大菱形筋の短縮に対するストレッチング

小菱形筋では、一方の手は肩関節を肩甲骨面挙上90度位を保持し、一方の手の指腹を肩甲棘三角部より近位内側縁に付着する筋腹に合わせ、他方の手は第7頚椎〜第1胸椎棘突起を触知した。続いて、他方の手は各棘突起を固定しながら、一方の手で肩甲骨を外転・上方回旋させて、適度な伸張刺激を加えた。3秒ほどこの操作を行った後、肩甲骨を内転・下方回旋方向に等尺性収縮（1秒、5%程度の収縮力）し、伸張感が得られる位置まで外転・上方回旋位を保持する。これを一連の運動として、筋肉の抵抗感が減少するまで繰り返し実施した（図1-28）。

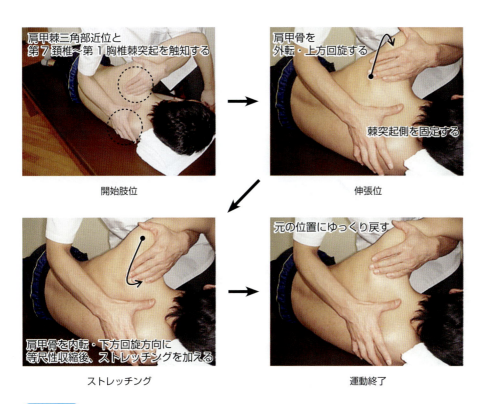

図1-28　小菱形筋の短縮に対するストレッチング

b）肩甲挙筋の短縮に対するストレッチング

　肩関節を肩甲骨面挙上90度位を保持し、一方の手の指腹を肩甲骨上角部に付着する筋腹に合わせ、他方の手は第1頚椎〜第4頚椎横突起を触知する。続いて、各横突起を固定しながら、一方の手で肩甲骨を下制・上方回旋させて、伸張刺激を加えた。この操作後に、肩甲骨を挙上・下方回旋方向に等尺性収縮（1秒、5%程度の収縮力）し、伸張感が得られる位置まで下制・上方回旋位を保持する。これを一連の運動として、筋肉の抵抗感が減少するまで繰り返し実施した（図 1-29）。

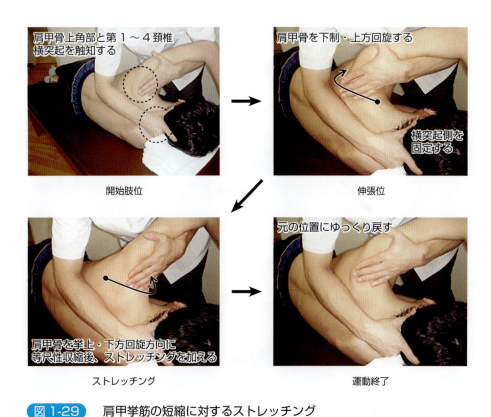

図 1-29　肩甲挙筋の短縮に対するストレッチング

c）小胸筋の短縮に対するストレッチング

　肩関節を肩甲骨面挙上90度位を保持し、一方の手は肩峰を把持する。他方の手は第3（または2）～5肋骨の前面を触知する。続いて、他方の手は各肋骨を固定しながら、一方の手で肩甲骨を後傾・上方回旋させて、伸張刺激を加えた。この操作後に、肩甲骨を前傾・下方回旋方向に等尺性収縮（1秒、5%程度の収縮力）し、伸張感が得られる位置まで後傾・上方回旋位を保持する。これを一連の運動として、筋肉の抵抗感が減少するまで繰り返し実施した（図 1-30）。

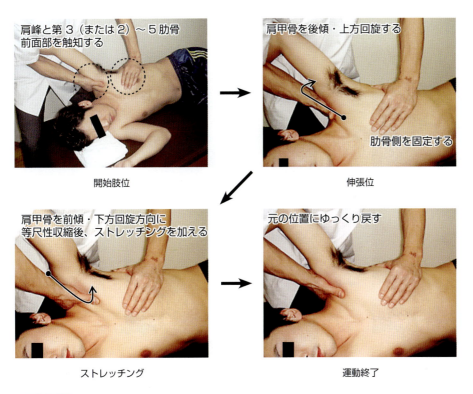

図 1-30　小胸筋の短縮に対するストレッチング

d）前鋸筋上部線維の短縮に対するストレッチング

　肩関節を肩甲骨面挙上90度位を保持し、一方の手は肩峰を把持する。他方の手は第1肋骨を触知する。続いて、他方の手は第1肋骨を固定しながら、一方の手で肩甲骨を内転・後傾・上方回旋させて、伸張刺激を加える。この操作後、肩甲骨を外転・前傾・下方回旋方向に等尺性収縮（1秒、5%程度の収縮力）し、伸張感が得られる位置まで内転・後傾・上方回旋位を保持する。これを一連の運動として、筋肉の抵抗感が減少するまで繰り返し実施した（図1-31）。

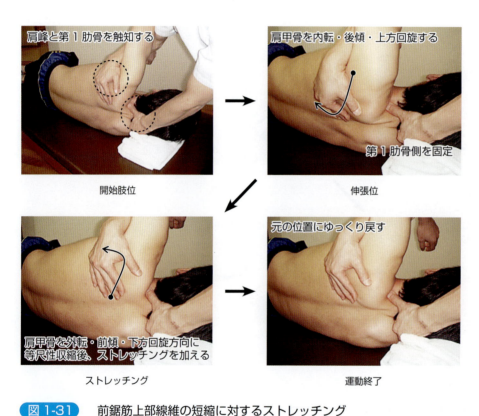

図1-31　前鋸筋上部線維の短縮に対するストレッチング

> **ワンポイント・アドバイス**
> 「③ 肩甲骨と体幹を連結する筋肉のストレッチング」を実施することで体幹に対する肩甲骨の可動性は改善され、前胸部柔軟性テストは3横指、肩峰床面距離は2横指となった。肩関節の可動域は、屈曲・外転ともに180度、第1肢位での外旋80度、結帯動作第7胸椎レベル、第2肢位での外旋90度、内旋80度、第3肢位での内旋30度となった。
> これらのストレッチングを行う際のポイントは、手指のしびれが生じないかを確認しながら実施することである。これを怠ると、症状が増悪する恐れがある。また、しびれが生じたら、速やかに上肢を下げて手部や手指を擦過すると回復する。

続いて、肩甲骨と体幹を連結する固定筋の機能を改善していくが、この時点で前胸部柔軟性テストや肩峰床面距離が回復していることが前提となる。これらの所見がまだ残存している場合、いくら固定筋の機能を改善しようと試みても、かえって疼痛やしびれを助長し、円滑な治療展開はできないことに留意する。

④ 肩甲骨と体幹を連結する固定筋の機能改善

肩甲骨周囲の柔軟性は改善したものの、座位では依然として肩甲骨が不安定位にあり、手指のしびれが生じた。そのため、肩甲骨を内転位に維持することを目標に、僧帽筋中部・下部線維の機能を高める運動療法をこの時期から開始した。

開始肢位は側臥位とし、股関節は屈曲位を保持した。骨盤が安定していることを確認するとともに、腕神経叢の緊張に配慮して、必要に応じて頭部の下にもタオルを敷いた（図 1-32）。

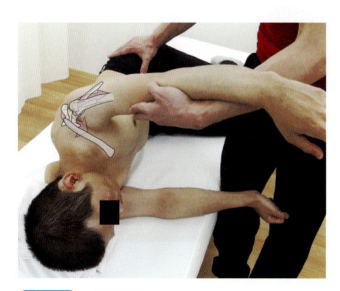

図 1-32　開始肢位

ここで用いる運動は、上肢の重さを抵抗とした上で、僧帽筋中部・下部線維を用いて肩甲骨の内転位を保持できるようにすることである。僧帽筋中部・下部線維は上方回旋筋群であるため、これらの筋活動量を高めると、下方回旋筋群は相反神経抑制に伴い緊張が低下する。

TOS症例では、僧帽筋上部線維や下方回旋筋群で肩甲骨を固定しようとするのが特徴である。運動療法では、僧帽筋上部線維や肩甲挙筋による肩甲骨挙上運動が生じないよう、肩甲骨を内転させることが大切である。治療の目標は、斜角筋三角部および小胸筋間隙部の圧迫に伴う症状の消失、各種TOSの整形外科テスト結果が陰性化するまでとした。

a）僧帽筋中部線維の筋収縮を用いた相反神経抑制

セラピストの前腕で患者の上肢を把持し、肩甲骨面挙上90度位を保持する。一方の手は肩甲棘を把持し、他方の手は第1～6胸椎棘突起を触知する。棘突起側の手を前方に押し胸椎を伸展させながら、肩甲棘側の手で肩甲骨を内転・上方回旋させる。運動を自動介助運動へと徐々に進め、同時に上肢の免荷を少しずつ減らしていく。下方回旋筋群の筋活動が入らないことを確認しながら実施する。僧帽筋中部線維の筋収縮が十分に得られたら、肩甲骨内転位を数秒ほど保持させ、その後、弛緩させる運動を反復する。保持する時間は、最初は1秒から開始し、収縮時間を徐々に延長していく。相反神経抑制により下方回旋筋群の緊張は軽減する（図1-33）。

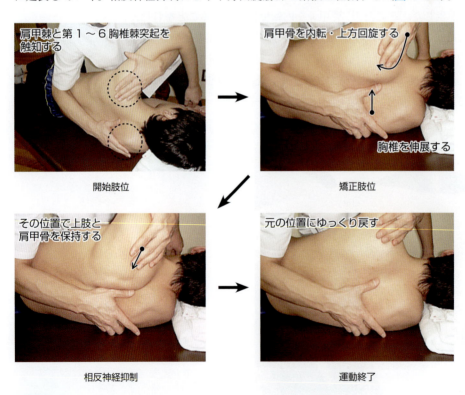

図1-33　僧帽筋中部線維の筋収縮を用いた相反神経抑制

この操作は、上肢の免荷を徐々に減らしながら行っていき、肩甲骨が内転と上方回旋位のまま保持できることを目標とした。

b）僧帽筋下部線維の筋収縮を用いた相反神経抑制

僧帽筋下部線維に対する運動療法は、僧帽筋中部線維の機能を十分に回復させてから行った方がよい。上肢はセラピストの前腕を用いて完全免荷し、肩関節をゼロポジション（zero position）とする。一方の手は肩甲棘三角部に、他方の手は第7～第12胸椎棘突起を触知する。続いて、棘突起側の手は棘突起を前方に押し胸椎を伸展させながら、肩甲棘三角部の手で肩甲骨を内転・下制・上方回旋方向へと誘導する。僧帽筋下部線維の筋活動量が高まる様子を触知しながら、上肢の免荷を徐々に減弱させていく。この際、下方回旋筋群の筋活動が入らないことを確認しながら実施する。僧帽筋下部線維の筋収縮が十分に得られたら、そのまま数秒ほど上肢を保持させ、その後、弛緩させる運動を反復する。保持する時間は、最初は1秒から開始し、徐々に収縮時間を延長していく。相反神経抑制により下方回旋筋群の緊張は軽減する（図1-34）。

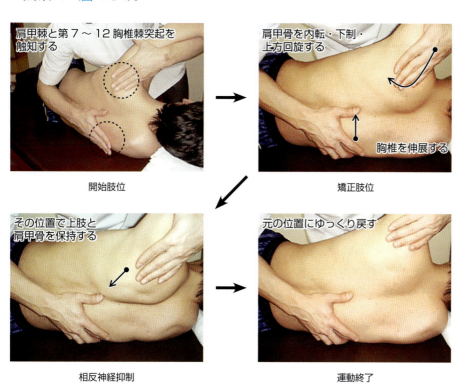

図1-34　僧帽筋下部線維の筋収縮を用いた相反神経抑制

肩関節の角度はゼロポジションから開始し、手指のしびれがみられなければ徐々に挙上角度を増大させていく。この操作は、上肢の免荷を徐々に減らしながら行っていき、肩甲骨が後傾・内転・下制・上方回旋位のまま保持できることを目標とした。

最終的には上肢に抵抗を加えても肩甲帯や脊椎のブレが生じないように機能を高めていく。

ワンポイント・アドバイス

「④ 肩甲骨と体幹を連結する固定筋の機能改善」を実施したことで、座位姿勢における大・小菱形筋、肩甲挙筋、小胸筋、前鋸筋上部線維の筋緊張も同時に緩和された。さらに、肩関節の挙上運動に伴い、肩甲骨の後傾・内転・下制・上方回旋運動や胸椎の伸展運動が適切に行えるようになり、斜角筋三角部、小胸筋間隙部の圧痛とともに症状や各種整形外科テストは消失した。

これらの肩甲帯筋群の機能改善を行う際は、胸椎の伸展を意識させながら実施する。この胸椎への操作が僧帽筋中部・下部線維の収縮活動を高める上で重要である。

まとめ

牽引型の TOS は、猫背姿勢を中心とした不良肢位によって腕神経叢が過緊張状態となり、上肢に疼痛やしびれなどの症状を呈する病態である。基本的な治療方針は、肩甲帯ならびに脊椎の柔軟性を獲得し、肩甲骨内転位を保持する機能を獲得することである。運動療法の順序としては、まず肩甲骨が良肢位まで可動するのか否かが根本的な問題であり、前胸部に対する拘縮治療を優先した後、肩甲骨周囲筋の機能改善へと進める方が、その効果は得られやすい。

TOS の症状が軽いケースでは、早期から僧帽筋の緊張を高める操作を行ってもよいが、本症例のように疼痛や神経症状が強いケースでは、下方回旋筋群の緊張緩和と肩甲骨・脊椎の不良姿勢の改善より始めた方が円滑に治療は進展する。

参考文献

1) 小路俊廣, 他：胸郭出口症候群の病態について－屍体における観察－. 整形外科と災害外科 30：22-25, 1981.

2) Peet RM, et al：Thoracic-outlet syndrome：evaluation of a therapeutic exercise program. Proc Staff Meet Mayo Clin 31：281-287, 1956.

3) Roos DB：Congenital anomalies associated with thoracic outlet syndrome. Anatomy, symptoms, diagnosis, and treatment. Am J Surg 132：771-778, 1976.

4) Roos DB：Transaxillary approach for first rib resection to relieve thoracic outlet syndrome. Ann Surg 163：354-358, 1966.

5) Schwartzman RJ：Brachial plexus traction injuries. Hand Clin 7：547-556, 1991.

6) Brantigan CO, et al：Diagnosing thoracic outlet syndrome. Hand Clin 20：27-36, 2004.

7) 北村歳男, 他：牽引刺激における腕神経叢の微小血行動態に関する実験的研究. 肩関節 18：1-4, 1994.

8) 北村歳男, 他：ADSON'S TEST の問題点；深吸気が脈管テストに与える影響. 肩関節 17：179-182, 1993.

9) 今釜哲男, 他：胸郭出口症候群の脈管テストの機序について－臨床所見および局所解剖所見から－. 整形外科と災害外科 27：559-563, 1978.

10) Novak CB, et al：Outcome following conservative management of thoracic outlet syndrome. J Hand Surg 20-A：542-548, 1995

11) Watson LA, et al：Thoracic outlet syndrome part 2：conservative management of thoracic outlet. Man Ther 15：305-314, 2010.

12) Sucher BM, et al：Thoracic outlet syndrome-posture type：ultrasound imaging of pectoralis minor and brachial plexus abnormalities. PM R 4：65-72, 2012

13) 福吉正樹, 他：小胸筋の組織弾性からみた前胸部の柔軟性と投球障害との関連性について. 第 21 回整形外科リハビリテーション学会学術集会（抄録）, 2012

14) 小野哲矢, 他：投球障害肩および投球障害肘における前胸部柔軟性低下. 第 22 回整形外科リハビリテーション学会学術集会（抄録）, 2013

15) 山鹿眞紀夫：TOS の保存療法. 関節外科 26：54-62, 2007.

胸郭出口症候群（牽引型）

第2章

肩関節周囲炎
（上方支持組織の癒着）に
対する運動療法

1. 肩関節周囲炎の概要と臨床との接点

1）肩関節周囲炎を把握するための基礎知識

① 肩関節周囲炎とは

　肩関節周囲炎とは、「肩関節構成体の退行変性を基盤として発症し、肩関節の疼痛と運動制限を主訴とする症候群で自然治癒するもの」[1]と定義されている。

　これに従えば、中年期以降に発症する肩関節周辺部痛の多くは、この疾患に該当することになる。併せて、肩関節周囲炎は治癒後に振り返り、はじめて診断されるものである。現在加療中の症例は自然治癒するか分からない段階で、何らかの医療行為を施行していることに留意すべきである[2]。

　肩関節周囲炎の病態は多彩な症状を呈するため、得られた所見から総合的に解釈して、病態や病因を明確にすることが大切となる[3]。最近では、MRIや超音波画像解析装置の進歩により、以前よりも詳細な情報が得られるようになってきた。その結果、肩関節周囲炎の発症や進行には、腱板の損傷や微小断裂も少なからず影響していることが分かってきた（図2-1）。さらに、画像所見と理学所見とをリンクさせることで、病態や病因の本質が明確となり、精度の高い治療が可能となってきた。

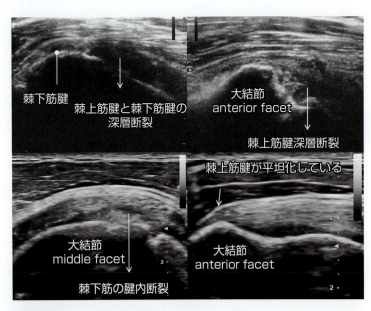

図2-1　腱板の損傷や微小断裂

肩関節周囲炎の発症や進行には、腱板の損傷や微小断裂などによる影響も、少なからず関与している。

また、肩関節周囲炎の病期には、炎症の発症と拘縮が進行する急性期（freezing phase）、拘縮が完成した慢性期（frozen phase）、拘縮が徐々に改善する回復期（thawing phase）が存在し[4]、時期によって疼痛の質や要因が異なる（表1）。

急性期 freezing phase	慢性期 frozen phase	回復期 thawing phase
〜1ヶ月	1〜3ヶ月	3ヶ月〜
炎症性疼痛が中心	炎症性疼痛は軽減	炎症性疼痛はほぼ消失
疼痛による運動制限	拘縮による運動制限	拘縮による運動制限が軽減し、可動域が拡大する
安静時痛・運動時痛・夜間痛などを認める	夜間痛を認める	
安静が重要な時期	疼痛コントロール下で関節運動を行う時期	積極的に関節運動を行う時期

表1 肩関節周囲炎の病期

肩関節周囲炎（上方支持組織の癒着）

急性期では炎症の存在によって各種の疼痛誘発テストが陽性となる。また、関節周辺に生じた滑膜炎が肩峰下滑液包・腱板・腱板疎部・上腕二頭筋長頭腱などに波及すると[5]（図2-2）、自発痛、疼痛性運動障害、夜間痛発症の引き金となる。その一方で、局所注射や消炎鎮痛剤によって炎症が沈静化すると、自発痛、疼痛性運動障害、夜間痛は著しく回復することが多い。

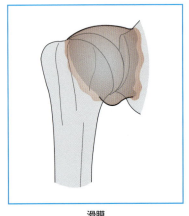

滑膜

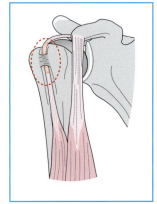

烏口肩峰靱帯と棘上筋腱

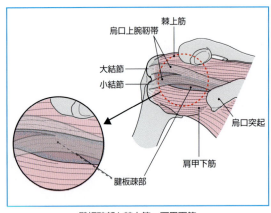

腱板疎部と棘上筋・肩甲下筋

上腕二頭筋長頭

図 2-2　急性期の炎症部位

ほぼ全例に関節周辺の滑膜組織に炎症を生じる。さらに肩峰下滑液包、腱板、腱板疎部、上腕二頭筋長頭腱などの組織にも炎症が波及することがある。

慢性期では滑膜炎や局所炎症は落ち着いてくるが、膠原線維の増殖により拘縮性運動障害を認めるようになる。また、肩峰下滑液包、腱板、腱板疎部などの上方支持組織に癒着・瘢痕が生じると（図2-3）、関節可動域制限のみならず肩峰下圧の上昇に起因した夜間痛発症の引き金となる[6)7)]。

回復期では肩関節周辺組織に生じた拘縮が徐々に寛解してくる。上方支持組織を中心とした組織間の滑走性や柔軟性が改善すると、拘縮性運動障害や夜間痛は軽減されてくる。そのため、肩関節機能は徐々に回復することになる。

また、実際の臨床では病期分類できないケースも存在する。例えば、拘縮は存在するが、炎症もいまだくすぶっている混在期である。このタイプは炎症性疼痛と拘縮性疼痛が同時に存在し、疼痛コントロールが非常に難しいのが特徴である。また、軽微な侵害刺激でさえ炎症が再燃することもあり、的確な関節操作と慎重な対応が求められる。

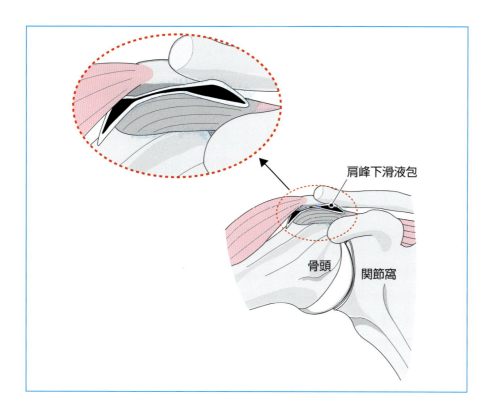

図2-3 上方支持組織に癒着・瘢痕
肩峰下滑液包、腱板、腱板疎部など上方支持組織に癒着・瘢痕を呈することが多い。

② 理学所見（図2-4）

　肩関節周囲炎はあくまで症候群であり、病態と臨床所見は様々である。そのため、複合的に評価する必要がある。主に、上方支持組織の炎症・癒着・瘢痕を基盤として発症することから、下記のテストを施行し評価に役立てると良い。

a) 棘上筋テスト

　肩甲骨面上に肩関節外転30度、内旋位（母指が下方を向く）を開始肢位とする。そこから上肢を外転させ、セラピストは抵抗を加える。疼痛が発生した場合は腱板炎、筋力差がある場合は棘上筋腱損傷・断裂を疑う。

b) 棘下筋テスト

　第1肢位での最大外旋位を開始肢位とする。そこからセラピストは手を離し、外旋位が保持できずに内旋した場合を陽性と判断する。疼痛が発生した場合は棘下筋腱損傷・断裂を疑う。

c) リフトオフ（lift off）テスト

　結帯動作肢位を開始肢位とする。そこから内旋するように指示し、手が身体から引き離すことができない場合を陽性と判断する。疼痛が発生した場合は肩甲下筋腱損傷・断裂を疑う。

d) Yergason テスト

　肘関節屈曲90度、前腕回内位を開始肢位とする。そこから前腕を回外させ、セラピストは抵抗を加える。疼痛が発生した場合は上腕二頭筋腱障害を疑う。

e) スピード（Speed）テスト

　肘関節伸展位、前腕回外位（手掌が上方を向く）を開始肢位とする。そこから上肢を屈曲させ、セラピストは抵抗を加える。疼痛が発生した場合は上腕二頭筋腱障害を疑う。

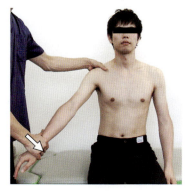
棘上筋テスト

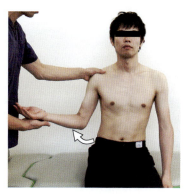
棘下筋テスト

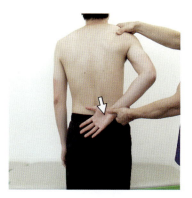
リフトオフテスト

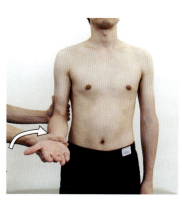
Yergason テスト

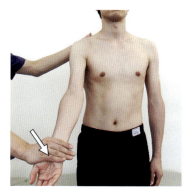
スピードテスト

図 2-4 肩関節周囲炎の病態把握によく行われるテスト

棘上筋テスト ：肩甲骨面上に肩関節外転 30 度、内旋位（母指が下方を向く）を開始肢位とする。そこから上肢を外転させ、セラピストは抵抗を加える。
棘下筋テスト ：第 1 肢位での最大外旋位を開始肢位とする。そこからセラピストは手を離し、外旋位が保持できずに内旋した場合を陽性と判断する。
リフトオフテスト：結帯動作肢位を開始肢位とする。そこから内旋するように指示し、手が身体から引き離すことができない場合を陽性と判断する。
Yergason テスト ：肘関節屈曲 90 度、前腕回内位を開始肢位とする。そこから前腕を回外させ、セラピストは抵抗を加える。
スピードテスト ：肘関節伸展位、前腕回外位（手掌が上方を向く）を開始肢位とする。そこから上肢を屈曲させ、セラピストは抵抗を加える。

肩関節周囲炎（上方支持組織の癒着）

2）肩関節周囲炎の臨床像

① 特徴的な所見

　肩関節周囲炎では肩峰下滑液包や腱板などの上方支持組織に癒着・瘢痕を伴いやすく、その一方で疼痛を感知する侵害受容器は、肩峰下滑液包や腱板の関節近傍において豊富に存在することに留意する[8) 9)]。

　また、肩関節周囲炎は、軟部組織の退行変性をベースとした不可逆的変化である。そのため、治癒に関する明確な判断基準は存在しないが、一つの解釈としては症候性から無症候性に移行した時点とされている[10)]。つまり、疼痛が消失した時点を治癒とされており、これを判断基準とすると、たとえ医療行為を行わなかったとしても発症後2年以内に多くのケースは疼痛が消失するため、治癒したことになる[11)]。

　しかし、その一方で40例における平均44ヶ月後の前向き調査によると、中程度の拘縮残存例が11例、高度の拘縮残存例が5例みられており[12)]、また、約4年経過してもなお、約40%に何らかの症状が残存したとする報告もある[13)]。

　このような背景を踏まえて、自然治癒した症例の肩関節を観察してみた。すると、確かに運動時痛や夜間痛は消失しており、日常生活動作も可能となっているケースが多い。また、超音波画像診断を用いて上方支持組織を観察してみても、有症候時にみられた肩峰下滑液包の浮腫、腱板の腫脹、上方支持組織の癒着、烏口上腕靭帯の伸張不足といった所見は、自然治癒した段階で改善されていた。関節内外運動も自身が持つ可動範囲内に限っていえば、滞ることなく滑走していた。

　しかし、肩関節の可動域制限はいくらか残存しており、軟部組織の硬さや最終的な組織間の滑走性は完全には改善していなかった。つまり肩関節周囲炎例の多くは、炎症の沈静化や疼痛閾値の改善によって疼痛は回復しているが、肩関節拘縮は残存するようである。このことは、時に本疾患の再発を起こすことの1つの要因となっていると考えられる。また部分的に拘縮を残すことで、経時的に肩関節の正常な機能が失われていく要因になると考えられる。

② 治療の考え方

　上記のことから、本疾患では病期に応じた炎症の沈静化や除痛を図ることが必要となる。また、同時に上方支持組織に生じた癒着・瘢痕を確実に評価し、拘縮を回復させるスキルが極めて重要となる。

　さらに、前胸部の拘縮や肩甲骨のマルアライメントなどを有すると、癒着・瘢痕した上方支持組織に侵害刺激を加えるきっかけとなる。このため、上方支持組織の局所的な治療に加え、肩関節の機能全体を考慮した治療を併行して行っていくことも重要である。

　ここでは、肩関節周囲炎に多い症状とその改善方法について、次頁からの症例で記述する。

2. ケーススタディ
肩関節周囲炎に続発する上方支持組織の癒着により夜間痛を呈した症例

1) 本症例の概要

　症例は 60 歳代の男性である。臨床症状は頑固な夜間痛（林の分類 Type 4）を合併した肩関節拘縮例である。夜間痛は自律神経系の不調や疼痛閾値を著しく低下させるが、その原因としては、肩峰下滑液包を中心とした上方支持組織の癒着が起因となるケースが多い。

　本症例の夜間痛は上方支持組織の頑固な癒着・瘢痕を基盤として発症しており、組織間の閉塞とともに、肩峰下圧の上昇と閾値とが関連したケースであった。このような症例では、ヒアルロン酸注射を実施しても周辺組織まで十分に浸透せず、著効しないことが多く、本症例も無効であった。

　また、本症例は肩関節の他にも肩甲骨は前胸部の拘縮に伴い外転・下方回旋位であった。この姿勢のまま背臥位になると、肩関節は過度な伸展が強要され、結果的に夜間痛発生の引き金となる。

　このような背景から、本症例に対する運動療法は、上方支持組織の癒着・瘢痕の改善が第一選択となる。しかし、上方支持組の癒着・瘢痕は頑固であり、疼痛に対する感受性が高く、侵害刺激に対する過剰な反応も、運動療法の進展を妨げていた。

　運動療法では、操作が容易であり、治療効果の得られやすい前胸部の拘縮除去から開始した。肩甲帯の柔軟性が改善されたことで肩関節に加わる負荷は軽減し、積極的な上方支持組織の癒着剥離操作が可能となった。

　上方支持組織の拘縮に対する運動療法では、肩峰下アーチから大結節をいかに引き出すかが重要である。最初は愛護的に伸張刺激を加えていき、上方支持組織の滑走性が改善されてくるに従い疼痛も低下してくるため、その後は積極的に大結節を引き出していくことが技術上のコツである。

2) 病歴と評価

① 症例

　60 代の男性、無職である。既往歴、家族歴ともに特記すべき事項はない。趣味は写真を撮ることである。

肩関節周囲炎（上方支持組織の癒着）

② 現病歴

　主症状は夜間痛であり、他院でヒアルロン酸注射や消炎鎮痛剤の投与が施されたが症状が寛解することはなかった。そのため、知り合いの勧めで当院を受診し、運動療法が開始された。

③ 運動療法開始時基本評価

a）問診

ⅰ 疼痛発症時期

　3ヶ月以上前からである。

ⅱ 疼痛発症要因

　明らかな要因はない。

ⅲ 疼痛部位の示し方

　肩関節周辺を手掌で回すように表現した。

ⅳ 疼痛発現部位（図 2-5）

　肩関節の前面部と外側面部に認めた。

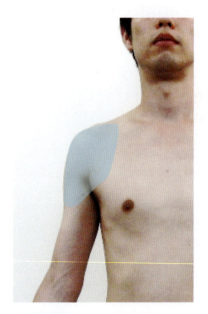

※ 上半身を露出した画像を使用するため、この後の写真も含め、症例とは別のモデルで撮影しています。

図 2-5　疼痛発現部位

肩関節の前面部と外側面部にかけて鈍痛を認めた。

v 夜間痛
　林の分類[6]：Type 4

> 夜間痛の程度を基準とした TYPE 分類
>
> TYPE1：夜間痛が全くない
>
> TYPE2：時々夜間痛があるが、目が覚めるほどではない
>
> TYPE3：毎日持続する夜間痛があり、一晩に2〜3回は目が覚める
>
> TYPE4：毎日持続する夜間痛があり、明らかな睡眠障害を訴える

b）視診・観察

　肩甲骨は外転・下方回旋・前傾し、肩峰の高さは健側よりも低位であり、胸椎は過後弯位、頚椎はストレート・ネック、頭部は前方位であった（図2-6）。

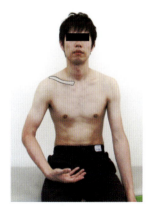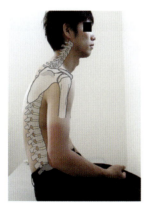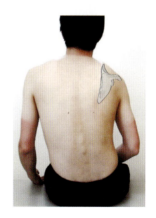

図2-6　本症例の姿勢

肩甲骨は外転・下方回旋・前傾位、胸椎は過後弯位、頚椎はストレート・ネック、頭部前方位であり、肩峰の高さは健側よりも低位であった。

c）触診
ⅰ 圧痛部位の確認（図2-7）

　圧痛は棘上筋前部・後部線維、棘下筋上部・下部線維、肩甲下筋上部線維、腱板疎部に認めた。特に棘下筋下部線維は、肩甲骨頚部を走行する位置で著明だった。

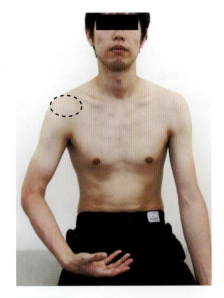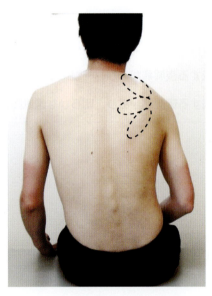

図2-7 圧痛が確認された部位
圧痛は、棘上筋前部・後部線維、棘下筋上部・下部線維、肩甲下筋上部線維、腱板疎部に認めた。

ⅱ 筋緊張の確認（図2-8）

　棘上筋前部・後部線維、棘下筋上部・下部線維、肩甲下筋上部線維、小胸筋、前鋸筋上部線維で緊張が亢進していた。

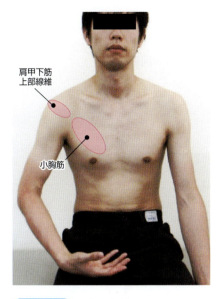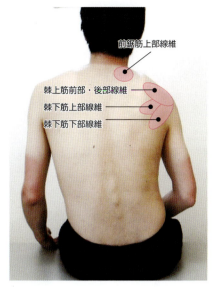

図 2-8　緊張部位

棘上筋前部・後部線維、棘下筋上部・下部線維、肩甲下筋上部線維、小胸筋、前鋸筋上部線維に緊張を認めた。

d) 関節可動域

屈曲：175 度　外転：160 度
第 1 肢位外旋：0 度　　　結帯動作：殿部外側レベル
第 2 肢位外旋：15 度　　第 2 肢位内旋：30 度
第 3 肢位外旋：35 度　　第 3 肢位内旋：0 度

特に、第 1 肢位外旋可動域や結帯動作は、上方支持組織の癒着・瘢痕の程度をみる指標となるため、重要な所見となる。

e) 筋肉・靭帯・関節包の伸張テスト

各種伸張テストの状況から、制限因子を以下のように考えた。
ⅰ　第 1 肢位外旋制限：棘上筋前部線維、肩甲下筋上部線維、腱板疎部
ⅱ　第 1 肢位内旋制限：棘上筋後部線維、棘下筋上部線維
ⅲ　第 2 肢位外旋制限：肩甲下筋下部線維、小胸筋
ⅳ　第 2 肢位内旋制限：棘下筋下部線維
ⅴ　第 3 肢位外旋制限：明らかな制限因子なし
ⅵ　第 3 肢位内旋制限：明らかな制限因子なし

これらの伸張テストから、特に、棘上筋前部線維、肩甲下筋上部線維、棘下筋上部線維、腱板疎部に強い制限を認めた。

f）前胸部柔軟性テスト

　前胸部柔軟性テストは、患側で床から4.5横指（健側：3.0横指）であった。背臥位姿勢での肩峰床面距離は3.5横指（健側：2.0横指）であり、肩鎖関節・胸鎖関節・胸椎・胸郭の柔軟性は軽度であった（図2-9）。

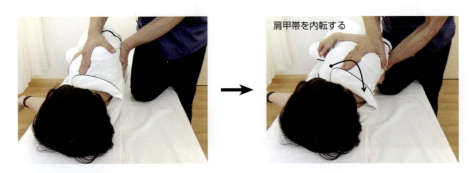

図2-9　前胸部柔軟性テスト

肩峰が床面に抵抗なく接触したら陰性とする。前胸部柔軟性テストは、4.5横指（健側：3.0横指）であった。背臥位姿勢での肩峰床面距離は3.5横指（健側：2.0横指）であった。

g）筋力

　明らかな筋力低下は認めなかった。

h）整形外科テスト

　肩関節を伸展・内転強制すると腱板が著明に緊張した。（図2-10a）。
　結帯動作を強制すると肩関節の前面に疼痛を認めた（図2-10b）。
　下垂位で外旋を強制すると肩関節の外側面に認めた（図2-10c）。
　上方支持組織の癒着に起因した肩峰下インピンジメントを認めた（図2-10d）。

④ 症例の画像

a）X線所見（図2-11）

ⅰ 正面像

　正常肩の肩甲上腕角はほぼ0度であるが本症例では増大し、肩関節外転拘縮を呈している。

ⅱ 側面像

　肩甲骨と上腕骨頭との位置関係は良好である。

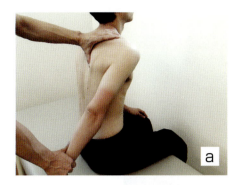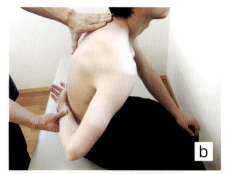
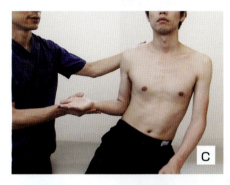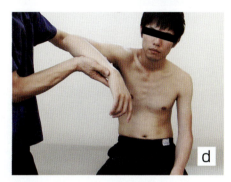

図 2-10　本症例の整形外科テスト

a：肩関節を伸展・内転すると腱板が著明に緊張した。
b：結帯動作を行うと肩関節の前面に疼痛を認めた。
c：下垂位で外旋を行うと肩関節の外側面に運動時痛を認めた。
d：上方支持組織の癒着に起因した肩峰下インピンジメントを認めた。

肩関節周囲炎（上方支持組織の癒着）

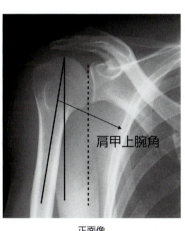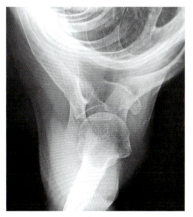

正面像　　　　　　　　　　側面像

図 2-11　X 線所見

正面像：肩甲上腕角は増大しており、外転拘縮をしていることが分かる。
側面像：上腕骨頭と肩甲骨の位置関係は良好である。

b）超音波画像（図2-12）
 ⅰ 棘上筋腱の短軸像
　上面（superior facet）はやや骨硬化を認めるが、棘上筋腱は正常である。
 ⅱ 棘上筋腱の長軸像
　棘上筋腱は深層断裂を呈している。

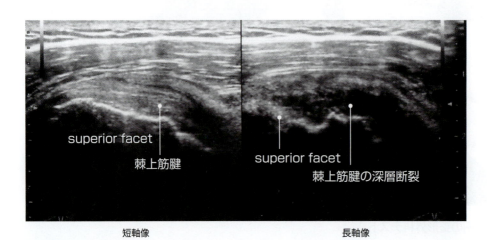

図2-12 棘上筋腱の超音波画像
短軸像：上面（superior facet）はやや骨硬化を認めるが棘上筋腱は正常である。
長軸像：棘上筋腱の深層断裂を認める。

3）運動療法の実際

① 前胸部の拘縮に対する運動療法

　開始肢位は側臥位とし、脊椎と骨盤を安定させるため、股関節は90度屈曲位に保持した。また、肩関節が伸展や内転強制されると疼痛を生じるため、上肢と体幹の間にタオルを敷いた（図2-13）。治療の目標は、前胸部柔軟性テストで4横指以内、肩峰床面距離で2横指以内とした。

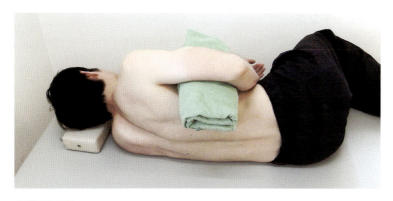

図2-13　開始肢位

a) 小胸筋の短縮に対するストレッチング

　肩関節が伸展・内転しないように配慮しつつ、一方の手で肩峰から肩甲棘を把持し、他方の手は第3～5肋骨前面部を触知する。続いて、他方の手で肋骨を固定しながら、一方の手で肩甲骨を後傾・上方回旋させて、伸張刺激を加える。この操作後に、肩甲骨を前傾・下方回旋方向に等尺性収縮（2～3秒、10%程度の収縮力）し、伸張感が得られる位置まで後傾・上方回旋位を保持する。これを一連の運動として、筋肉の抵抗感が減少するまで繰り返し実施した。（図2-14）。

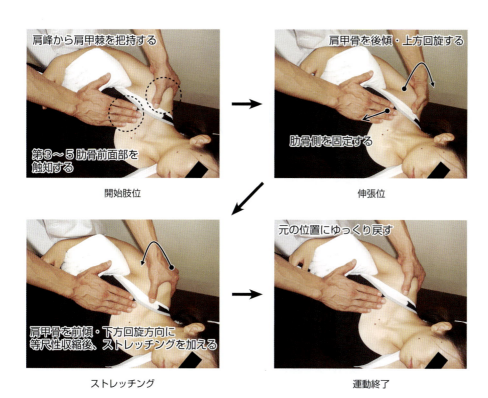

図2-14　小胸筋の短縮に対するストレッチング

b）前鋸筋上部線維の短縮に対するストレッチング

　肩関節が伸展・内転しないように配慮しつつ、一方の手で肩峰から肩甲棘を把持し、他方の手は第1肋骨上面部を触知する。続いて、他方の手で肋骨を固定しながら、一方の手で肩甲骨を内転・後傾・上方回旋させて、伸張刺激を加える。この操作後、肩甲骨を外転・前傾・下方回旋方向に等尺性収縮（2〜3秒、10%程度の収縮力）し、伸張感が得られる位置まで内転・後傾・上方回旋位を保持する。これを一連の運動として、筋肉の抵抗感が減少するまで繰り返し実施した（図2-15）。

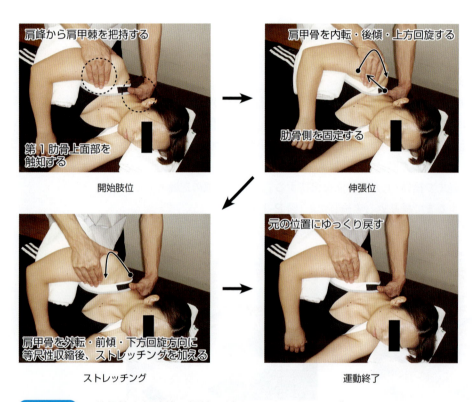

図2-15　前鋸筋上部線維の短縮に対するストレッチング

c）鎖骨下筋の短縮に対するストレッチング

　肩関節が伸展・内転しないように配慮しつつ、一方の手を鎖骨下筋が起始する鎖骨を触知し、他方の手は第1肋骨の前面を触知する。続いて、他方の手で第1肋骨を固定したまま、一方の手は鎖骨を挙上と後方回旋させて、伸張刺激を加える。この操作後、鎖骨を下制と前方回旋方向に収縮（2〜3秒、10%程度の収縮力）し、伸張感が得られる位置まで鎖骨の挙上と後方回旋を保持する。これを一連の運動として、筋肉の抵抗感が減少するまで繰り返し実施した（図2-16）。

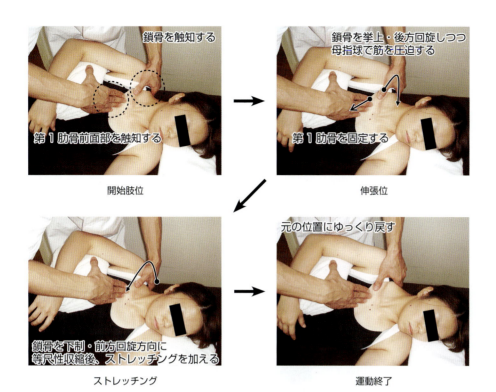

図 2-16 鎖骨下筋の短縮に対するストレッチング

> **ワンポイント・アドバイス**
>
> 「① 前胸部の拘縮に対する運動療法」を実施することで、肩甲骨の可動性は改善され、前胸部柔軟性テストが3横指、肩峰床面距離が2横指となった。また、就寝時において上方支持組織に対する侵害刺激が軽減したことで夜間痛は回復し、さらに、毎晩疼いていた夜間痛は2日に1回程度まで落ち着いた。この運動療法のポイントは、治療の際に肩関節が伸展・内転方向に強制されないように、上腕骨頭と関節窩との位置関係を三次元的にイメージすることが大切となる。

続いて上方支持組織の筋緊張に対する運動療法を実施するが、前胸部の拘縮が十分に改善されていない段階で関節操作する際には十分な配慮が必要となる。つまり、前胸部の拘縮は肩甲骨の可動性を制限するため、肩甲上腕関節の運動が過剰となり疼痛を惹起しやすい。そのため、肩甲骨窩を常に意識した関節操作が重要であることに留意する。

② 上方支持組織の筋緊張に対する運動療法

前胸部の拘縮が改善された後、上方支持組織に対する治療へと進めた。本症例は上方支持組織の高度な癒着・瘢痕により感受性が極度に高ぶっており、わずかな上方支持組織の伸張刺激でさえ疼痛は増悪した。そのため、まずは上方支持組織の筋内圧を軽減させて、伸張刺激に対する感受性を緩和させることから開始した。開始肢位は背臥位とした（図2-17）。治療の目標は、上方支持組織の筋内圧を軽減させ、圧痛を消失することである。

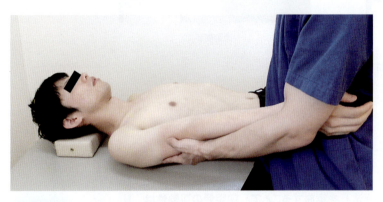

図2-17　開始肢位

a) 棘上筋の攣縮に対するリラクセーション

肩関節を肩甲骨面上で外転45度位に保持し、一方の手の指腹を棘上筋の筋腹に合わせ、他方の手は上肢を把持して上肢の重みを免荷する。

前部線維は、一方の手で棘上筋の伸張感を触知しつつ、他方の手は肩関節を肩甲骨面上で内転・外旋方向に軽く誘導することで、伸張刺激を加える。その後、肩関節をゆっくりと肩甲骨面上の外転と内旋方向に軽く収縮させる。これを一連の運動として、圧痛と筋緊張が改善するまで繰り返し反復する（図2-18）。

後部線維は、一方の手で棘上筋の伸張感を触知しつつ、他方の手は肩関節を軽く肩甲骨面上で内転・内旋方向に軽く誘導することで、伸張刺激を加える。その後、肩関節をゆっくりと肩甲骨面上で外転・外旋方向に軽く収縮させる。これを一連の運動として、圧痛と筋緊張が改善するまで繰り返し反復する（図2-19）。

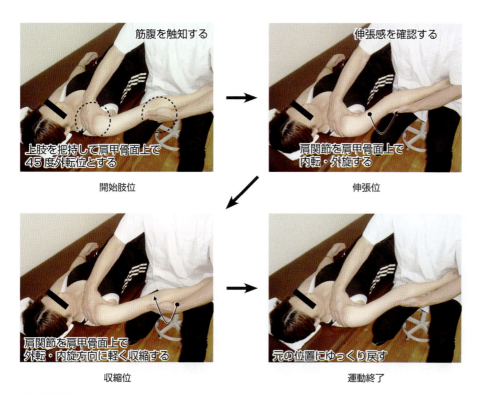

図 2-18　棘上筋前部線維の攣縮に対するリラクセーション

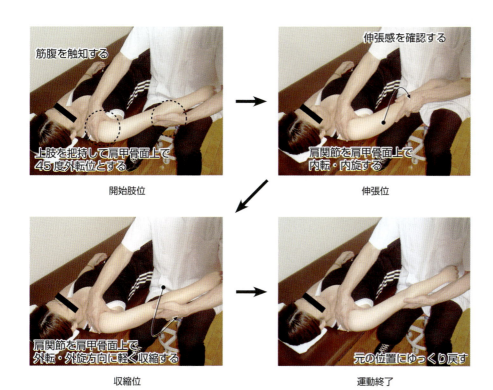

図 2-19　棘上筋後部線維の攣縮に対するリラクセーション

肩関節周囲炎（上方支持組織の癒着）

b）棘下筋上部線維の攣縮に対するリラクセーション

　肩関節を肩甲骨面上で外転 45 度位に保持し、一方の手の指腹を棘下筋の筋腹に合わせ、他方の手は上肢を把持して上肢の重みを免荷する。一方の手で棘下筋上部線維の伸張感を触知しつつ、他方の手は肩関節を内転・内旋方向に軽く誘導することで、伸張刺激を加える。その後、肩関節をゆっくりと外転・外旋方向に軽く収縮させる。これを一連の運動として、圧痛と筋緊張が改善するまで繰り返し反復する（図 2-20）。

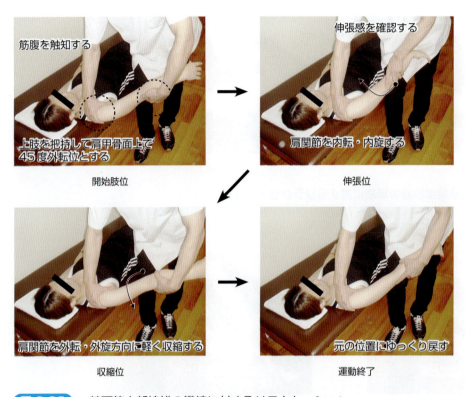

図 2-20　棘下筋上部線維の攣縮に対するリラクセーション

c）肩甲下筋上部線維の攣縮に対するリラクセーション

　肩関節を肩甲骨面上で外転 45 度位に保持し、一方の手の指腹を肩甲下筋上部線維の筋腹に合わせ、他方の手は上肢を把持して上肢の重みを免荷する。一方の手で肩甲下筋上部線維の伸張感を触知しつつ、他方の手は肩関節を内転・外旋方向に軽く誘導することで、伸張刺激を加える。その後、肩関節をゆっくりと外転・内旋方向に軽く収縮させる。これを一連の運動として、圧痛と筋緊張が改善するまで繰り返し反復する（図 2-21）。

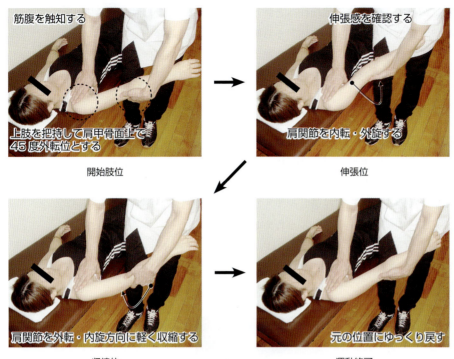

図 2-21　肩甲下筋上部線維の攣縮に対するリラクセーション

ワンポイント・アドバイス

「② 上方支持組織の筋緊張に対する運動療法」を実施したことで、上方支持組織の筋緊張は緩和され、各筋の圧痛は消失した。また、運動時痛や防御収縮が減少したことで、関節操作は行いやすくなった。

この運動療法のポイントは、上方支持組織を構成する筋肉の攣縮を回復させることが目的であり、この段階では過度な張力を加えないことである。筋攣縮が十分に回復していない段階で腱板に過度な伸張刺激を加えると、疼痛は増悪して関節運動が困難となる。

続いて、上方支持組織の癒着・瘢痕の剥離操作へと繋げていくが、ここでは触診技術が重要となる。癒着・瘢痕している組織を体表から触知しながら滑る様子をイメージする必要がある。また、癒着・瘢痕が剥離する際は少なからず疼痛を伴うため、筋緊張は高まりやすく、リラクセーションを組み合わせながら治療展開するとよい。

③ 上方支持組織の癒着・瘢痕に対する運動療法

　上方支持組織の滑走性と組織間のゆとりを作りつつ、肩峰下圧の減圧を目的に、上方支持組織の癒着剥離操作を行った。運動療法により上方支持組織の滑走性が改善してくると、ヒアルロン酸が組織周辺に浸透しやすくなり、肩峰下圧の減圧効果も期待できる。その結果、夜間痛のコントロールが行えるようになる。
　開始肢位は背臥位とした（図 2-22）。治療の目標は、第１肢位での外旋可動域が 25 度以上、結帯動作が第３腰椎レベル以上とした。

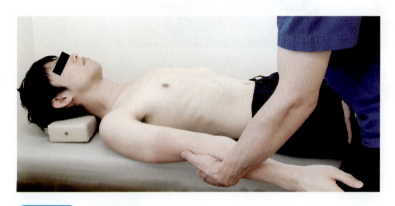

図 2-22　開始肢位

a）棘上筋の癒着に対する剥離操作

　一方の手で棘上筋腱が付着する大結節（superior facet）を触知し、他方の手は上肢を把持し肩関節を外転 20 度に保持する。
　前部線維は、一方の手で大結節を外側に引き出し、他方の手は肩関節を肩甲骨面上で内転・外旋させて、伸張刺激を加える。この操作後、肩関節を肩甲骨面上に外転・内旋方向に収縮させて、大結節を烏口肩峰アーチ下に滑り込ませる。これを一連の運動として、大結節の滑走性が改善されるまで繰り返し実施する（図 2-23）。
　後部線維は、一方の手で大結節を外側に引き出し、他方の手は肩関節を肩甲骨面上で内転・内旋させて、伸張刺激を加える。この操作後、肩関節を肩甲骨面上で外転・外旋方向に収縮させて、大結節を烏口肩峰アーチ下に滑り込ませる。これを一連の運動として、大結節の滑走性が改善されるまで繰り返し実施する（図 2-24）。

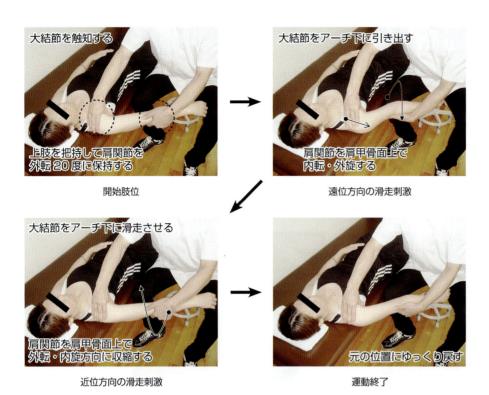

図 2-23　棘上筋前部線維の癒着に対する剥離操作

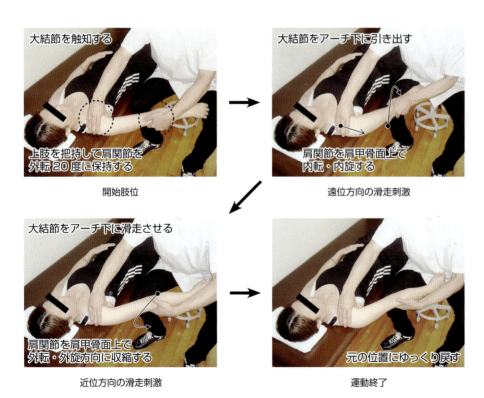

図 2-24　棘上筋後部線維の癒着に対する剥離操作

肩関節周囲炎（上方支持組織の癒着）

b）棘下筋上部線維の癒着に対する剥離操作

　一方の手で棘下筋上部線維が付着する大結節（middle facet）を触知し、他方の手は上肢を把持し肩関節を外転 20 度に保持する。一方の手で大結節を外側に引き出し、他方の手は肩関節を内転・内旋させて、伸張刺激を加える。この操作後、肩関節を外転・外旋方向に収縮させて、大結節を烏口肩峰アーチ下に滑り込ませる。これを一連の運動として、大結節の滑走性が改善されるまで繰り返し実施する（図 2-25）。

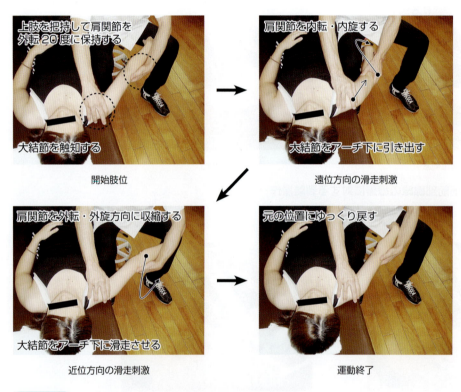

図 2-25　棘下筋上部線維の癒着に対する剥離操作

c）肩甲下筋上部線維の癒着に対する剥離操作

　一方の手で肩甲下筋上部線維が付着する小結節を触知し、他方の手は上肢を把持し肩関節を外転 20 度に保持する。一方の手で小結節を外側に滑走し、他方の手は肩関節を内転・外旋させて、伸張刺激を加える。この操作後、肩関節を外転・内旋方向に収縮させて、小結節を内側に滑走させる。これを一連の運動として、小結節の滑走性が改善されるまで繰り返し実施する（図 2-26）。

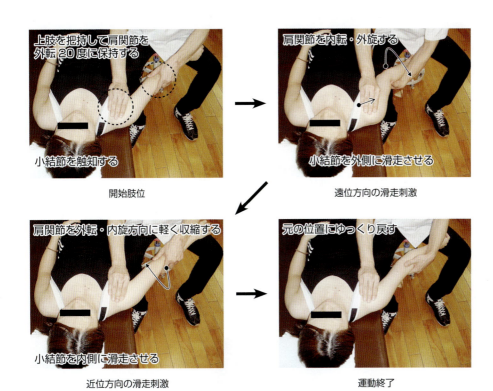

図 2-26 肩甲下筋上部線維の癒着に対する剥離操作

> **ワンポイント・アドバイス**
> 「③ 上方支持組織の癒着・瘢痕に対する運動療法」を実施したことで、夜間痛は回復し3週間後には消失した。また、第1肢位での外旋可動域は25度、結帯動作は第3腰椎レベルとなった。この可動域は夜間痛消失の目安となる。この運動療法のポイントは、烏口肩峰アーチから大結節をどれだけ引き出すことができるか、あるいは滑り込ませることができるかを考慮して関節操作を加えることである。また、上方支持組織の癒着剥離操作は疼痛を伴いやすく、炎症が増悪することもある。そのため、一回の治療で癒着を完全に剥離するのではなく、段階を踏んだ治療戦略が重要となる。
> 加えて、運動療法後に腱板炎や肩峰下滑液包炎を引き起こしていないか、圧痛や腫脹を確認しておくとよい。
> 本症例はこの操作を行ったことで、上方支持組織の癒着・瘢痕が徐々に剥離された。これを機に主治医と協議し、ヒアルロン酸注射を実施した。肩峰下滑液包と腱板との隙間にヒアルロン酸が浸透したことで、肩峰下滑液包と腱板との滑走性は改善した。また、注射実施後に肩関節の牽引と圧縮操作を数回行うと、肩関節周辺にヒアルロン酸が分散され、関節操作がより行いやすくなる。

上方支持組織の癒着・瘢痕が剥離されたら、続いて、拘縮に対する運動療法を実施する。癒着・瘢痕の剥離操作は疼痛を伴ったが、組織間の滑走性が改善すると閾値は高くなることが多い。そのため、拘縮に対するストレッチングで、疼痛を惹起することなく治療展開することができる。疼痛が強い場合は、まだ癒着・瘢痕が残存している可能性が高い。

④ 上方支持組織の拘縮に対する運動療法

　前段階の治療によって、第1肢位での回旋可動域は順調に回復したが、腱板構成筋は依然短縮したままであり、可動域制限および運動時痛は残存していた。そのため、上方支持組織の拘縮を改善させることを目的とした運動療法を実施した。

　開始肢位は背臥位とした（図 2-27）。治療の目標は、第1肢位での外旋可動域は60度以上、結帯動作は第12胸椎レベル以上とした。

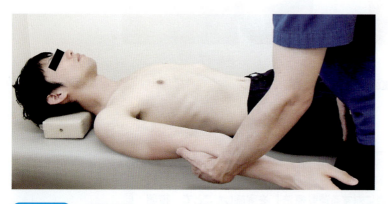

図 2-27　開始肢位

a) 棘上筋の短縮に対するストレッチング

　肩関節を外転20度位に保持し、一方の手で肩峰から肩甲棘を把持したまま棘上筋腱を触知し、他方の手は上肢を把持する。

　前部線維は、一方の手で肩甲骨を固定し、他方の手は肩関節を肩甲骨面上で内転・外旋させて、伸張刺激を加える。この操作後に、肩関節を肩甲骨面上で外転・内旋方向に等尺性収縮（2～3秒、10%程度の収縮力）し、伸張感が得られる位置まで肩甲骨面上の内転・外旋位を保持する。これを一連の運動として、筋肉の抵抗感が減少するまで繰り返し実施した（図 2-28）。

　後部線維は、一方の手で肩甲骨を固定し、他方の手は肩関節を肩甲骨面上で内転・内旋させて、伸張刺激を加える。この操作後に、肩関節を肩甲骨面上で外転・外旋方向に等尺性収縮（2～3秒、10%程度の収縮力）し、伸張感が得られる位置まで肩甲骨面上の内転・内旋位を保持する。これを一連の運動として、筋肉の抵抗感が減少するまで繰り返し実施した（図 2-29）。

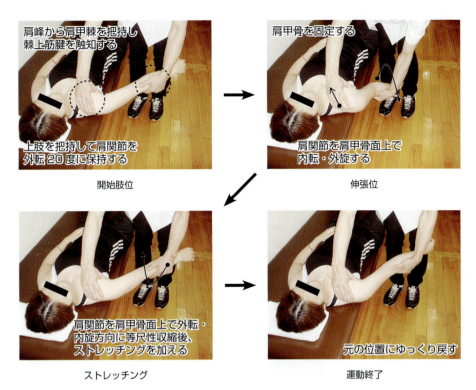

図 2-28　棘上筋前部線維の短縮に対するストレッチング

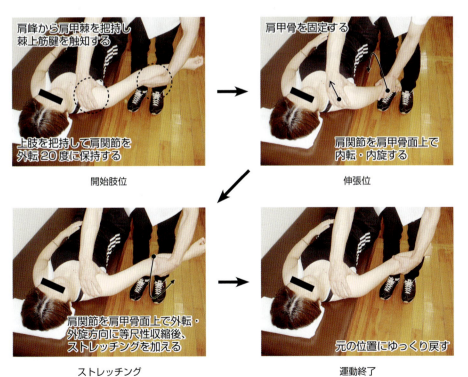

図 2-29　棘上筋後部線維の短縮に対するストレッチング

b）棘下筋上部線維の短縮に対するストレッチング

　肩関節を外転 20 度位に保持し、一方の手で肩峰から肩甲棘を把持したまま棘下筋上部線維を触知し、他方の手は上肢を把持する。一方の手で肩甲骨を固定し、他方の手は肩関節を内転・内旋させて、伸張刺激を加える。この操作後に、肩関節を外転・外旋方向に等尺性収縮（2〜3秒、10% 程度の収縮力）し、伸張感が得られる位置まで内転・内旋位を保持する。これを一連の運動として、筋肉の抵抗感が減少するまで繰り返し実施した（図 2-30）。

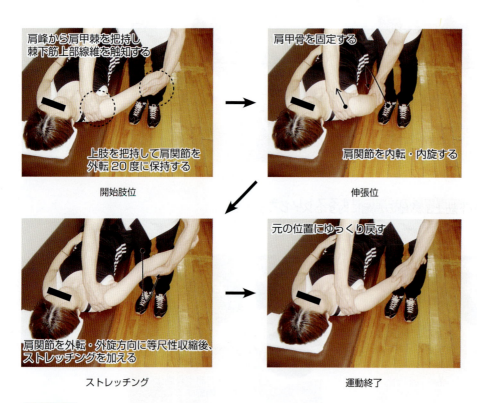

図 2-30　棘下筋上部線維の短縮に対するストレッチング

c）肩甲下筋上部線維の短縮に対するストレッチング

　肩関節を外転 20 度位に保持し、一方の手で鎖骨を把持したまま肩甲下筋上部線維を触知し、他方の手は上肢を把持する。一方の手で鎖骨を固定し、他方の手は肩関節を内転・外旋させて、伸張刺激を加える。この操作後に、肩関節を外転・内旋方向に等尺性収縮（2〜3秒、10% 程度の収縮力）し、伸張感が得られる位置まで内転・外旋位を保持する。これを一連の運動として、筋肉の抵抗感が減少するまで繰り返し実施した（図 2-31）。

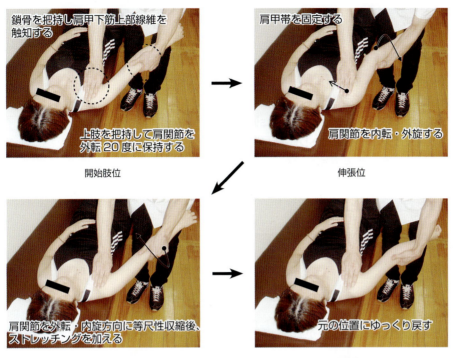

図 2-31 肩甲下筋上部線維の短縮に対するストレッチング

d）腱板疎部（烏口上腕靭帯）の拘縮に対するストレッチング

　肩関節を外転20度位に保持し、一方の手で鎖骨を把持したまま烏口上腕靭帯を触知し、他方の手は上肢を把持する。一方の手で鎖骨を固定し、他方の手は肩関節を伸展・内転・外旋させて、伸張刺激を加える。この操作によって烏口上腕靭帯の緊張感が得られたら、肩関節を屈曲・外転・内旋方向にすばやく戻す。これを一連の運動として、烏口上腕靭帯の抵抗感が減少するまで繰り返し実施した（図2-32）。

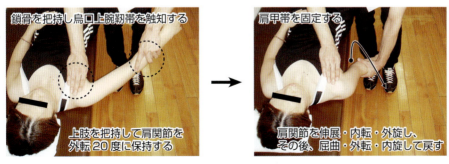

図 2-32 腱板疎部（烏口上腕靭帯）の拘縮に対するストレッチング

肩関節周囲炎（上方支持組織の癒着）

ワンポイント・アドバイス

「④ 上方支持組織の拘縮に対する運動療法」を実施したことで、上方支持組織の拘縮は改善され、第1肢位での外旋可動域が70度、結帯動作が第12胸椎レベルとなった。また、併用して運動時痛は回復した。

上方支持組織の拘縮によって軸偏位（oblique translation）を引き起こし、運動時痛が発生する。そのため、各筋のストレッチングを行う際に、上腕骨頭を求心位に維持した位置で関節操作を行うことが、この運動療法のポイントである。上腕骨頭と関節窩との三次元的なイメージをしつつ関節操作を行うことで、関節可動域は順調に回復することになる。

まとめ

　本症例のように上方支持組織の癒着・瘢痕が高度に存在するケースでは、夜間痛が消失するまでに数日間を要することも少なくない。さらに、組織変性や線維化が生じると、第1肢位での回旋可動域や結帯動作といった回旋可動域の獲得自体が難しくなる。そのため、一つ一つの関節操作を的確に実施することが重要となる。

　この操作が的確に実施できると、第2肩関節の機能回復を順調に行えるようになる。また、夜間痛の対策としては、就寝時にはソファーを利用する、あるいは上肢が過伸展しないようにクッションを肩の下に敷くなど、徹底したADL指導も大切である。

参考文献

1) 三笠元彦：五十肩の歴史．整・災外 37：1527-1532, 1994.

2) 林典雄：五十肩における疼痛の解釈と運動療法．関節外科 30：26-32, 2011.

3) 森岡健，他：五十肩の保存的治療の検討．とくにパンピング療法について．別冊整形外科 6：66-70, 1984.

4) 高岸憲二：五十肩の病態と治療．日整会誌 73：479-488, 1999.

5) 玉井和哉：病態・診断．関節外科 30：14-19, 2011.

6) 林典雄，他：夜間痛を合併する肩関節周囲炎の可動域制限の特徴と X 線学的検討．The Journal of Clinical Physical Therapy 7：1-5, 2005.

7) 小西池泰三，他：肩峰下滑液包の圧測定－夜間痛との関連－．日整会誌 73：S461, 2000.

8) 冨田恭治，他：肩峰下滑液包における自由神経終末の分布と肩関節痛．別冊整形外科 27：12-14, 1995.

9) 山下敏彦，他：脊椎と関節の痛覚受容器－その分布と電気生理学的性質．別冊整形外科 27：8-11, 1995.

10) 佐志隆士，他：肩関節の MRI, メジカルビュー社．2011, p90-109.

11) Grey RG：The natural history of "idiopathic" frozen shoulder. J Bone Joint Surg 60-A：564, 1978.

12) Binder AI, et al：Frozen shoulder：a long-term prospective study. Ann Rheum Dis 43：361-364, 1984.

13) Hand C, et al：Long-term outcome of frozen shoulder. J Shoulder Elbow Surg 17：231-236, 2007.

肩関節周囲炎（上方支持組織の癒着）

第３章
肩関節
インピンジメント症候群に
対する運動療法

1. 肩関節インピンジメント症候群の概要と臨床との接点

1) 肩関節インピンジメント症候群を把握するための基礎知識

① インピンジメント症候群とは

　インピンジメントとは、関節内外の組織が「突き上げ」や「挟み込み」を生じる現象をいう[1]。肩関節は、挙上や下制運動に付随して上腕骨頭が狭い烏口肩峰アーチ下を滑走するため、正常肩においても肩峰下滑液包、腱板、上腕二頭筋長頭腱（LHB）、関節包・関節唇には、適度な摩擦刺激や圧刺激が加わっている（図3-1）。これを生理的インピンジメントと呼ぶ。その一方、何らかの原因を背景に疼痛が生じた病態を病的インピンジメントとよび、整形外科で扱うインピンジメント症候群はこれにあたる[2]。

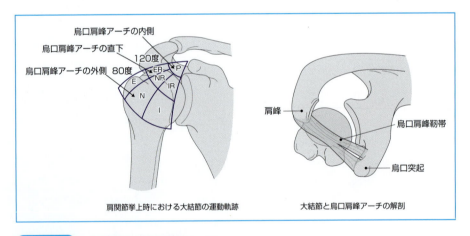

図 3-1　大結節と烏口肩峰アーチ

肩関節挙上時における大結節の運動軌跡もしくは、大結節と烏口肩峰アーチに介在する組織に問題が生じると、大結節は烏口肩峰アーチ下を滑走するため生理的な摩擦が生じる。

② 発生要因と機序

　インピンジメントは、上腕骨頭の求心位の逸脱によって発症し[3)4)]、これらは「衝突される側の要因」と「衝突する側の要因」とに大別される（図 3-2）。

　前者は、烏口肩峰アーチを形成する因子（肩峰の形態異常・骨増殖、烏口肩峰靭帯の骨化・肥厚、烏口突起の骨増殖・突出など）および、烏口肩峰アーチ外因子（肩鎖関節の変形など）に分類される[4)]。

　後者は、解剖学的因子（腱板の肥厚、石灰沈着に伴う局所膨隆、大・小結節骨折後の突出変形など）および機能学的因子に分類される。機能学的因子には、肩関節後下方組織の拘縮[5)]、前胸部の拘縮、肩甲骨の位置異常[6)]、肩甲帯の機能不全[7)8)]などが挙げられる。

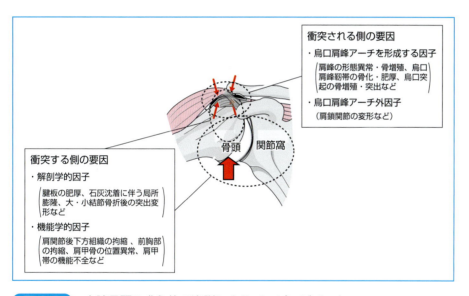

図 3-2　上腕骨頭の求心位の逸脱によるインピンジメント

インピンジメントは、いわば上腕骨頭の求心位の逸脱によって発症し、これらは「衝突される側の要因」と「衝突する側の要因」に大別される。

肩峰下インピンジメントに伴う疼痛は、大結節が烏口肩峰アーチにの下面と接触することにより肩峰下での圧力が高くなることによって発症する。肩峰下圧は、肩関節を挙上すると60度から120度の範囲内で高くなり、内旋を加えるとさらに高くなる（図3-3a）。また、内・外旋中間位のまま外転すると60度を超えた辺りから最も高くなる。そのため、肩峰下インピンジメントを回避するには、挙上や外転角度の増加に付随して外旋角度を増加させ、大結節を後下方へ回転させる必要がある（図3-3b）[9]。

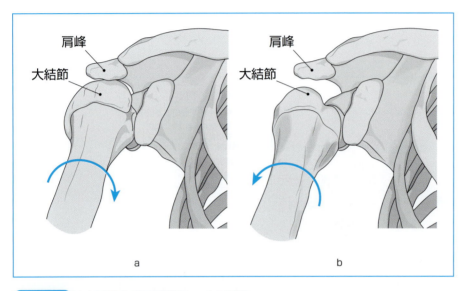

図3-3　大結節と烏口肩峰アーチの距離
a：大結節は肩峰下アーチに挙上60〜120度の範囲内で接し、内旋角度を増加させると、さらに接することになる。
b：肩峰下インピンジメントを回避するには、外転角度に付随して外旋角度を増加させる必要がある。

③ 理学所見
　肩峰下インピンジメントを診るテストには、Neerテスト（図3-4）、Hawkinsテスト（図3-5）、ペインフルアークサイン（painful arc sign）（図3-6）がある。

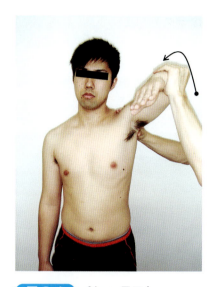

図 3-4 Neer テスト

肩関節を内旋させ肩甲骨面上に屈曲させていく。

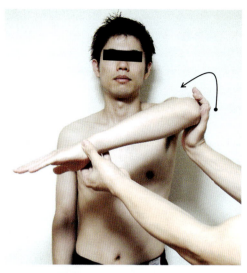

図 3-5 Hawkins テスト

肩関節 90 度屈曲位、肘関節 90 度屈曲位を保持し、肩関節の内旋を強制する。

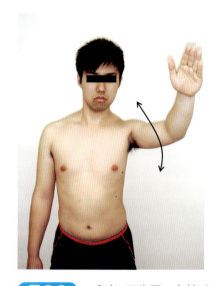

図 3-6 ペインフルアークサイン

肩関節外転運動で、肩関節外転 60 ～ 120 度で疼痛の有無をみる。

肩関節インピンジメント症候群

烏口下インピンジメントを診るテストには、肩関節屈曲・内転・内旋テスト（図3-7）、水平屈曲テスト（図3-8）がある。

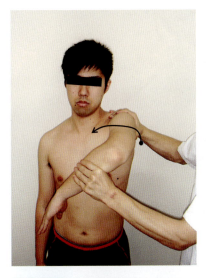

図 3-7　肩関節屈曲・内転・内旋テスト

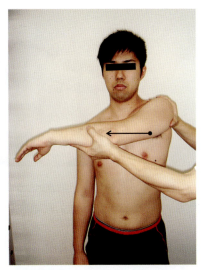

図 3-8　水平屈曲テスト

2) 肩関節インピンジメント症候群の臨床像

① 特徴的な所見

　本症候群は、基本的には肩を挙上するときの痛みであるが、腱板炎や肩峰下滑液包炎を合併すると安静時痛や夜間痛を訴えるようになる。また、肩を丸める姿勢の多いデスクワーク例、テニス、野球といったオーバーヘッドスポーツ例、前胸部の拘縮を伴った中高年期例においても散見される。

　疼痛部位は肩関節の前方部や外側部に認め、手掌で肩全体の疼痛を表現（palmar indication）することが多い（図3-9）。

　特徴的な姿勢は、肩甲骨は下方回旋・前傾位、鎖骨は下制と前方傾斜し、下垂位において上腕骨頭は前方に偏位している症例がほとんどである（図3-10）。

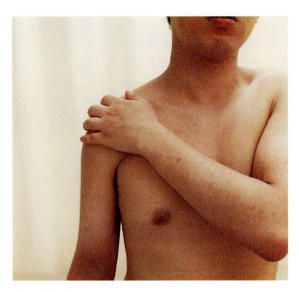

図 3-9　疼痛部位の示し方
手掌全体で示す（palmar indication）のも特徴的所見である。

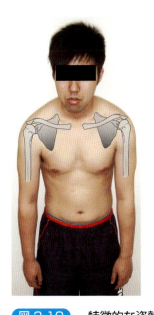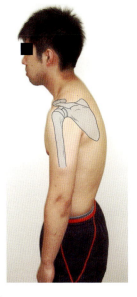

図 3-10　特徴的な姿勢
肩甲骨は下方回旋・前傾位、鎖骨は下制と前方傾斜していることが多い。また、下垂位において上腕骨頭は前方に偏位していることが多い。

肩関節インピンジメント症候群

また、インピンジメントは肩関節の挙上のみならず、結帯動作においても発生することがある。特に上腕骨頭が前方偏位しているケースでは、結帯動作時に肩峰下滑液包や腱板が烏口肩峰靱帯と衝突しやすく、これらを踏まえた対応が必要となる（図3-11）[3) 10) 11)]。また、肩峰下インピンジメント発症の引き金となる肩峰下の圧力は、外転や内旋角度に比例して高くなるわけではなく、症状が発症する直前に急激に高まることがわかっている[12)]。

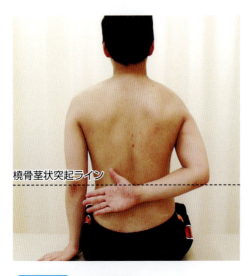

図3-11　結帯動作
結帯動作では橈骨茎状突起のラインの高さで可動域や疼痛の有無などを評価する。

② 治療の考え方

　肩峰下インピンジメント症候群に対する基本的な治療方針は保存療法である。肩関節拘縮を中心とする機能学的な因子が発症要因であれば、運動療法のよい適応となる。また、腱板を被覆する肩峰下滑液包の炎症、腱板の腫脹などの生化学的因子を併発している場合には、ブロック注射が著効する（図3-12）。さらに注射後、肩関節をゼロポジション（zero position）に設定し、上腕骨頭の牽引と圧迫操作をリズミカルに行うと、薬剤が肩峰下滑液包や腱板に浸潤して、疼痛のコントロールが容易となる（図3-13）[13)]。

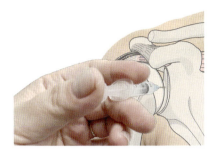
関節腔内注射

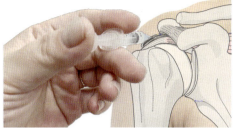
肩峰下滑液包内注射

図3-12 ブロック注射

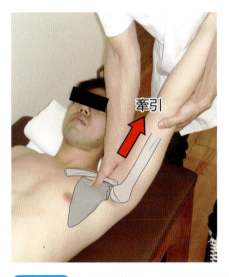
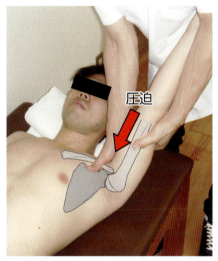

図3-13 ゼロポジションでの上腕骨頭の牽引と圧迫操作
肩関節をゼロポジションに設定し、さらに上腕骨頭の牽引と圧迫操作をリズミカルに行うと、薬剤が肩峰下滑液包や腱板に浸潤し、疼痛コントロールはしやすくなる。

肩関節インピンジメント症候群

77

その一方で、腱板断裂や関節唇損傷などの解剖学的な破綻へと進展した場合では、保存療法で疼痛をコントロールすることが困難となる。3ヶ月以上にわたり保存療法を実施しても症状回復の兆しがみられないケースでは、関節鏡視下手術が適応となることもある。その場合もまた、術後の運動療法では、腱板の修復を考慮しながら上腕骨頭の求心性を改善させることが目的となる。

　肩峰下インピンジメントに類似した病態として、烏口下インピンジメントがある。これは肩関節の挙上・内転・内旋の組み合わせや、水平屈曲運動において、小結節と烏口突起との距離が近接し、この間に介在する肩甲下筋腱に摩擦や挟み込み刺激が加わり、疼痛を惹起する現象である（図 3-14）。肩峰下インピンジメントよりも頻度は少なく、さらに症状が酷似しているため見逃されやすい。この病態もまた、骨頭の求心位の逸脱により生じた機能障害が根源であり、運動療法では上腕骨頭の求心位の獲得が目的となる。

　インピンジメントに対する的確な治療を実施するには、求心位を乱す要因を明確にすることが重要であり、正常な機能解剖学に関する知識が不可欠となる。また、求心位の乱れは静的姿勢から既に生じていることが多く、姿勢観察もまた重要な評価となる。

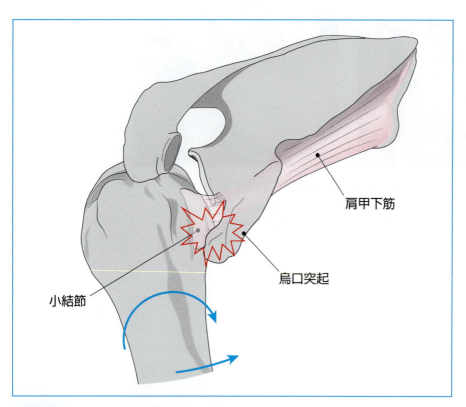

図 3-14　上方支持組織に癒着・瘢痕・烏口下インピンジメント

肩関節の挙上・内転・内旋の組み合わせや、水平屈曲運動において、小結節と烏口突起との距離が近接し、この間に介在する肩甲下筋腱に摩擦や挟み込み刺激が加わり、疼痛を惹起する現象である。

2. ケーススタディ
肩関節拘縮により肩峰下と烏口下インピンジメントを同時に認めた症例

1）本症例の概要

　本症例は60歳代の男性である。4ヶ月前にゴルフでティーショットを打った直後から左肩関節痛が発症し、その後、テイクバックの度に疼痛を自覚するようになった。

　疼痛部位は肩関節の外側部と前方部に分離して認めた。肩関節外側部周辺の圧痛所見は、大結節の上面から中面にかけての骨縁、棘上筋腱および棘下筋腱に認めた。さらに、同部を触診しながらNeerの肩峰下インピンジメントテストを行うと、click signが確認された。

　肩関節前方部周辺の圧痛所見は、烏口突起と肩甲下筋腱において認めた。さらに、同部を触診したまま烏口下インピンジメントテストを行うと、click signが確認された。

　基本的にインピンジメントは、いくつかの要因が組み合わさって発症することが多い。そのため、インピンジメントに対する運動療法では、発症要因を明確にすることが的確な治療操作を行うための第一歩となる。

　本症例が肩峰下インピンジメントを認めた要因は、①大胸筋のような強力な筋肉が緊張していたことで、下垂位の時点から既に上腕骨頭が前方に偏位していたこと、②小胸筋の短縮により肩甲骨は前傾・下方回旋位となり、肩甲上腕リズムが乱れていたこと、③棘下筋下部線維、小円筋、上腕三頭筋長頭の短縮や後方・後下方の関節包の硬さによって、肩関節挙上時に上腕骨頭は前上方に偏位していたこと、などが挙げられる。烏口下インピンジメントを認めた要因には、①～③に加え、④大・小菱形筋や肩甲挙筋の短縮によって肩甲骨の外転不足が影響していたことが考えられた。

　超音波画像では腱板の器質的な断裂は描出されず、本症例のインピンジメントは、機能障害により発症した病態と解釈した。

　本症例のように下垂位の時点から既に上腕骨頭が前方に偏位しているケースでは、下垂位における肩甲帯と上腕骨頭との位置関係を矯正し、適切な求心位を獲得する運動療法を進める必要がある。

2) 病歴と評価

① 症例
60代の男性である。1年前まで肉体労働を行っていたが、現在は無職である。家族歴に特記すべき事項はない。

② 現病歴
ゴルフは右打ちであり、1週間に1回程度行っていた。テイクバック時に左肩関節痛を認め、その後、運動時痛および可動域制限が増悪したため当院を受診し、運動療法を開始した。

③ 運動療法開始時基本評価
a）問診

ⅰ 疼痛発症時期
　4ヶ月前からである。

ⅱ 疼痛発症要因
　ドライバーでティーショットを打った直後から自覚した。

ⅲ 疼痛部位の示し方（図 3-15）
　手掌で疼痛部位を示す、palmar indication を認めた。

ⅳ 疼痛発現部位
　肩関節の前方部と外側部に認めた。

ⅴ 夜間痛
　林の分類[14]：Type 1（夜間痛はない）

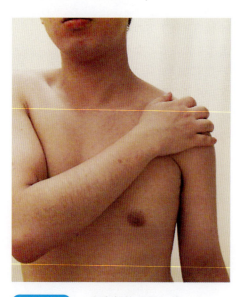

図 3-15　疼痛部位の示し方

b）視診・観察（図3-16）

　肩甲骨は下方回旋・前傾し、肩峰の高さは健側よりもやや低位であり、鎖骨は下制と前方傾斜していた。また、下垂位において上腕骨頭は前方に偏位していた。

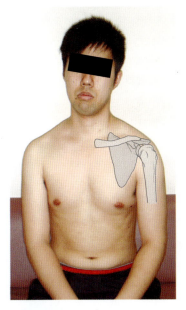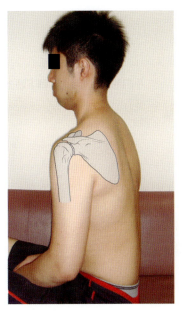

※ 上半身を露出した画像を使用するため、この後の写真も含め、症例とは別のモデルで撮影しています。

図3-16　本症例の姿勢

肩甲骨は下方回旋・前傾位、肩峰の高さは健側よりもやや低位であり、鎖骨は下制と前方傾斜をしていた。また、下垂位において上腕骨頭は前方に偏位していた。

c）触診

ⅰ 圧痛部位の確認（図3-17）

　圧痛は大結節の上面から中面にかけての骨縁、棘上筋腱、棘下筋腱、小結節、烏口突起先端部、肩甲下筋腱に認めた。

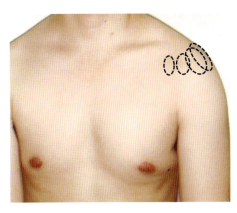

図3-17　圧痛部位

圧痛は大結節、棘上筋腱、棘下筋腱、小結節、烏口突起先端部、肩甲下筋腱に認めた。

ii 筋緊張の確認（図 3-18）

　大胸筋鎖骨部線維・胸肋部線維、小胸筋、大・小菱形筋、前鋸筋上部線維、棘下筋上部・下部線維、小円筋、上腕三頭筋長頭で緊張が亢進していた。

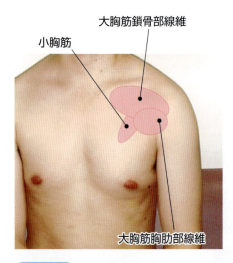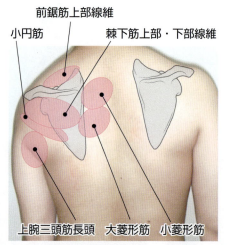

図 3-18　緊張部位

大胸筋鎖骨部線維・胸肋部線維、小胸筋、大・小菱形筋、前鋸筋上部線維、棘下筋上部・下部線維、小円筋、上腕三頭筋長頭で緊張が亢進していた。

d）関節可動域

　屈曲：145 度　外転：120 度
　第 1 肢位外旋：60 度　結帯動作：殿部外側レベル
　第 2 肢位外旋：60 度　第 2 肢位内旋：0 度
　第 3 肢位外旋：80 度　第 3 肢位内旋：−15 度

　特に、第 2 肢位外旋可動域は、制限とともに前腕の尺側、環指尺側 1/2、小指にかけて強いしびれを認めた。特に第 2 肢位内旋と第 3 肢位内旋制限に注目した。

e）筋肉・靭帯・関節包の伸張テスト

　各種伸張テストの状況から、制限因子を以下のように考えた。
　i　第 1 肢位外旋制限：腱板疎部、大胸筋鎖骨部線維
　ii　第 1 肢位内旋制限：棘下筋上部線維、後上方関節包
　iii　第 2 肢位外旋制限：明らかな制限因子なし
　iv　第 2 肢位内旋制限：棘下筋下部線維、後方関節包
　v　第 3 肢位外旋制限：明らかな制限因子なし
　vi　第 3 肢位内旋制限：後下方関節包

f) 前胸部柔軟性テスト

　前胸部柔軟性テストは、患側で床から5.5横指（健側：3.0横指）であった。背臥位姿勢での肩峰床面距離は4横指（健側：2.5横指）であり、肩鎖関節・胸鎖関節・胸椎・胸郭の柔軟性低下は軽度であった。（図3-19）

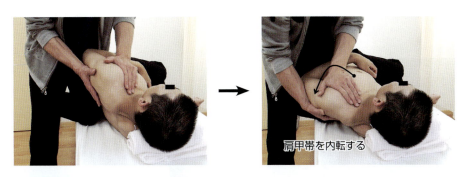

図3-19　前胸部柔軟性テスト
肩峰が床面に抵抗なく接触したら陰性とする。結果は5.5横指（健側：3.0横指）であった。背臥位姿勢での肩峰床面距離は4横指（健側：2.5横指）であった。

g) 筋力

　明らかな筋力低下は認めなかった。

h) 整形外科テスト

　肩峰下インピンジメントの各種検査において、Neerテスト、Hawkinsテスト、ペインフルアークサインは陽性であり、疼痛は肩関節の外側部に認めた。その一方で、肩甲骨を他動で上方回旋・後傾位に矯正すると、各種検査時に生じる疼痛は寛解した。

　烏口下インピンジメントの各種検査において、肩関節屈曲・内転・内旋テストおよび水平屈曲テストは陽性であり、疼痛は肩関節の前方部に認めた。その一方で、肩甲骨を他動で上方回旋・外転位に矯正すると、各種検査時に生じる疼痛は寛解した。

④ 症例の画像

a）X線所見（図 3-20）

ⅰ 正面像

肩峰下と大結節上面に骨硬化像を認める。

ⅱ 側面像

小結節内側面に骨硬化像を認める。

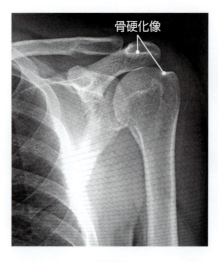
正面像

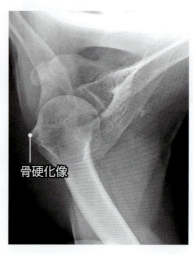
側面像

図 3-20　X線所見

正面像：肩峰下と大結節上面に骨硬化像を認める。
側面像：小結節内側面に骨硬化像を認める。

3）運動療法の実際

① 下垂位における上腕骨頭の前方偏位の矯正

開始肢位は座位とし、骨盤は直立位に保持したまま腹部を凹ませ、さらに前胸部を上方に引きながら胸椎はできる限り伸展位に矯正し、頚部の筋肉（僧帽筋上部線維・肩甲挙筋、斜角筋）はリラックスすることを指示した（図 3-21）。

治療の目標は、触診上で上腕骨頭の前方偏位が消失し、健患側差がなくなるまでとした。

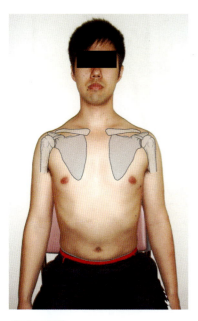 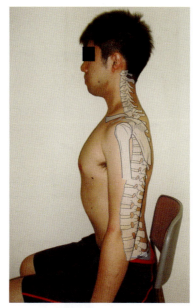

図 3-21　開始肢位

a）大胸筋鎖骨部線維の攣縮に対するリラクセーション

　大胸筋鎖骨部線維は、鎖骨内側1/2の前面に起始し、大結節稜に向かって走行している筋肉である。この筋肉が過剰に攣縮すると、鎖骨は下制と前方傾斜し、上腕骨頭は大結節稜に加わる牽引とともに前方偏位する。大胸筋鎖骨部線維に対する運動療法は、鎖骨側と上腕骨側とに分けてそれぞれ実施した。

　鎖骨側では、一方の手で鎖骨の内側1/2に合わせ、他方の手は肩甲棘を軽く把持する。続いて、他方の手で肩甲骨を上方回旋と内転させるとともに、一方の手は鎖骨を挙上と後方傾斜させる。さらに、セラピストの母指球を用いて、大胸筋鎖骨部線維をゆっくりと圧迫伸張刺激を加えることでIb抑制を作用させる。圧迫する時間は3秒程度である。これを一連の運動として、鎖骨の運動にともなう抵抗感が軽減するまで繰り返し実施した（図3-22）。

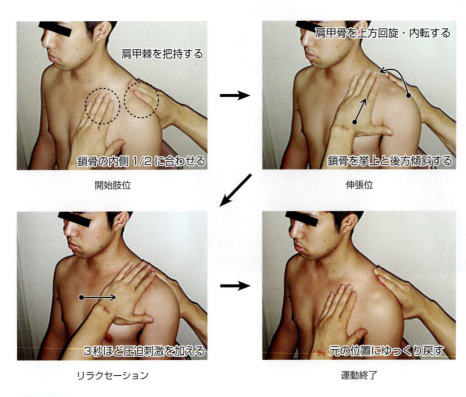

図3-22　大胸筋鎖骨部線維（鎖骨側）の攣縮に対するリラクセーション

上腕骨側では、一方の手で鎖骨と肩甲棘を軽く把持し、他方の手は上肢を把持する。続いて、一方の手で鎖骨を挙上と後方傾斜させた位置で固定しつつ、他方の手はゆっくりと肩関節を伸展・外転・外旋させ、軽く伸張刺激を加える。その後、肩関節を屈曲・内転・内旋方向に軽く収縮させる。これを一連の運動として、圧痛と筋緊張が改善するまで繰り返し実施した（図 3-23）。

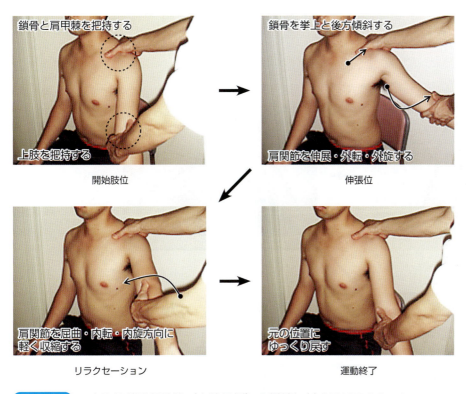

図 3-23　大胸筋鎖骨部線維（上腕骨側）の攣縮に対するリラクセーション

b）大胸筋胸肋部線維の攣縮に対するリラクセーション

　大胸筋胸肋部線維は胸骨膜から肋軟骨の前面に付着し、大結節稜に向かって走行している筋肉である。この筋肉が過剰に攣縮すると、大結節稜に加わる牽引とともに上腕骨頭は前方偏位することになる。

　一方の手で、胸骨と肋軟骨を軽く把持し、他方の手は上肢を軽く把持する。続いて、一方の手で体幹を固定しつつ、他方の手はゆっくりと肩関節を水平伸展・外旋させ、伸張刺激を加える。その後、肩関節を水平屈曲・内旋方向に軽く収縮させる。これを一連の運動として、圧痛と筋緊張が改善するまで繰り返し実施した（図3-24）。

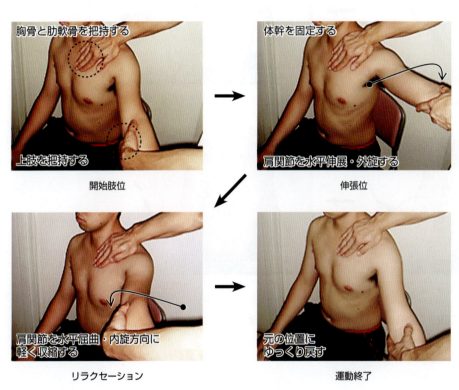

図3-24　大胸筋胸肋部線維の攣縮に対するリラクセーション

c）上腕骨頭の矯正を目的とした大胸筋のリラクセーション

　この操作は、大胸筋の鎖骨部線維および胸肋部線維の緊張が十分に緩和した後から開始した。

　一方の手は肩甲棘を軽く把持したまま母指球で上腕骨頭の前方に合わせ、他方の手は上肢を把持する。続いて、他方の手は上腕骨を介して、肩甲骨を上方回旋・内転させ、一方の手は上腕骨頭をゆっくりと後方に押し込む。さらに母指球で大胸筋付着部を圧迫し、筋腱移行部に伸張刺激を加える。圧迫する時間は3秒程度である。これを一連の運動として、上腕骨頭の前方偏位が矯正されるまで繰り返し実施した（図 3-25）。

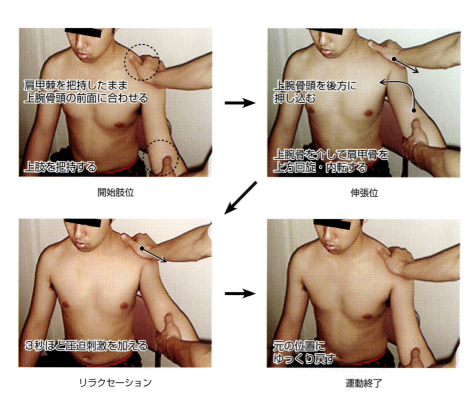

図 3-25　上腕骨頭の矯正を目的とした大胸筋のリラクセーション

> **ワンポイント・アドバイス**
> 「① 下垂位における上腕骨頭の前方偏位の矯正」の実施により筋緊張は軽減し、下垂位における上腕骨頭の前方偏位が矯正される。最初にこれらの筋群の緊張をコントロールする目的は、関節運動に伴う軌跡の改善と求心位の獲得を円滑に実施するためである。
> また、上腕骨頭の前方偏位の矯正を行う際のポイントは、上腕骨頭の後方への移動が、徐々に大きくなる様子を確認しながら実施することである。

続いて、肩甲帯周囲筋の拘縮に対する運動療法を行った。肩関節が肩峰下インピンジメントを生じることのない機能を獲得するには、肩甲帯の適切な運動が重要となる。そのためには、肩甲骨下方回旋筋群の伸張性を獲得する必要があり、各筋に対するストレッチングを実施した。これにより肩甲上腕リズムの改善へと繋げた。

② 肩甲帯周囲筋の拘縮に対するストレッチング

開始肢位は側臥位とした。脊椎と骨盤を安定させるため、股関節は90度屈曲位に保持した（図3-26）。肩峰下インピンジメントでは前胸部柔軟性テストで4横指以内、肩峰床面距離で2横指以内とし、烏口下インピンジメントでは、対側の肩関節後面まで手が届くだけの肩甲骨外転可動域を獲得するまでを目標とした。

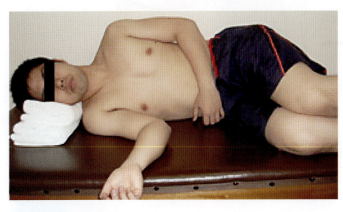

図3-26　開始肢位

a）小胸筋の短縮に対するストレッチング

　一方の手で肩峰を把持し、他方の手は第2～5肋骨の前面を触知する。続いて、他方の手では肋骨を固定しながら、一方の手で肩甲骨を後傾・上方回旋させて、伸張刺激を加える。この操作後に、肩甲骨を前傾・下方回旋方向に等尺性収縮（2～3秒、10％程度の収縮力）し、伸張感が得られる位置まで後傾・上方回旋位を保持する。これを一連の運動として、繰り返し筋肉の抵抗感が減少するまで実施した。併せて、肩関節を挙上させ、120度までの範囲で疼痛が軽減していることを確認した（図 3-27）。

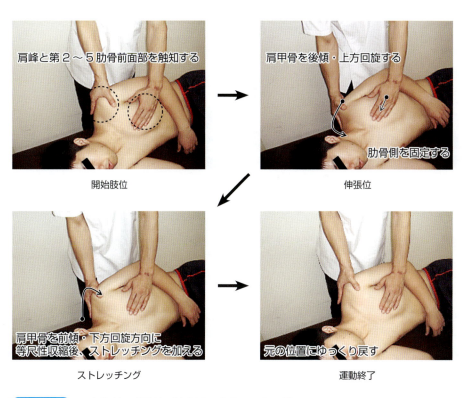

図 3-27　小胸筋の短縮に対するストレッチング

b）前鋸筋上部線維の短縮に対するストレッチング

　一方の手で肩峰を把持し、他方の手は第1肋骨を触知する。続いて、他方の手で第1肋骨を固定しながら、一方の手で肩甲骨を内転・後傾・上方回旋させ、伸張刺激を加える。この操作後、肩甲骨を外転・前傾・下方回旋方向に等尺性収縮（2～3秒、10%程度の収縮力）し、伸張感が得られる位置まで内転・後傾・上方回旋位を保持する。これを一連の運動として繰り返し、筋肉の抵抗感が減少するまで実施した。併せて、肩関節を挙上させていき、120度までの範囲で疼痛が軽減していることも確認した（図 3-28）。

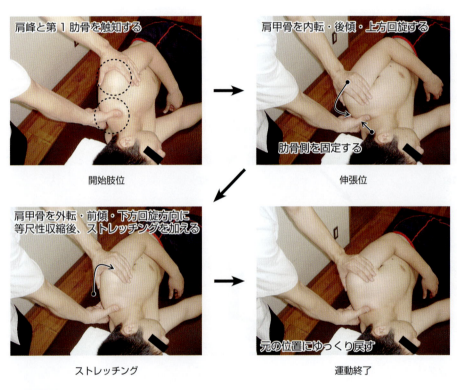

図 3-28　前鋸筋上部線維の短縮に対するストレッチング

c）大・小菱形筋の短縮に対するストレッチング

　大菱形筋では、一方の手の指腹を肩甲棘三角部より遠位内側縁に付着する筋腹に合わせ、他方の手は第2～5胸椎棘突起を触知する。続いて、各棘突起を固定しながら一方の手で肩甲骨を外転・上方回旋させ、伸張刺激を加える。3秒ほどこの操作を行った後、肩甲骨を内転・下方回旋方向に等尺性収縮（2～3秒、10%程度の収縮力）し、伸張感が得られる位置まで外転・上方回旋位を保持する。これを一連の運動として繰り返し、筋肉の抵抗感が減少するまで実施した（図 3-29）。

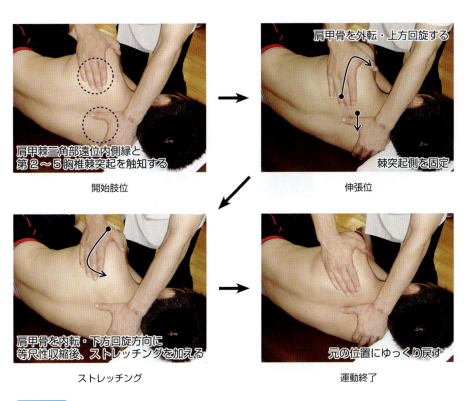

図 3-29　大菱形筋の短縮に対するストレッチング

小菱形筋では、一方の手の指腹を肩甲棘三角部より近位内側縁に付着する筋腹に合わせ、他方の手は第7頚椎〜第1胸椎棘突起を触知する。続いて、他方の手は各棘突起を固定しながら、一方の手で肩甲骨を外転・上方回旋させて、伸張刺激を加えた。3秒ほどこの操作を行ったら、肩甲骨を内転・下方回旋方向に等尺性収縮（2〜3秒、10%程度の収縮力）し、伸張感が得られる位置まで外転・上方回旋位を保持する。これを一連の運動として繰り返し、筋肉の抵抗感が減少するまで実施した（図3-30）。併せて、肩関節を屈曲位から内旋させた際、0度までの範囲で疼痛が軽減していることも確認した。

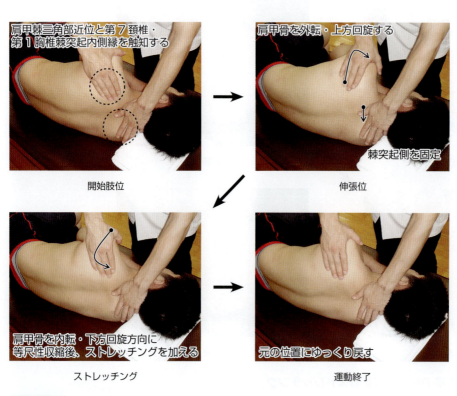

図3-30　小菱形筋の短縮に対するストレッチング

ワンポイント・アドバイス

「② 肩甲帯周囲筋の拘縮に対するストレッチング」を実施することで、肩甲骨の可動性は改善され、前胸部柔軟性テストが3横指、肩峰床面距離が2横指となり、肩甲骨の外転可動域の増加により対側の肩関節後面まで手が届くようになった。また、肩関節の可動域は、屈曲160度、外転150度となり、肩甲上腕リズムは改善した。

インピンジメントの原因において、肩関節後方支持組織の拘縮除去は上腕骨頭のobligate translationを是正するための中心的な治療となるが、その前段階で肩甲骨の柔軟性を獲得し、肩甲上腕リズムを改善しておくと、その後の関節操作は円滑となる。

　続いて、肩関節後方支持組織の拘縮に対する運動療法を行った。この組織が拘縮している中で肩関節を挙上すると、上腕骨頭は上方および前方へと偏位してしまい、肩峰下インピンジメント発生のきっかけとなる。

　そのためには、肩関節後方支持に関与する筋群の伸張性を獲得する必要があり、各筋に対するストレッチングを実施した。特に上腕骨頭側に位置する深層線維までをしっかりと柔軟にさせることが重要であり、これにより肩峰下インピンジメントに伴う疼痛を軽減させた。

肩関節インピンジメント症候群

③ 肩関節後方支持組織の拘縮に対する筋肉のストレッチング

インピンジメントを確実に消失させるには、肩甲帯の柔軟性とともに肩甲上腕関節の柔軟性の改善が求められる。そのため、肩甲上腕関節の拘縮除去を目標に、短縮した筋肉のストレッチングをこの時期より開始した。

開始肢位は背臥位とした。運動療法中のインピンジメントを回避するため、関節操作中の肩関節の挙上、内旋域に注意が必要である。ストレッチング操作は適宜、等尺性収縮を組み合わせながら行うと、効果が得られやすい。同時に、棘下筋や小円筋は関節包の後方から後下方にかけて付着しているため、等尺性収縮自体が関節包のストレッチング効果になることも期待した（図3-31）。

ストレッチングの目標は、肩峰下インピンジメントおよび烏口下インピンジメントに伴う疼痛が寛解することとした。

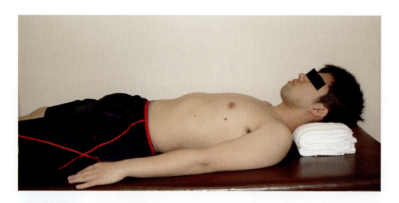

図3-31　開始肢位

a）棘下筋下部線維の短縮に対するストレッチング

　肩関節を外転60度位に保持し、一方の手で肩甲棘を把持したまま母指球を上腕骨頭の前面に合わせ、他方の手は上肢を把持する。続いて、一方の手で肩甲骨を固定しながら上腕骨頭を後方に押し込み、他方の手は肩関節を内旋させて伸張刺激を加える。この操作後、肩関節を外旋方向に等尺性収縮（2〜3秒、10%程度の収縮力）し、伸張感が得られる位置まで内旋位を保持する。これを一連の運動として繰り返し、筋肉の抵抗感が減少するまで実施した（図3-32）。内旋可動域の増大とともに徐々に外転角度を増加させ、同様の操作を行った。

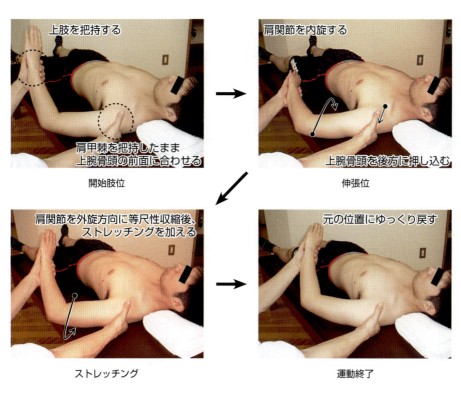

図3-32　棘下筋下部線維の短縮に対するストレッチング

b）小円筋の短縮に対するストレッチング

　肩関節を屈曲80度位に保持し、一方の手で肩甲棘を把持したまま母指球を上腕骨頭の前面に合わせ、他方の手は上肢を把持する。続いて、一方の手で肩甲骨を固定しながら上腕骨頭を後方に押し込み、他方の手は肩関節を内旋させて、伸張刺激を加える。この操作後に、肩関節を外旋方向に等尺性収縮（2～3秒、10％程度の収縮力）し、伸張感が得られる位置まで内旋位を保持する。これを一連の運動として繰り返し、筋肉の抵抗感が減少するまで実施した（図3-33）。内旋可動域が増大とともに徐々に屈曲角度を増加させ、同様な操作を行った。

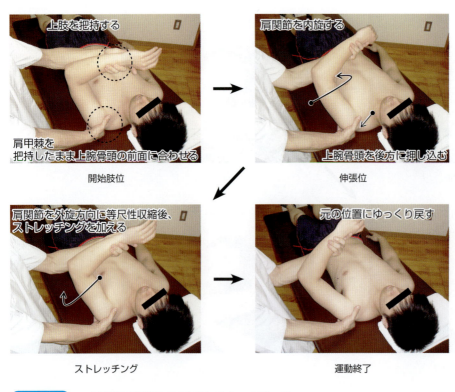

図3-33　小円筋の短縮に対するストレッチング

c）上腕三頭筋長頭の短縮に対するストレッチング

　肩関節を屈曲80度位で外旋位に保持し、一方の手で上腕骨頭の上面に合わせ、他方の手は上肢を把持する。続いて、一方の手で上腕骨頭を下方に押し込みながら（上腕三頭筋長頭は下垂位では後方に位置するが屈曲すると下方に位置するため）、他方の手は肘関節を屈曲させて伸張刺激を加える。この操作後に、肩関節と肘関節を伸展方向に等尺性収縮（2〜3秒、10%程度の収縮力）し、伸張感が得られる位置まで屈曲位を保持する。これを一連の運動として繰り返し、筋肉の抵抗感が減少するまで実施した（図3-34）。

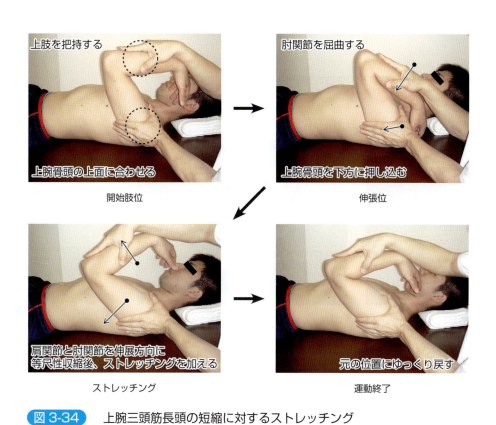

図3-34　上腕三頭筋長頭の短縮に対するストレッチング

> **ワンポイント・アドバイス**
>
> 「③ 肩関節後方支持組織の拘縮に対する筋肉のストレッチング」の実施により、肩関節の挙上に伴う上腕骨頭の上方および前方偏位は改善され、肩峰下インピンジメントおよび烏口下インピンジメントに伴う疼痛は寛解した。肩関節可動域は、結帯動作第12胸椎レベル、第2肢位での内旋45度、第3肢位での内旋0度となった。
>
> これらのストレッチングを行う際のポイントは、インピンジメントを回避するため、求心位を保持した位置で各種関節操作を実施することである（図3-35）。これを怠ると、上腕骨頭は前上方に移動することになり疼痛を訴える。また、疼痛が生じた場合には、肩関節を外旋・伸展させることで速やかに回復する。

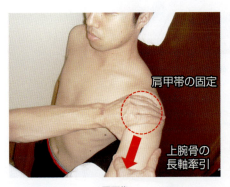
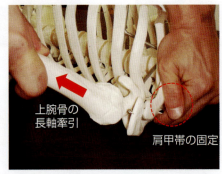

正面像　　　　　　　　　側面像

図3-35　肩甲上腕関節の拘縮に対するストレッチングのポイント

　続いて、③と同様に肩関節後方支持組織の拘縮に対する運動療法を行った。ここでは、肩関節後方支持に関与する関節包の伸張性を獲得する必要があり、各関節包に対するストレッチングを実施した。関節包のストレッチングは求心位を失いやすく疼痛を引き起こしやすい。そのため、愛護的な関節操作から進めていくとよい。内旋可動域の増大に伴い肩峰下インピンジメントに起因した疼痛が軽減していく様子を捉えながら実施すると円滑な治療へと繋げることができる。

④ 肩関節後方支持組織の拘縮に対する関節包のストレッチング

　肩甲上腕関節の筋性拘縮は改善したものの、obligate translation は依然として認められ、疼痛が生じていた。そのため、関節包の硬さ改善を目標とするストレッチングをこの時期から開始した。

　開始肢位は背臥位とした。関節包のストレッチングは、筋肉の緊張が高い状態では筋性防御により適切な治療効果が得られないため、筋緊張を十分に軽減させてから実施した（図 3-36）。治療の目標は、肩峰下インピンジメントおよび烏口下インピンジメントが消失することとした。

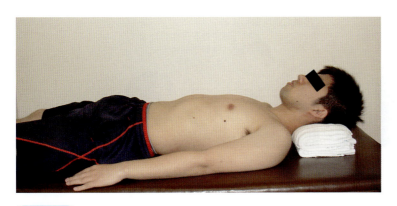

図 3-36　開始肢位

a）後方関節包の硬さに対するストレッチング

　肩関節を肩甲骨面挙上60度位に保持し、一方の手で肩甲棘を把持したまま母指球を上腕骨頭の前面に合わせ、他方の手は上肢を把持する。続いて、一方の手で肩甲骨を固定したまま上腕骨頭を後方に押し込み、他方の手は肩関節を内旋させながら上腕骨を長軸方向に牽引させて、伸張刺激を加える。この操作により伸張感が得られたら、2〜3秒保持し、元の位置にゆっくり戻す。これを一連の運動とし繰り返し、後方関節包の抵抗感が減少するまで実施した（図 3-37）。

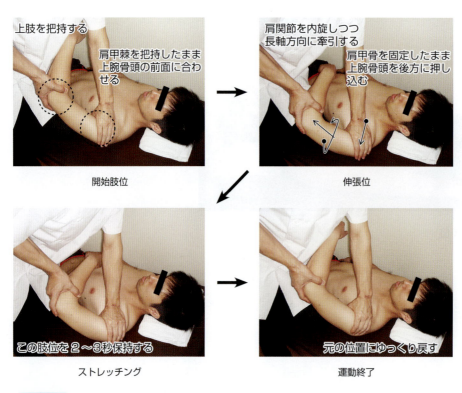

図 3-37　後方関節包の硬さに対するストレッチング

b）後下方関節包の硬さに対するストレッチング

　肩関節を屈曲80度位に保持し、一方の手で肩甲棘を把持したまま母指球を上腕骨頭の前面に合わせ、他方の手は上肢を把持する。続いて、一方の手で肩甲骨を固定したまま上腕骨頭を後方に押し込み、他方の手は肩関節を内旋させながら上腕骨を長軸方向に牽引させて、伸張刺激を加える。この操作により伸張感が得られたら、2～3秒保持し、元の位置にゆっくり戻す。これを一連の運動として繰り返し、後下方関節包の抵抗感が減少するまで実施した（図 3-38）。

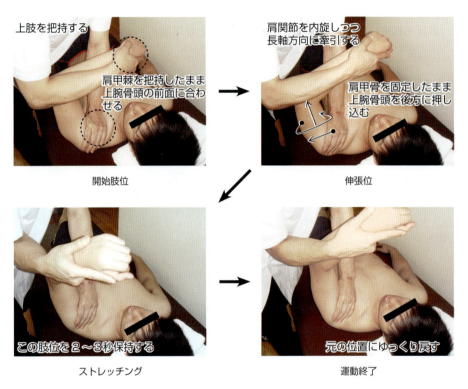

図 3-38　後下方関節包の硬さに対するストレッチング

ワンポイント・アドバイス

「④ 肩関節後方支持組織の拘縮に対する関節包のストレッチング」を実施することで、上腕骨頭が上方および前方に偏位する obligate translation は減少し、骨頭の求心性が回復した。また、臥位でインピンジメントが消失したら重力の影響を受けやすい座位でも確認することが重要である。この時点で、結帯動作は第7胸椎レベル、第2肢位での内旋70度、第3肢位での内旋20度となった。これらのストレッチングのポイントは、関節包のストレッチングに伴い、筋肉が過緊張しないかを確認しながら実施することである。関節包をストレッチングすると、脊髄反射によって筋肉は緊張するため、適宜、筋肉に対するリラクセーションを加えつつ行った。最終的に本症例は、疼痛なくゴルフを行うことが可能となった。

まとめ

インピンジメントに対する基本的な治療方針は保存療法である。運動療法では、静的姿勢の是正に伴う骨頭偏位の矯正、肩甲骨の柔軟性獲得に伴う肩甲上腕リズムの改善および肩関節後方支持組織の拘縮除去に伴う obligate translation を減少させ骨頭の求心性を獲得することがポイントとなる。

参考文献

1) 佐志隆士, 他：肩関節の MRI, メジカルビュー社. 2011, p90-109.

2) 信原克哉：肩 その機能と臨床 第 3 版. 医学書院, 2001.

3) 皆川洋至：肩インピンジメント症候群を理解するためのマクロ解剖と超音波画像. 臨床スポーツ医学 30：409-415, 2013.

4) Neer CS：Classification and pathomechanics of impingement. Shoulder Reconstruction. W. B. Saunders, 44-54, 1990.

5) Muraki T, et al：Effect of posteroinferior capsule tightness on contact pressure and area beneath. Am J Sports Med 38：600-607, 2010.

6) Mihata T, et al：Effect of scapular orientation on shoulder internal impingement in a cadaveric model of the cocking phase of throwing. J Bone Joint Surg 94-A：1576-1583, 2012.

7) Wilk K, et al：Current concepts in the rehabilitation of the overhead throwing athlete. Am J Sports Med 30：136-151, 2002.

8) Cools AM, et al：Scapular muscle recruitment patterns：trapezius muscle latency with and without impingement symptoms. Am J Sports Med 31：542-549, 2003

9) 矢内利政：バイオメカニクスからみた肩関節インピンジメント症候群. 臨床スポーツ医学 30：417-426, 2013.

10) Yamamoto N, et al：Contact between the coracoacromial arch and the rotator cuff tendons in nonpathologic situations：a cadaveric study. J Shoulder Elbow Surg19：681-687, 2010. 11

11) Kijima H, et al：Degenerated coracoacromial ligament in shoulders with rotator cuff tears shows higher elastic modulus：measurement with scanning acoustic microscopy. J Orthop Sci 14：62-67, 2009.

12) Nobuhara K：The shoulder：Its Function and Clinical Aspects. World Scientific Publishing, 2003.

13) 林典雄：五十肩における疼痛の解釈と運動療法. 関節外科 30（11）：26-32, 2011.

14) 林典雄, 他：夜間痛を合併する片関節周囲炎の可動域制限の特徴と X 線学的検討〜運動療法への展開〜. The　journal　of　Clinical Physical Therapy 7：1-5, 2004.

肩関節インピンジメント症候群

第4章
凍結肩に対する運動療法

1. 凍結肩の概要と臨床との接点

1）凍結肩を把握するための基礎知識

① 凍結肩とは

　凍結肩（frozen shoulder）は、狭義には癒着性関節包炎と呼称されているが、その定義は曖昧であり、多軸関節である肩関節が多方向性に著明な可動域制限を有するときに、この病名が付けられることは多い。一方、内旋や外旋可動域は著明に制限されているが挙上可動域は比較的よく保たれているケースでは、基本的に凍結肩とは呼ばない[1]。

　凍結肩の発症要因は、いまだ不明な点が多い。肩関節周囲炎のように、何らかの原因で関節周囲組織に炎症が生じると、疼痛や筋攣縮などが引き起こされ、関節可動域は制限される。これに対し、肩関節の安静、消炎鎮痛剤の投与、ブロック注射などによって炎症が沈静化すると、一連の症状は軽減し多くの病態では関節可動域が改善する。ところが、一部のケースは滑膜組織や関節包に肥厚および線維化が続発し、やがて凍結肩に移行する。凍結肩に移行する原因は現在のところ解明されていないが、糖尿病を合併した凍結肩の関節包は、Dupuytren 拘縮※の線維化と類似した病態変化することが分かっている[2]。

　つまり、何らかの原因で結合組織の基となる線維芽細胞が増殖し、関節包の伸張性や滑走性を失うことで、本疾患が発症すると考えられている。

> ※ Dupuytren 拘縮
> 手掌から指にかけて硬結ができ、皮膚がひきつれて徐々に伸ばしにくくなる拘縮。薬指（環指）、小指に多く見られるが、他の指や足の裏にもできることがある。痛みや腫れ等の所見はない。

② 理学所見

　凍結肩に関する標準化された定義はないが、主な理学所見は、肩関節の全方向における著明な関節可動域制限と運動時痛である。全方向に同程度の可動域制限を認めるのが、本疾患の特徴である。除外診断は、一方向でも良好な可動域を有する場合である。

2）凍結肩の臨床像

① 特徴的な所見

　肩関節包の表面には基本的に腱板が付着しているが、腱板疎部（rotator interval: RI）や腋窩陥凹（axial pouch: AP）には腱板は付着しておらず、肩関節運動に伴う関節包の遊びの部分となっている（図 4-1）。肩関節を多方向へ自由に運動させることができるのは、関節包の遊びにより肩関節の適度な緊張と緩みが肩関節肢位で存在するからである。

しかし、何らかの原因で肩関節の不動状態が続くと、結合組織の基となる線維芽細胞が増殖し[3) 4)]、関節包の伸張性や滑走性が失われることになる。さらに、関節包の容積が縮小すると、肩関節可動域は著明に制限される[5)]。そのため、関節運動を行うと上腕骨頭は関節窩の軌道から逸脱しやすくなる（obligate translation）。

　また、関節包実質部や関節包の骨膜付着部には、痛覚・触覚・温覚などを受容する自由神経終末が豊富に存在する[6) 7)]。

　つまり凍結肩は、obligate translationによって、対側に位置する関節包に侵害刺激が加わりやすく、運動時痛を引き起こすと考えられる（図4-2）。

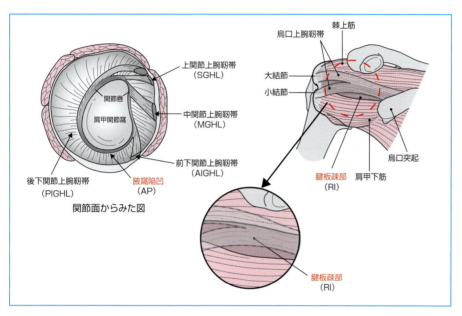

図4-1 腱板疎部と腋窩陥凹の解剖

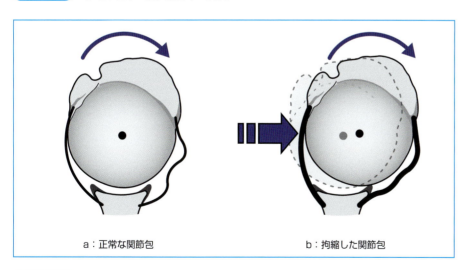

図4-2 上腕骨頭の変位に伴う疼痛発生機序

拘縮を伴うと、硬度バランスの差異により上腕骨頭は容易に関節窩から逸脱しやすくなる。その結果、関節包に侵害刺激が加わることで、運動時痛が引き起こされることになる。

また、前述したように凍結肩の根本的な病態は、腱板疎部[8]や関節包が線維性肥厚および縮小[9]し、多方向性に関節可動域を失った状態である。一方、腱板の深層断裂を認めるケースでは、関節包の断裂も併発するため関節包性拘縮が生じにくく、基本的には凍結肩とはならない。そのため、腱板の深層断裂例が肩関節の著明な可動域制限を認めた場合は、関節包性拘縮以外の要素を考慮すべきである。

　また関節包は、関節肢位によって緊張する部位が異なることも知っておく必要がある。関節包の下方に位置する腋窩陥凹は、肩関節下垂位ではたわんでいるが、挙上に伴い徐々に緊張し、肩甲上腕関節の外転角度が40度を超えると、たわみが消失する[10]。さらに、肩甲骨面上での45度外転位は関節包の緊張が均一となるため、関節包の治療における基本肢位となる[5]（図 4-3）

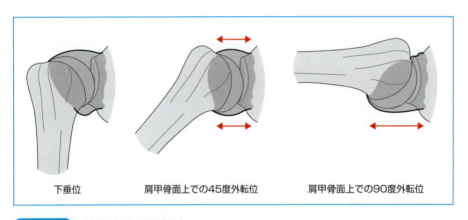

下垂位　　　　肩甲骨面上での45度外転位　　　　肩甲骨面上での90度外転位

図 4-3　腋窩陥凹の緊張肢位
腋窩陥凹は下垂位ではたわんでいるが、挙上するにつれて徐々に緊張する組織である。

また、腋窩陥凹はその幅の広さから前方線維と後方線維とに分けられる[11]。肩甲骨面上で外転すると全体として緊張するが、そこから外旋すると前方線維が、内旋すると後方線維が優位となる（図4-4）。さらに、最大挙上位では腋窩陥凹全体が過緊張位となる。そのため、腋窩陥凹の肥厚や線維化によって生理的なたわみが消失すると、これらの可動域は全て制限される[12) 13)]。

　肩関節障害の多くは疼痛を回避するために下垂位を余儀なくされ、また肩関節周辺骨折後では下垂位で外固定が施される。この場合、腋窩陥凹に線維化が生じ、本来の伸張性・滑走性は失うことがある。

　このような凍結肩のケースに対して、マニュピュレーションによる肩関節の挙上や外転位での外旋矯正を行うと、関節可動域は拡大し、腋窩陥凹を中心とした関節包が断裂することが分かっている[14) 15)]。

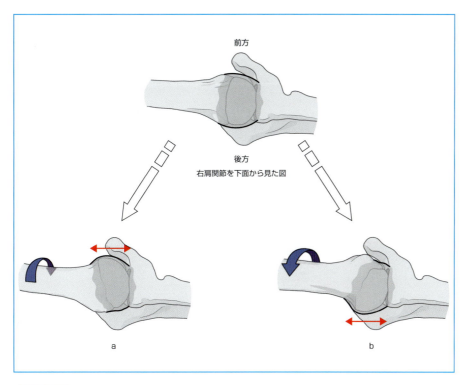

図4-4　腋窩陥凹の緊張部位
a：外転+外旋で腋窩陥凹の前方線維が緊張する。
b：外転+内旋で腋窩陥凹の後方線維が緊張する。

また関節包の前上方に位置する腱板疎部は、肩関節内旋位では開口しているが、外旋すると閉鎖する疎性結合組織である。この部位は、烏口上腕靱帯（coracohumeral ligament: CHL）と上関節上腕靱帯（SGHL）によって補強されており、その隙間を上腕二頭筋長頭腱（LHB）が走行している。ここには多くの組織が密集し、肩関節の安定性・支持性が確保されている（図4-5）。しかし、腱板疎部が何らかの原因で損傷され炎症が波及すると、腱板疎部周辺は瘢痕し組織硬度は高くなる。すると、腱板疎部本来の伸張性や滑走性は失われ、著明な疼痛や伸展・外旋制限を呈するようになる[8)16)]。腱板疎部やCHLが完全に癒着すると、徒手療法で改善させることは非常に困難となる。そのため、ケースによっては腱板疎部やCHLの癒着・瘢痕組織に対する切除術が選択される場合もある。

　関節包の後下方に位置する後下関節上腕靱帯（PIGHL）は、前下関節上腕靱帯（AIGHL）や腋窩陥凹よりも厚みが薄く[17)]、柔軟性に富む組織である。また、後方関節包の組織学的な弾性率は部位によって異なり、基本的には上方よりも下方の方が高く伸びやすいのが特徴である[18)]。しかし、下部の組織が損傷され炎症が波及すると、続発して瘢痕が生じ、組織硬度は高くなる。するとPIGHLや後方関節包本来の伸張性は失われ、著明な屈曲や内旋制限を呈する。

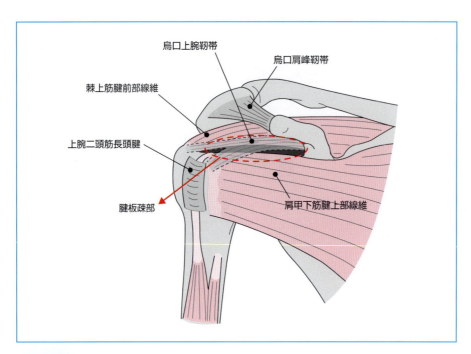

図4-5　腱板疎部周辺組織

② 治療の考え方

　運動療法では可動域制限の因子を、筋性拘縮と関節包性拘縮に分類すると分かりやすい。

　筋性拘縮の評価は、最終可動域で過緊張した筋肉を触診下で確認し、さらにゴムのような抵抗感を有するエンドフィールなどから総合的に判断する。また、腱板疎部やCHLの拘縮も筋肉同様に触診で確認することができる。

　一方、関節包性拘縮の評価は筋性拘縮とは異なり、最終可動域でも過緊張する組織が存在しないことを前提に、関節の遊びが消失し急激に関節運動が制止するエンドフィールなどから、総合的に判断する。

　また凍結肩では、基本的に肩甲上腕関節を中心とした著明な可動域制限が生じるため、肩関節の可動域を測定して得られた数値の多くは、肩甲胸郭関節の可動域となる。凍結肩例に肩甲上腕関節の可動域を測定する際には、関節包が弛緩する肩甲骨面上に45度外転位で肩甲骨を固定し、そこから肩関節の可動域を測定するとよい（図4-6）。この手順を踏まえることで、正確な肩甲上腕関節の角度を測定することができる。

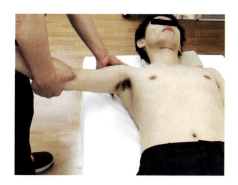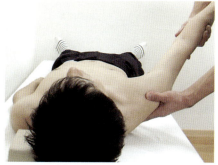

図4-6　肩甲上腕関節可動域の評価方法
肩関節を肩甲骨面上に45度外転位で肩甲骨を固定し、そこから肩関節の可動域を測定する。

関節包性拘縮に対する運動療法では、拘縮した関節包（関節包靭帯・腱板疎部・腋窩陥凹）に対し、的確な伸張刺激を反復して加えることが重要となる。この操作を繰り返し行うことで、縮小した関節包は拡がってくる。

　また、関節包は肩関節肢位によって緊張度は変動し、最終域では完全に遊びが消失するため、関節操作を行うことはできなくなる。その一方で、肩甲骨面上に45度外転させた肢位では、関節包の緊張が均一となり適度な遊びがみられるため、関節操作を容易に行うことができる。

　関節包の伸張操作は、上腕骨頭と関節窩の位置関係を正確に捉えることが重要となる。しかし、関節窩の位置は外観から判断することが難しい。そのため、ランドマークからおよその位置関係をイメージするとよい。関節窩の上結節と下結節は、肩峰の鎖骨関節面と下角を結んだライン上に位置する。また、関節窩の面は、肩甲棘の長軸に対して直角である。この知識により関節窩の位置がイメージしやすくなる（図4-7）。

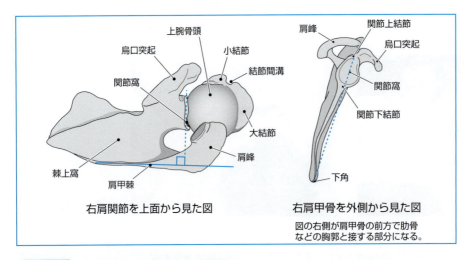

図4-7　上腕骨頭と関節窩の位置関係

関節窩の上結節と下結節は、肩峰の鎖骨関節面と下角を結んだライン上に位置する。関節窩の面は、肩甲棘の長軸に対して直角である。

＊右図は松本正知先生（骨折の機能解剖学的運動療法．中外医学社）からご教授いただきました。

2. ケーススタディ
ペースメーカーの術後に凍結肩を呈した症例

1) 本症例の概要

　本症例は6ヶ月前にペースメーカーの植込み手術を施された60代男性である。手術後は、肩関節を動かすことに恐怖を覚え、ほぼ不動状態であった。その後、肩関節の運動時痛が発生し、さらに可動域制限も認めるようになった。他院を受診しブロック注射が数回施行されたことで、日常生活動作における疼痛は一時的に改善したが、経過とともに症状は徐々に悪化し、また肩関節の可動域も減少してきた。その後当院を受診し、関節可動域の拡大目的として運動療法が開始された。

　ペースメーカー挿入時に切開した術創部（図4-8）は5cm程度であり、同部位での圧痛を強く認めた。その一方で、肩関節周囲の筋緊張や圧痛は軽度であった。肩関節拘縮の発生要因は、術創部での皮膚の過緊張が影響したのか、肩関節を動かさなかったことが影響したのかは不明である。しかし、いずれにせよ本症例は、関節包性拘縮により肩関節の可動域が著明に制限され、特に肩関節の下垂位外旋や水平伸展運動の最終域に著明な疼痛を認めた。

　本症例のように、前胸部の外科的手術が施行されたケースにおいて、肩関節周辺部や前胸部の拘縮を二次的に生じることは少なくない。これは、皮膚と皮下組織および大胸筋胸肋部線維が癒着・瘢痕することにより伸張性・滑走性が著しく低下するためと思われる。その結果、肩関節の外旋や水平伸展運動の最終域に著明な疼痛を認めたと考えられた。

　そのため、まずは術創部の滑走性を改善させることから開始した。

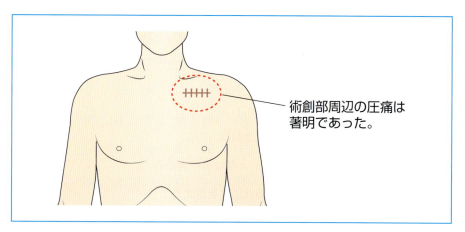

図4-8　ペースメーカー埋込み手術の術創部

2）病歴と評価

① 症例

60代の男性、無職である。既往歴は心疾患により10ヶ月前にペースメーカーを埋め込む手術を行った。

② 現病歴

ペースメーカー挿入後から、就寝時に右側臥位になるとペースメーカーと鎖骨が接触して違和感を認めていた。そのため、左側臥位で就寝することが多かった。しかし、左肩関節痛が徐々に発症し、運動時痛および可動域制限が増悪するようになると、この姿勢自体が疼痛の引き金となり眠れなくなった。当初は他院でブロック注射が施されていたが、その効果は徐々に希薄化し症状は重症化してきたため、当院を受診し運動療法を開始した。

③ 運動療法開始時基本評価

a）問診

ⅰ 疼痛発症時期

10ヶ月前からである。

ⅱ 疼痛発症要因

ペースメーカーを挿入した直後から肩関節痛が徐々に発症した。

ⅲ 疼痛部位の示し方

手掌で回すように表現した。

ⅳ 疼痛発現部位（図4-9）

肩関節の前面部、外側面部、前腕外側面部に認めた。

ⅴ 夜間痛

林の分類[1]：Type 3

夜間痛の程度を基準とした TYPE 分類

TYPE1：夜間痛が全くない

TYPE2：時々夜間痛があるが、目が覚めるほどではない

TYPE3：毎日持続する夜間痛があり、一晩に2〜3回は目が覚める

TYPE4：毎日持続する夜間痛があり、明らかな睡眠障害を訴える

凍結肩

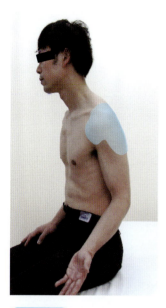

※ 上半身を露出した画像を使用するため、この後の写真も含め、症例とは別のモデルで撮影しています。

図 4-9 疼痛発現部位
肩関節の前面部、外側面部、前腕外側面部に認めた。

b）視診・観察

　肩甲骨は外転・下方回旋・前傾位、胸椎は過後弯位であり、肩峰の高さは健側よりも低位であった。しかし、肩関節を肩甲骨面上に外転させると、姿勢を矯正することができた（図4-10）。

　ペースメーカー挿入時に切開した皮膚の創は赤くケロイド状に盛り上がっていた（図4-8）。

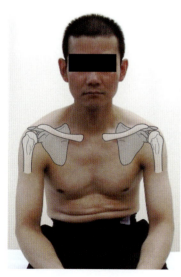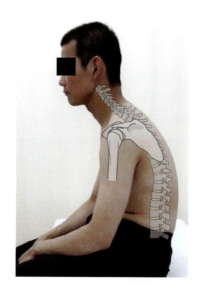

図 4-10 本症例の姿勢
肩甲骨は外転・下方回旋・前傾位、胸椎は過後弯位、肩峰の高さは健側よりも低位であった。

凍結肩

c）触診
ⅰ 圧痛部位（図 4-11）
　圧痛はペースメーカー挿入時に切開した鎖骨下の左胸部に認めたが、その他はなかった。
ⅱ 緊張部位（図 4-11）
　ペースメーカー周辺の皮膚に緊張を認めた。

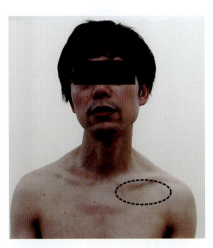

図 4-11　圧痛・緊張部位
圧痛はペースメーカー挿入時に切開した鎖骨下の左胸部に認められた。

d）関節可動域
　屈曲：100 度　外転：95 度
　第 1 肢位外旋：15 度　結帯動作：殿部外側レベル
　第 2 肢位外旋：15 度　第 2 肢位内旋：0 度
　第 3 肢位外旋：35 度　第 3 肢位内旋：-20 度
　特に肩関節の下垂位での外旋や水平伸展運動の最終域に著明な疼痛を認めた。

e）筋肉・靱帯・関節包の伸張テスト
　ⅰ 第 1 肢位外旋制限：手術侵襲部、腱板疎部
　ⅱ 第 1 肢位内旋制限：後上方関節包
　ⅲ 第 2 肢位外旋制限：前下方関節包、腋窩陥凹
　ⅳ 第 2 肢位内旋制限：後方関節包
　ⅴ 第 3 肢位外旋制限：前下方関節包
　ⅵ 第 3 肢位内旋制限：後下方関節包、腋窩陥凹
　これらの伸張テストから、関節包や腱板疎部を中心に強い制限を認めた。

f）前胸部柔軟性テスト

結果は6横指（健側：3横指）であった（図4-12）。

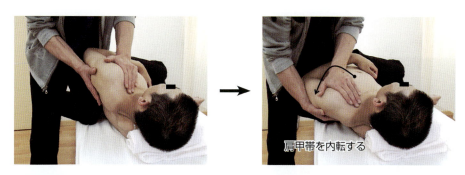

図4-12 前胸部柔軟性テスト
肩峰が床面に抵抗なく接触したら陰性とする。結果は6横指（健側：3横指）であった。

g）筋力

明らかな筋力低下は認めなかった。

h）整形外科テスト

各運動方向におけるエンドフィールは、急激に関節運動が制止する終末感を認めた。また、下垂位での外旋や水平伸展運動を加えると疼痛を認めたが、切開した皮膚を弛緩させると可動域はわずかに増大し、疼痛も軽減した。

④ 症例の画像
a）X線所見（図 4-13）
ⅰ 正面像：肩峰下面と大結節上面は骨硬化像を認めた。
ⅱ 側面像：明らかな異常所見は認めなかった。

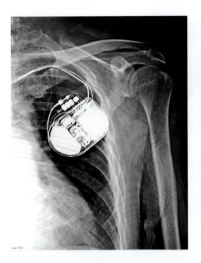
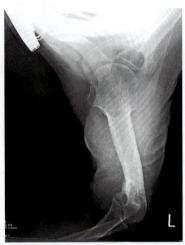

正面像　　　　　　　　　側面像

図 4-13　X線所見
正面像：肩峰下面と大結節上面は骨硬化像を認めた。
側面像：明らかな異常所見は認めなかった。

3）運動療法の実際

① 皮膚の滑走性を改善させるためのアプローチ

　開始肢位は背臥位とした。アウター・マッスルの筋緊張が高まると皮膚の滑走性を適切に行えないため、リラックスすることを指示した（図 4-14）。治療の目標は、皮膚の滑走刺激に起因した疼痛が消失するまでとした。

a）皮膚の直接的滑走アプローチ

　術創部に直接触れることなく、その周囲を把持した。続いて、術創部を軽く持ち上げたまま、頭尾側および内外側方向にゆっくりと動かした。この操作後に術創部の滑走性が改善してきたら、持ち上げる量や動かす範囲を徐々に大きくした（図 4-15）。

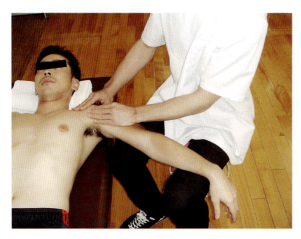

図 4-14　開始肢位

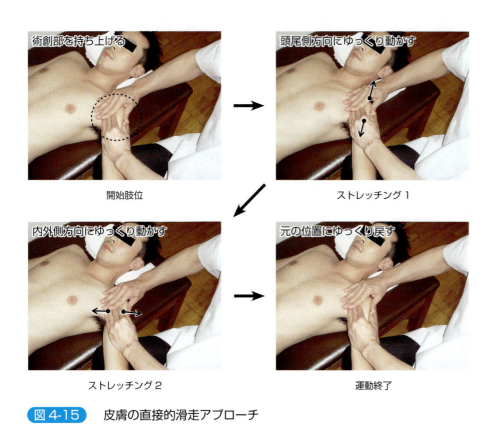

図 4-15　皮膚の直接的滑走アプローチ

凍結肩

b) 関節操作に伴う皮膚の滑走アプローチ

　一方の手は術創部の周囲を把持し、他方の手は上肢を把持する。続いて、一方の手は術創部を持ち上げたまま内側に滑らせていき、他方の手でゆっくりと肩関節を伸展・内転・外旋することで、皮膚と皮下組織および大胸筋胸肋部線維に滑走刺激を加えた。その後、一方の手は術創部を持ち上げたまま外側に滑らせていき、他方の手で肩関節を屈曲・外転・内旋方向に筋収縮を促すことで、再度、滑走刺激を加えた。これを一連の運動として、圧痛と皮膚の緊張が改善するまで繰り返し実施した（図4-16）。

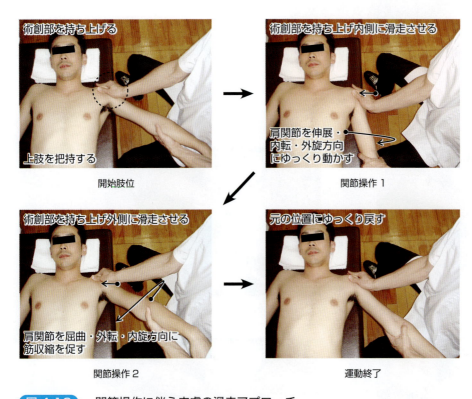

図4-16　関節操作に伴う皮膚の滑走アプローチ

> **ワンポイント・アドバイス**
> 「① 皮膚の滑走性を改善させるためのアプローチ」を実施したことで、術創部の圧痛は軽減し、皮膚の滑走性は改善した。これにより、肩関節の外旋や水平伸展運動の最終域で認めていた皮膚性疼痛は軽減した。可動域自体に大きな変化はなかったが、その後、関節操作は行いやすくなった。
> この運動療法のポイントは、術創部には侵害受容器をはじめ皮神経が豊富に存在するため、愛護的な治療操作が求められることである。

続いて、皮膚の滑走性が得られ関節操作が円滑となったら、関節包の治療へと繋げていく。皮膚の癒着・瘢痕は疼痛に対する感受性を高める要因となるため、このように段階的な治療を実施することが望まれる。

関節運動時の終末感は、制限因子によってそれぞれ特徴がある。関節包性拘縮の場合は、縮小した関節包が最終域で過緊張するため、関節運動は急激に制止する。また、就寝中に肩関節の伸展や内転が強要されると、関節包の緊張とともに関節内圧は上昇し、関節包に分布する感覚受容器が過敏に反応する。これが本症例に認めた夜間痛の発症機序と考えた。

続いて行う関節包性拘縮に対する運動療法は、関節包に適切なストレッチング刺激をリズミカルかつ反復的に加えることが基本となる。いったん縮小した関節包は、急に拡大することはなく、根気よく治療する必要がある。また、骨頭の遊びのない関節肢位での操作は、治療効果が期待できない。そのため位置から少し戻し、関節包がやや弛んだ関節肢位を選択するとよい。

② 関節包性拘縮に対する運動療法

開始肢位は背臥位とした。ストレッチング実施中にアウター・マッスルの筋緊張が高まると、適切な関節操作ができなくなるため、力を抜きリラックスすることを指示した（図4-17）。治療の目標は、夜間痛の消失と、肩関節可動域の増大である。

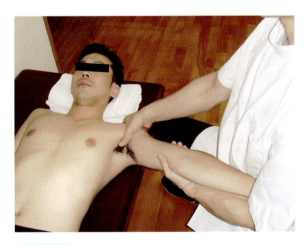

図4-17　開始肢位

a）上腕骨頭の牽引を用いた関節包の拘縮に対するストレッチング

　一方の手は肩甲棘を把持し、他方の手は上肢を把持したまま肩甲骨面上で外転45度とした。続いて、一方の手で肩甲骨を固定しながら、他方の手は上腕骨を長軸方向に牽引し、適度な伸張刺激を加えた。抵抗感が増した関節肢位で2～3秒保持し、その後、ゆっくりと牽引を弛めた。これを一連の運動として、関節包の抵抗感が減少するまで繰り返し実施した（図4-18）。

　この運動療法を実施したことで関節の遊びは徐々に増大し、運動時痛や夜間時痛は回復した。この関節操作は、以降に続く関節包のストレッチングの前処置としても、有効な手段となる。

　この運動療法のポイントは、上腕骨を長軸方向に牽引することで、疼痛を伴うことなく関節包全体が伸張できることである。

　また、肩甲骨面上で外転45度から上腕骨を長軸牽引し、そこから外旋を加えると前方が、内旋を加えると後方が優位に伸張する。また内転を加えると上方が、外転を加えると下方が優位に伸張する。

　この運動療法により、各方向への可動域が拡大したら、以降に続く治療へと進展させた。

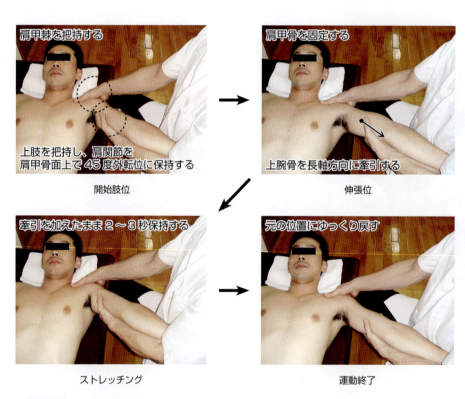

図4-18　上腕骨頭の牽引を用いた関節包の拘縮に対するストレッチング

b) 腱板疎部・前上方関節包の拘縮に対するストレッチング

　一方の手は肩甲棘を把持したまま上腕骨頭の後面に合わせ、他方の手は上肢を把持したまま肩甲骨面上で外転45度とした。続いて、一方の手で肩甲骨を固定しながら上腕骨頭を前方に押し出し、他方の手は肩関節を伸展・内転・外旋させて、適度な伸張刺激を加える。この操作を行ったら、前上方関節包に付着している肩甲下筋上部線維の牽引作用を用いるため、肩関節を屈曲・外転・内旋方向の等尺性収縮（2〜3秒、10%程度の収縮力）させて、その後、関節をもとの位置まで戻す。これを一連の運動として、関節包の抵抗感が減少するまで繰り返し実施する（図4-19）。抵抗感が減少したら、上腕骨頭を押し出す量や肩関節の可動域を変えながら同様に行った。

　この運動療法を実施したことで、腱板疎部や前上方関節包の伸張性は増大し、第1肢位での外旋可動域は45度となった。

　この運動療法のポイントは、まず伸展・内転方向から可動域を増大することである。この操作により、肩甲骨の代償を許すことなく下垂位がとれ、さらに疼痛のない背臥位姿勢が可能となった。肩関節の伸展・内転可動域が増大したら、外旋可動域の増大へと繋げた。外旋可動域はCHLに伸張刺激を加えるが、テント状に緊張する様子を確認しつつストレッチングすると、疼痛を招くことなく反復刺激を加えることができる。

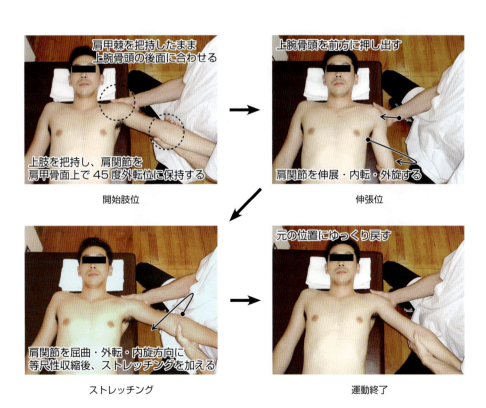

図4-19　腱板疎部・前上方関節包の拘縮に対するストレッチング

c）後上方関節包の拘縮に対するストレッチング

　一方の手は肩甲棘を把持したまま上腕骨頭の前面に合わせ、他方の手は上肢を把持したまま肩甲骨面上で外転45度とする。続いて、一方の手で肩甲骨を固定しながら上腕骨頭を後方に押し出し、他方の手は肩関節を伸展・内転・内旋させていき、抵抗感が得られるまで伸張刺激を加える。この操作を行ったら、後上方関節包に付着している棘下筋上部線維の牽引作用を用いるため、肩関節を屈曲・外転・外旋方向に等尺性収縮（2〜3秒、10%程度の収縮力）させて、その後、関節をもとの位置まで戻す。これを一連の運動として、関節包の抵抗感が減少するまで繰り返し実施する（図4-20）。抵抗感が減少してきたら、上腕骨頭を押し出す量や肩関節の可動域を変えながら同様に行う。

　この運動療法を実施したことで、後上方関節包の伸張性は増大し、結帯動作は第12胸椎レベルとなった。

　この運動療法のポイントは、b）と同様の理由から伸展と内転方向を主体に可動域を改善し、その後、内旋可動域を徐々に拡大させることである。さらに、この操作は結帯動作を改善させる手段としても有効となる。

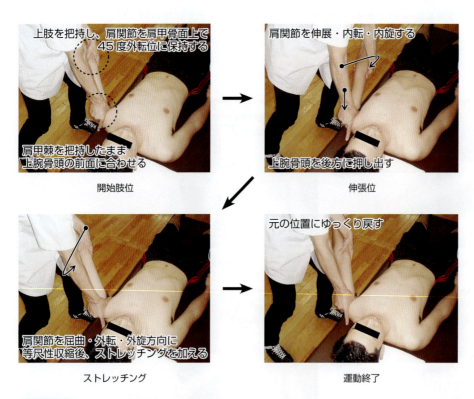

図4-20　後上方関節包の拘縮に対するストレッチング

d) 前下方関節包の拘縮に対するストレッチング

　一方の手は肩甲棘を把持したまま上腕骨頭の後面に合わせ、他方の手は上肢を把持したまま肩甲骨面上で外転45度とする。続いて、一方の手で肩甲骨を固定しながら上腕骨頭を前方に押し出し、他方の手は肩関節を外転・外旋させていき、抵抗感が得られるまで伸張刺激を加える。この操作を行ったら、前下方関節包に付着している肩甲下筋下部線維の牽引作用を用いるため、肩関節を内転・内旋方向に等尺性収縮（2〜3秒、10%程度の収縮力）させて、その後、関節をもとの位置まで戻す。これを一連の運動として、関節包の抵抗感が減少するまで繰り返し実施する（図4-21）。抵抗感が減少してきたら、上腕骨頭を押し出す量や肩関節の可動域を変えながら同様に行う。

　この運動療法を実施したことで、前下方関節包の伸張性は増大し、第2肢位での外旋は45度、第3肢位での外旋は60度となった。

　この運動療法のポイントは、まず肩関節の水平伸展方向を主体に可動域を拡大させることで外転角度を求めていき、その後、外旋可動域を徐々に改善させることである。

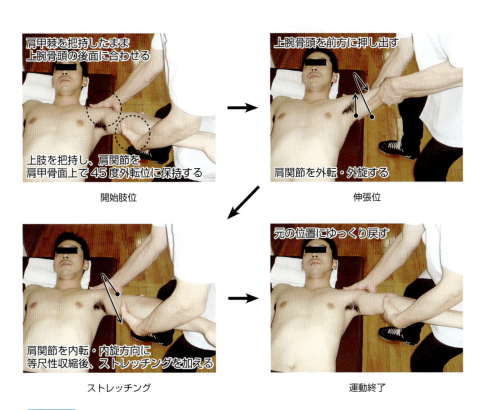

図 4-21　前下方関節包の拘縮に対するストレッチング

e）腋窩陥凹の前方線維の拘縮に対するに対するストレッチング

この操作は、前下方関節包の伸張性が得られた上で実施する。

一方の手は肩甲棘を把持したまま上腕骨頭の上後面に合わせ、他方の手は上肢を把持したまま肩甲骨面上で外転45度とする。続いて、一方の手で肩甲骨を固定しながら上腕骨頭を前下方に押し出し、他方の手は肩関節を外転・外旋させていき、抵抗感が得られるまで伸張刺激を加える。この操作を行ったら、肩関節をもとの位置まで戻す。これを一連の運動として、関節包の抵抗感が減少するまで繰り返し実施した（図4-22）。抵抗感が減少してきたら、上腕骨頭を押し出す量や肩関節の可動域を変えながら同様に行った。

この運動療法を実施したことで、腋窩陥凹の前方線維の伸張性は増大し、第2肢位での外旋は70度、第3肢位での外旋は85度となった。

この運動療法のポイントは、まず外転方向を主体に可動域を拡大させることである。外転可動域が得られたら、外旋可動域を積極的に求めた。

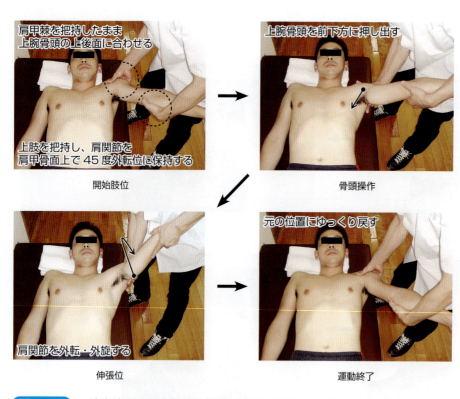

図4-22　腋窩陥凹の前方線維の拘縮に対するストレッチング

f) 後下方関節包の拘縮に対するストレッチング

　一方の手は肩甲棘を把持したまま上腕骨頭の前面に合わせ、他方の手は上肢を把持したまま肩甲骨面上で外転45度とした。続いて、一方の手で肩甲骨を固定しながら上腕骨頭を後方に押し出し、他方の手は肩関節を屈曲・内旋させていき、抵抗感が得られるまで伸張刺激を加える。この操作を行ったら、後下方関節包に付着している小円筋の牽引作用を用いるため、肩関節を伸展・外旋方向に等尺性収縮（2〜3秒、10％程度の収縮力）させて、その後、関節をもとの位置まで戻す。これを一連の運動として、関節包の抵抗感が減少するまで繰り返し実施する（図4-23）。抵抗感が減少してきたら、上腕骨頭を押し出す量や肩関節の可動域を変えながら同様に行った。

　この運動療法を実施したことで、後下方関節包の伸張性は増大し、第2肢位での内旋は30度、第3肢位での内旋は0度となった。

　この運動療法のポイントは、まず肩関節の水平屈曲方向を主体に可動域を拡大させることで屈曲角度を求めていき、その後、内旋可動域を徐々に改善させることである。

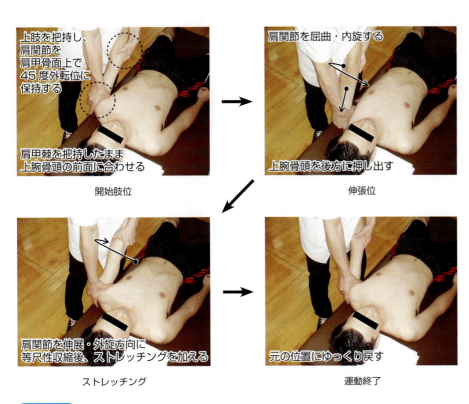

図4-23　後下方関節包の拘縮に対するストレッチング

g）腋窩陥凹の後方線維の拘縮に対するストレッチング

　この操作は、後下方関節包の伸張性が得られた上で実施する。

　一方の手は肩甲棘を把持したまま上腕骨頭の上前面に合わせ、他方の手は上肢を把持したまま肩甲骨面上で外転45度とする。続いて、一方の手で肩甲骨を固定しながら上腕骨頭を後下方に押し出し、他方の手は肩関節を屈曲・内旋させていき、抵抗感が得られるまで伸張刺激を加えた。この操作を行ったら、肩関節をもとの位置まで戻す。これを一連の運動として、関節包の抵抗感が減少するまで繰り返し実施する（図4-24）。抵抗感が減少してきたら、上腕骨頭を押し出す量や肩関節の可動域を変えながら同様に行う。

　この運動療法を実施したことで、腋窩陥凹の後方線維の伸張性は増大し、第2肢位での内旋は45度、第3肢位での内旋可動域は10度となった。

　この運動療法のポイントは、まず屈曲方向を主体に可動域改善させることである。屈曲可動域が得られたら、内旋可動域を積極的に求めた。

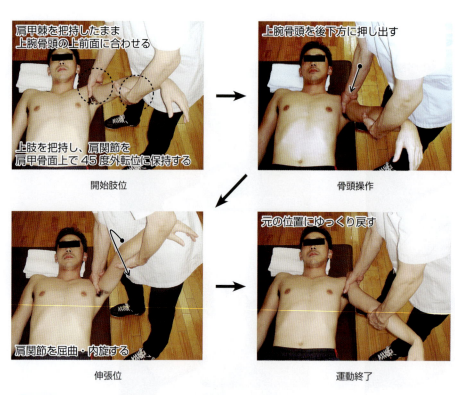

図4-24　腋窩陥凹の後方線維の拘縮に対するストレッチング

ワンポイント・アドバイス

「② 関節包性拘縮に対する運動療法」を実施したことで、肩関節の全方向の可動域は増大し、屈曲は160度、外転は150度となった。

関節包性拘縮に対する運動療法のポイントは、関節包性拘縮の特徴が、最終可動域で急激な関節包の緊張により、関節運動が不動となることである。そのため、関節操作は、関節包がやや弛んだ関節肢位とする。つまり、関節終末感の得られる肢位よりも10〜15度関節包を弛めた角度が良い治療肢位となる。また、関節包性拘縮に対する手術として授動術がある。しかし、たとえ授動術で関節包を破ったとしても、筋肉の抵抗により肩関節脱臼に移行することはほとんどない。このことは、関節包性拘縮は同時に筋肉の短縮をも認めることを意味する。つまり、関節包性拘縮とは、関節包と筋肉がタイトになった状態であり、運動療法ではそれぞれに対して伸張刺激を加えることが重要となる。

また、棘上筋腱は関節包の上方部、棘下筋腱は関節包の後方部、小円筋腱は関節包の後下部、肩甲下筋腱は関節包の前方部に付着している。この解剖学的特徴から、関節包に付着している筋肉に等尺性収縮を加えることで、筋肉のみならず関節包にも伸張刺激を加えることができる。

まとめ

　本症例のように凍結肩は、関節包性拘縮により著明な肩関節可動域を認めることが多い。関節包のストレッチング操作が肩関節可動域を増大させるポイントとなるが、関節包は機能的に最終域付近で緊張する特徴がある。そのため、関節包がやや弛む関節肢位を選択し、目標とする部位に適切なストレッチング操作を加えることが重要となる。可動域の拡大に併せ、関節肢位も適宜変えていくとよい。

参考文献

1) 佐志隆士, 他：肩関節の MRI, メジカルビュー社. 2011, p148-153.

2) Kay NR, et al：Fibromatosis and diabetes mellitus. Lancet 2（8241）：303, 1981.

3) Bunker TD, et al：The pathology of frozen shoulder. J Bone Surg Joint 77-B：677-683, 1995.

4) 橋本卓, 他：腱板疎部領域の病理組織所見と肩の病態との関連. 肩関節 29（3）：491-495, 2005.

5) Hashimoto T, et al：Dynamic analysis of intraarticular pressure in the glenohumeral joint. J Shoulder Elbow Surg 4：209-218, 1995.

6) 橋本卓, 他：手術療法の適応と方法. 関節外科 30（11）：54-59, 2011.

7) Hashimoto T, et al：Immunohistochemical approach for the investigation of the nerve distribution in the shoulder joint capsule. Clin Orthop 305：273-282, 1994.

8) Ozaki J, et al：Recalcitrant chronic adhesive capsulitis of the shoulder. J Bone Joint Surg 71-A：1511-1515, 1989.

9) 橋本卓, 他：凍結肩の保存療法. MB Ortop 21（10）：45-50, 2008.

10) 高濱照, 他：運動器の機能解剖 肩関節 4. 理学療法 21（5）：684-687, 2004.

11) Bigliani LU, et al：Tensile properties of the inferior glenohumeral ligament. J Orthop Res 10（2）：187-197, 1992.

12) Wiley AM：Arthroscopic appearance of frozen shoulder. Arthroscopy 7：138-143, 1991

13) 菅野敦子, 他：ラットを用いた実験的肩関節拘縮モデルの確立. 肩関節 33（2）：531-535, 2009.

14) 相澤利武：五十肩に対するマニプレーション. 整・災外 47（3）：251-260, 2004.

15) 山崎哲也, 他：五十肩に対する鏡視下靭帯切離術. 整・災外 47（3）：267-274, 2004.

16) Edelson JG, et al：The coracohumeral ligament. J Bone Joint Surg 73-B：150-153, 1991.

17) Ticker JB, et al：Inferior glenohumeral ligament：Geometric and strain-rare dependent properties. Journal of Shoulder and Elbow Surgery 5（4）：269-279, 1996.

18) Bey MJ, et al：Structural and mechanical properties of the glenohumeral joint posterior capsule. Journal of Shoulder and Elbow Surgery 14（2）：201-206, 2005.

19) 林典雄, 他：夜間痛を合併する片関節周囲炎 の可動域制限の特徴と X 線学的検討〜運動療法への展開〜. The journal of Clinical Physical Therapy 7：1-5, 2004.

凍結肩

凍結肩

第5章

変形性肩関節症に
対する運動療法

1. 変形性肩関節症の概要と臨床との接点

1）変形性肩関節症を把握するための基礎知識

① 変形性肩関節症とは

　変形性関節症とは、関節構成体や関節軟骨の退行変性およびそれに続発する骨・軟骨の破壊や骨増殖の結果不可逆的変化へと進展する疾患である[1)2)]（図5-1）。解剖学的要因には、軟骨下骨の硬化、軟骨下骨の囊胞、軟骨の菲薄化、関節辺縁部の骨棘が、機能学的要因には疼痛（安静時痛・運動時痛・夜間痛）、関節可動域制限、筋力低下が存在する。

　また、変形性関節症の発生頻度は下肢や体幹のような荷重関節で高く、上肢のような非荷重関節で低い（図5-2）。さらに、肩関節は動的安定化機構（腱板）や静的安定化機構（関節包、関節包靱帯、関節唇）の機能が適切に得られていれば、関節症へと進展するリスクは極めて少ない。一方、これらの軟部組織が機能破綻した場合は、関節症へと進展するリスクが急速に高まる。それゆえ、変形性肩関節症の多くは、二次性に発症するとされている[3)]。

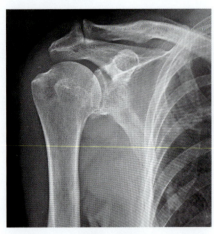 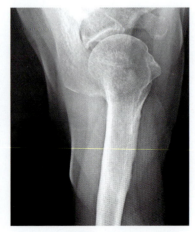

肩関節　正面像　　　　　　　　　肩関節　側面像

図5-1　変形性肩関節症のX線
軟骨下骨の硬化、関節裂隙の狭小化、関節辺縁部の骨棘を認める。

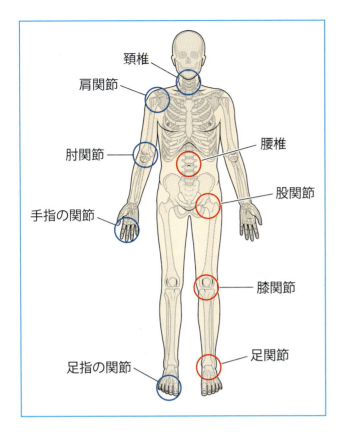

図 5-2 変形性関節症の発生頻度
赤は発生頻度の高い関節。青は発生頻度が低い関節。

② 臨床所見

　変形性肩関節症の評価では、画像所見からより多くの情報を読み解くことが基本となる。例えば、上腕骨頭や関節窩の形態・輪郭・曲率半径を正確に把握しておくと、肩甲上腕関節の許容できる可動範囲をある程度推測することが可能となる。

　続いて、上腕骨頭面と関節窩面が骨硬化している局在を把握しておく。なぜなら、骨硬化部が一致する角度において圧縮応力が高い可能性が予想されるからである。この知見について Neer は術中観察から、上腕骨頭と関節窩の骨硬化部や関節裂隙の狭小化している部位が、60 〜 100 度の範囲に一致すると述べている[4)5)]。つまり、上肢をこの角度で酷使する作業は変形性肩関節症が進展しやすいことを意味し、この角度をベースに疼痛の解釈や機能回復の糸口を探求することが重要となる。

　身体所見としては、肩関節の疼痛と関節可動域制限との関係を中心に評価することが大切となる。さらに、関節構成体の硬度バランス不良、骨硬化像の位置、関節裂隙の程度などの情報を統括し、肩関節の疼痛や関節可動域制限に影響を与えている因子を推測する。

　画像所見と理学所見とを適切に組み合わせた上での病態分析が、本疾患の治療において重要であることを意識する。

変形性肩関節症は、終末可動域ならびに、そこから運動を切り替えた瞬間の鋭利痛を認め、加えて軋轢音が確認されることも多い。また、これらの所見は各運動方向においても起こり得る現象であり、関節症が進行するに従い顕在化しやすくなる。
　しかし、肩甲骨面上挙上45度付近では、これらの所見が軽減・消失するのが、本疾患の特徴である。

2）変形性肩関節症の臨床像

① 特徴的な所見

　変形性肩関節症の発症要因の一つとして、腱板断裂の合併が指摘されている。腱板断裂は支点形成力が低下するため骨頭の求心性が低下し、限局的な応力集中がきっかけとなることが多い。

　変形性肩関節症例の腱板を超音波画像で観察すると、部分断裂（関節包面断裂・滑液包面断裂）から全層断裂まで進展しているケースなどが幅広く存在し、腱板構成筋は筋萎縮や筋力低下を呈している。また、上腕二頭筋長頭腱の損傷や断裂、プーリーシステム（pulley system）の破綻、関節内遊離体なども合併しているケースが多い（図5-3・4）。つまり本疾患は、関節外病変と関節内病変が混在した症候群と解釈する方が、病態の本質を捉えやすい。

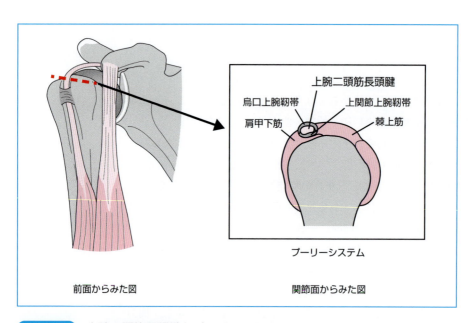

図5-3　上腕二頭筋長頭腱とプーリーシステム

上腕骨頭レベルの上腕二頭筋長頭腱は、烏口上腕靭帯、上関節上腕靭帯、棘上筋前部線維、肩甲下筋上部線維によるプーリーシステムによって支持性が得られている。変形性肩関節症において、なぜ上腕二頭筋長頭腱に起因した障害が多いのかは不明であるが、何らかの侵害刺激が加わっているのは確かなようである。

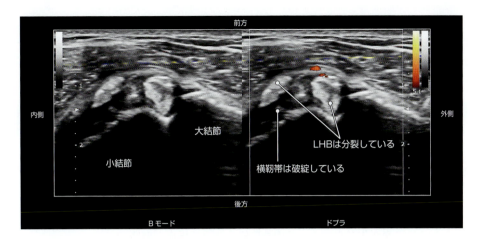

図5-4 変形性肩関節症例の上腕二頭筋長頭腱（LHB）と周囲組織
LHBは分裂し、内側は小結節を乗り越えている。ドプラではLHBの表面に血流増勢がみられる。

　また、基本的に変形性肩関節症の運動軌跡は、骨頭（ボール）や関節面（ソケット）の形態異常により、滑りや転がり運動から非生理的な関節運動へと変化する。
　さらに、この現象が慢性化すると、反復する滑膜炎による滑膜の肥厚が原因となり、組織硬度のアンバランスが生じるきっかけとなる。そのため、関節運動に伴い骨頭は、組織硬度の低い方向へと偏位しやすく（obligate translation理論）（図5-5）、これが負のスパイラルとなり、関節症の進行とともに症状も固定化していく。

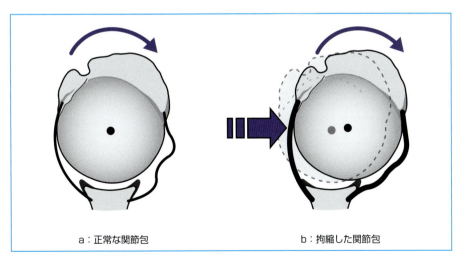

図5-5 obligate translation理論
靱帯や関節包などの軟部組織の組織硬度が高くなると、関節運動の最終域に到達する手前で緊張はピークに到達し、上腕骨頭を偏位する力が発生する。

② 治療の考え方

変形性肩関節症における疼痛や可動域制限は、解剖学的要因と機能学的要因に分類して病態を捉えると、治療戦略が立てやすくなる。ここでは、1ヶ月前から疼痛が増悪した変形性肩関節症例を例に、その治療戦略について考えてみたい。

X線検査では、進行した関節症であったとする。仮にこの症例が、疼痛が増悪する直前に肩関節のX線検査をしたとしたら、疼痛増悪の前後で、X線像に何かの違いはあっただろうか？基本的に関節症変化は、長期の経過とともに進行するため、両者のX線像に大きな違いはないであろう。このことは、関節症としてのX線所見と疼痛の増悪とは必ずしも相関しないことを意味する。ここに軟部組織を適切に診る重要性が存在するのである。特に関節症は、末期よりも進行初期から中期にかけて軟部組織の硬度バランスに差異が生じやすく、この時期に一致して疼痛が増悪しやすい。そのため、本疾患の治療としては、軟部組織の硬度バランスを整えることが機能回復への第一歩となる。

一方、軟部組織の硬度バランスを整えても機能回復が得られないケースでは、関節構造の破綻が病態の根源である可能性が高い。この場合は、人工関節を含む手術療法も一つの選択肢となるであろう。本疾患においては、このような仮説検証を含め、運動療法の適応と限界を踏まえた対応が大切であると考えている。

変形性肩関節症では、肩鎖関節や胸鎖関節の変形性変化も同時に合併していることがある。肩鎖関節の機能障害は肩甲骨の機能に少なからず影響を与え（図 5-6）、胸鎖関節の機能障害は肩甲骨と繋ぐ鎖骨の機能に影響を与える。そのため、本疾患に対する運動療法では、肩鎖関節や胸鎖関節の評価とともに、肩甲胸郭関節の機能改善もまた重要となる。（図 5-6）

また、これまで述べてきたように、変形性肩関節症では上腕骨頭と関節窩との支持性・安定性をいかに高めるかが課題となり、組織硬度のバランスを改善させる必要がある。しかし、変形性肩関節症は関節構成体や関節軟骨の退行変性を基盤として発症している以上、肩甲上腕関節の可動域の求め過ぎは、不安定性を助長するきっかけとなりうる。すると疼痛や病態は悪化し、病期が進展する可能性が危惧される。

このことを理解した上で、治療計画を組み立てることが良好な治療成績を獲得するコツである。

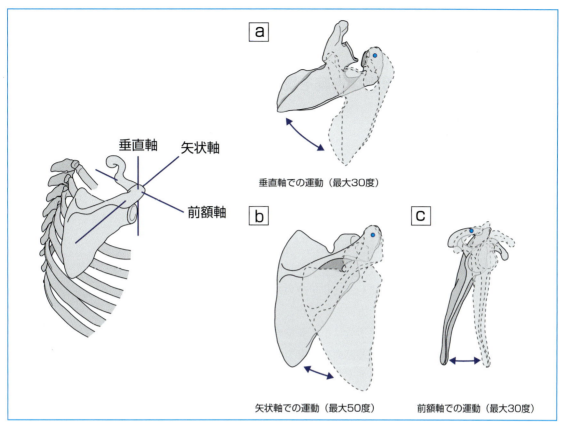

図 5-6　肩鎖関節を支点とする肩甲骨の運動

肩甲骨は肩鎖関節を支点として関節運度を行っている。

変形性肩関節症

2. ケーススタディ
変形性肩関節症に著明な拘縮を認めた症例

1）本症例の概要

① 運動療法の実際

　本症例は40年以上水道管の仕事（配管の設備で上肢を挙上させたままの作業であり、2年前に退職している）と50年以上釣りをしてきた70代の男性である。肩関節の疼痛や可動域制限をきっかけに当院を受診し運動療法が開始された。

　画像所見より、肩関節は各種の変形性変化を認め、骨頭の求心性は明らかに不良であった。姿勢は肩甲骨が外転・下方回旋・前傾し、胸椎が過後弯位であった。さらに前胸部の著明な拘縮により、肩甲骨は不良肢位のまま可動性が減少し、その位置で固定されていた。そのため、関節窩面の過度な傾斜により上腕骨頭は求心位が得られにくくなっていた。これらに加え、肩後方支持組織の拘縮により肩前方支持組織の組織硬度を上回り、上腕骨頭軸は前方に偏位しやすい環境下にあった。

　つまり、本症例の肩関節は解剖学的要因と機能解剖学的要因とが関連して不安定性を引き起こし、運動時痛や可動域制限を認めていたと推察した。そのため運動療法では、求心性の獲得と肩甲上腕関節の負荷を軽減させることを目的に、まずは前胸部の拘縮除去と肩甲骨の可動域改善から開始した。その後、肩甲上腕関節の可動域増大へと進展させていく必要があった。

2）病歴と評価

① 症例

　70代の男性、現在無職であるが2年前まで水道管の整備を行っていた。既往歴、家族歴は特記すべき事項がない。趣味は釣りであり、1週間に1～2回のペースで、50年以上続けている。

② 現病歴

　来院するまで肩関節痛および可動域制限を自覚していながらも、治療は行っていなかった。しかし、趣味である釣りが出来なくなったため当院を受診し、運動療法が開始された。

142

③ 運動療法開始時基本評価

a）問診

ⅰ 疼痛発症時期

　3年以上前からである。

ⅱ 疼痛発症要因

　水道管の整備を行っていた頃は、肩関節を挙上した肢位での作業であったため、常に軽い鈍痛を認めていた。また、釣りは竿を急速に挙げる動作を繰り返すため、時に強い疼痛が発生し、その後2～3日間持続するパターンを繰り返していた。

ⅲ 疼痛部位の示し方

　手掌で表現した。

ⅳ 疼痛発現部位（図5-7）

　肩関節の前面、後面、上腕前面に認めた。

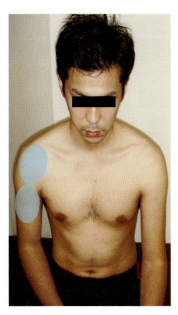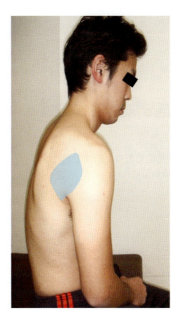

※ 上半身を露出した画像を使用するため、この後の写真も含め、症例とは別のモデルで撮影しています。

図5-7 疼痛発現部位
肩関節の前面、後面、上腕前面に疼痛を認めた。

b）視診・観察（図5-8）

　肩甲骨は外転・下方回旋・前傾位、胸椎は過後弯位であり、肩峰の高さは健側よりも低位であった。上腕骨頭は前方に偏位していた。

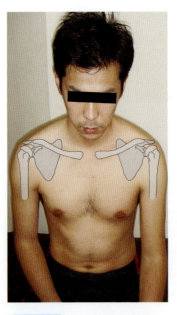
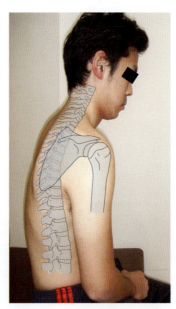

図 5-8　本症例の姿勢

肩甲骨は外転・下方回旋・前傾位、胸椎は過後弯位であり、肩峰の高さは健側よりも低位であった。上腕骨頭は前方に偏位していた。

c）触診

ⅰ 圧痛部位（図5-9）

　圧痛は、棘下筋下部線維の関節面付近、小円筋の大結節付着部、肩甲下筋の小結節のプーリー部遠位付着部、結節間溝、腱板疎部に認めた。

ⅱ 緊張部位（図5-10）

　緊張を認めた組織は、小胸筋、前鋸筋上部線維、肩甲挙筋、大・小菱形筋、棘上筋前部・後部線維、棘下筋上部・下部線維、肩甲下筋、小円筋、大円筋であった。

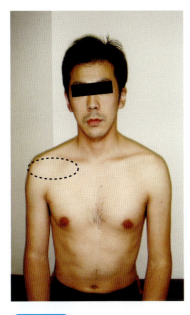
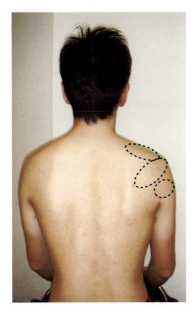

図 5-9 圧痛が確認された部位

圧痛は、棘下筋下部線維の関節面付近、小円筋の大結節付着部、肩甲下筋の小結節プーリー部遠位付着部、結節間溝、腱板疎部に認めた。

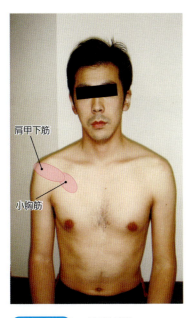
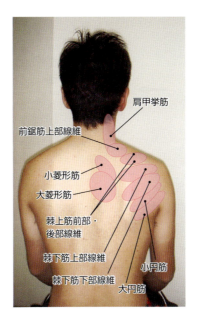

図 5-10 緊張部位

小胸筋、前鋸筋上部線維、肩甲挙筋、大・小菱形筋、棘上筋前部・後部線維、棘下筋上部・下部線維、肩甲下筋、小円筋、大円筋に過度な緊張を認めた。

変形性肩関節症

d) 関節可動域

屈曲：100度　外転：90度
第1肢位外旋：10度　結帯動作：殿部外側レベル
第2肢位外旋：0度　第2肢位内旋：10度
第3肢位外旋：15度　第3肢位内旋：0度

e) 筋肉・靭帯・関節包の伸張テスト

ⅰ 第1肢位外旋制限：肩甲下筋上部線維、棘上筋前部線維
ⅱ 結帯動作制限　　：棘下筋上部線維、棘上筋後部線維
ⅲ 第2肢位外旋制限：肩甲下筋下部線維
ⅳ 第2肢位内旋制限：棘下筋下部線維
ⅴ 第3肢位外旋制限：大円筋
ⅵ 第3肢位内旋制限：小円筋

　これらの伸張テストから、本症例は変形性肩関節症を呈しつつも、軟部組織性拘縮を中心とした可動域制限であることが分かった。

f) 前胸部柔軟性テスト

　結果は8.5横指（健側：6横指）であった（図5-11）。

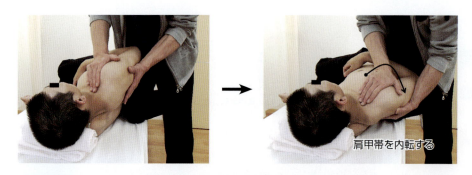

図5-11　前胸部の柔軟性テスト
肩峰が床面に抵抗なく接触したら陰性とする。結果は8.5横指（健側：6横指）であった。

g）筋力

腱板筋が4レベルと軽度の低下を認めた。

h）整形外科テスト

最終域ならびに運動を切り替えした瞬間に各運動方向への疼痛を認めたが、上腕骨頭を関節窩に適合させると、これら一連の疼痛は消失した。

ペインフルアークサイン（painful arc sign）は陽性であり、上腕の前面部痛を認めた。

屈曲・内旋・水平屈曲といった内旋領域での運動では、肩関節の前面部痛を認めた。一方、外転・外旋・水平伸展といった外旋領域での運動では、肩関節の後面部痛を認めた。

④ 症例の画像

a）X線所見（図 5-12）

ⅰ 正面像：上腕骨頭や関節窩に変形や骨硬化像を認め、関節裂隙は狭小化している。
ⅱ 側面像：上腕骨頭は前方に偏位している。

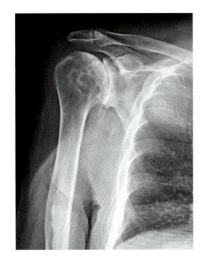

正面像　　　　側面像

図 5-12 X線所見

肩関節の関節裂隙は消失している。上腕骨頭は変形し、嚢胞を認める。臼蓋は肥大し、骨硬化像を認める。上腕骨頭は前方に偏位している。

変形性肩関節症

3）運動療法の実際

① 前胸部の拘縮に対する運動療法

　開始肢位は側臥位とし、肩関節が過伸展位とならないように配慮した。（図5-13）。治療の目標として、前胸部柔軟性テストが4横指以下を目指した。

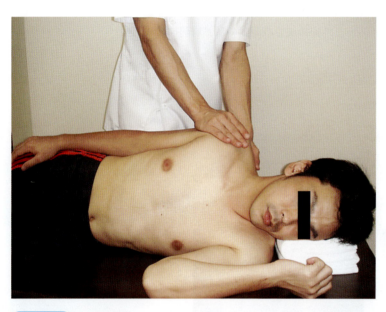

図5-13　開始肢位

a）小胸筋の短縮に対するストレッチング

　肩関節は下垂位のまま、一方の手は小胸筋の触知と肩甲帯を把持し、他方の手は上腕骨頭を関節窩に適合させる。続いて、他方の手で求心位を保ったまま、一方の手は肩甲骨を後傾ならびに上方回旋させ、適度な伸張刺激を加える。この操作後、肩甲骨を前傾・下方回旋方向に等尺性収縮（2〜3秒、10%程度の収縮力）させ、その後にストレッチングを行う。これを一連の運動として、筋肉の伸張に伴う抵抗感が減少するまで繰り返し実施する。その後は、肩関節を徐々に挙上させて同様の操作を行う。（図5-14）。

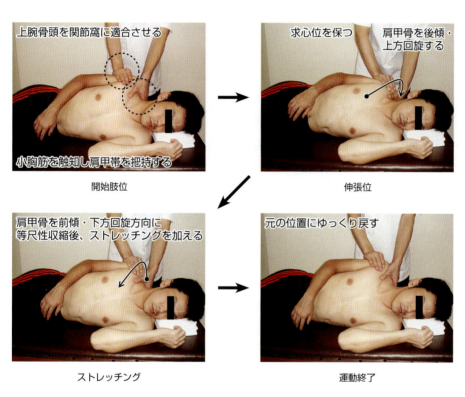

図5-14　小胸筋の短縮に対するストレッチング

b) 前鋸筋上部線維の短縮に対するストレッチング

　肩関節は下垂位のまま、一方の手は前鋸筋上部線維の触知と肩甲骨上角部を把持し、他方の手は上腕骨頭を関節窩に適合させる。続いて、他方の手で求心位を保ったまま、一方の手は肩甲骨を内転・上方回旋させ、適度な伸張刺激を加える。この操作後、肩甲骨を外転・下方回旋方向に等尺性収縮（2〜3秒、10%程度の収縮力）させ、その後にストレッチングを行う。これを一連の運動として、筋肉の伸張に伴う抵抗感が減少するまで繰り返し実施する。その後は、肩関節を徐々に挙上させて同様の操作を行う。（図 5-15）。

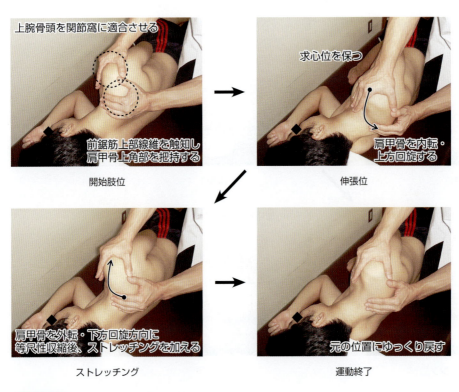

図 5-15　前鋸筋上部線維の短縮に対するストレッチング

c）大・小菱形筋の短縮に対するストレッチング

　小菱形筋は肩関節を下垂位のまま、一方の手は小菱形筋の触知と肩甲帯を把持し、他方の手は上腕骨頭を関節窩に適合させる。続いて、他方の手で求心位を保ったまま、一方の手は肩甲骨を外転・上方回旋させ、適度な伸張刺激を加える。この操作後、肩甲骨を内転・下方回旋方向に等尺性収縮（2〜3秒、10%程度の収縮力）させ、その後にストレッチングを行う。（図 5-16）。

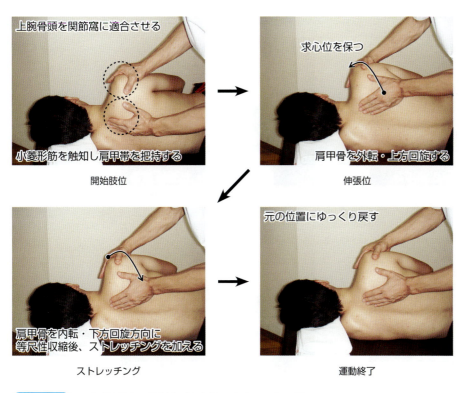

図 5-16　小菱形筋の短縮に対するストレッチング

大菱形筋は肩関節を下垂位のまま、一方の手は大菱形筋の触知と肩甲帯を把持し、他方の手は上腕骨頭を関節窩に適合させる。続いて、他方の手で求心位を保ったまま、一方の手は肩甲骨を外転・上方回旋させ、適度な伸張刺激を加える。この操作後、肩甲骨を内転・下方回旋方向に等尺性収縮（2～3秒、10%程度の収縮力）させ、その後にストレッチングを行う。（図5-17）。
　これを一連の運動として、筋肉の伸張に伴う抵抗感が減少するまで繰り返し実施する。その後は、肩関節を徐々に挙上させて同様の操作を行う。

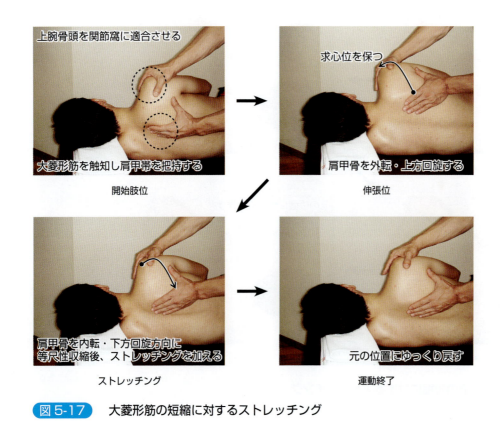

図5-17　大菱形筋の短縮に対するストレッチング

d) 肩甲挙筋の短縮に対するストレッチング

　肩関節は下垂位のまま、一方の手は肩甲挙筋の触知と肩甲骨上角部を把持し、他方の手は上腕骨頭を関節窩に適合させる。続いて、他方の手で肩関節を固定させたまま、一方の手は肩甲骨を下制・上方回旋させ、適度な伸張刺激を加える。この操作後、肩甲骨を挙上・下方回旋方向に等尺性収縮（2〜3秒、10%程度の収縮力）させ、その後にストレッチングを行う。これを一連の運動として、筋肉の伸張に伴う抵抗感が減少するまで繰り返し実施する。その後は、肩関節を徐々に挙上させて同様の操作を行う。（図5-18）。

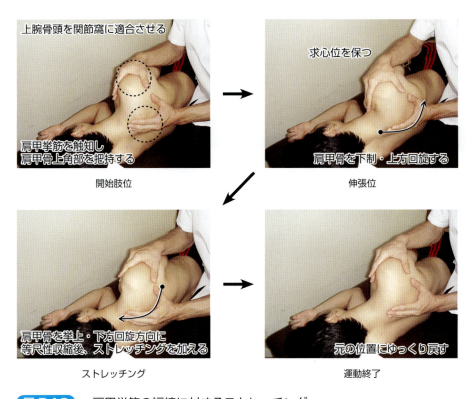

図5-18　肩甲挙筋の短縮に対するストレッチング

　前胸部の拘縮に関連する筋肉をストレッチングしたことで、肩甲骨の可動性は改善され、併せて肩関節複合体としての可動域も増大した。
　また、前胸部の拘縮程度をみる前胸部柔軟性テストを実施しても、肩甲帯周囲筋の緊張度や抵抗感は軽減していた。その後は、肩鎖関節および胸鎖関節に対する治療へと進展させた。

e）肩鎖靭帯の拘縮に対するストレッチング

　一方の手は肩鎖靭帯の触知と鎖骨の遠位部を、他方の手は上腕骨頭を関節窩に適合させたまま肩峰から肩甲棘までを把持する。続いて、一方の手で鎖骨を固定させたまま、他方の手は肩甲骨を内転することで肩鎖靭帯前部線維に伸張刺激を加える。また、肩甲骨を外転することで肩鎖靭帯後部線維に伸張刺激を加える。これを一連の運動として、靭帯の抵抗感が軽減するまで繰り返し実施する。

　治療の効果判定として、肩関節の水平屈曲域の拡大と棘鎖角の増大、また、水平伸展域と棘鎖角の減少がリンクするか否かを確認する（図 5-19）。

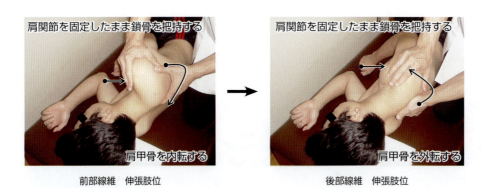

図 5-19　肩鎖靭帯の拘縮に対するストレッチング

f）胸鎖関節の拘縮に対するストレッチング

　前胸鎖靭帯は、一方の手で前胸鎖靭帯を触知し、他方の手は上腕骨頭を関節窩に適合させたまま鎖骨遠位端から肩峰を把持する。続いて、鎖骨を伸展・下制方向に誘導することで伸張刺激を加える（図 5-20）。

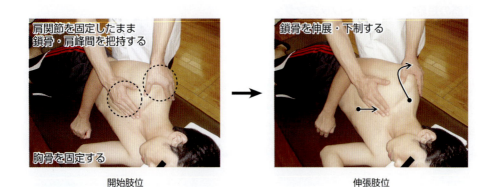

図 5-20　前胸鎖靭帯の拘縮に対するストレッチング

鎖骨間靭帯は、一方の手で鎖骨間靭帯を触知し、他方の手は上腕骨頭を関節窩に適合させたまま鎖骨遠位端から肩峰を把持する。続いて、対側の鎖骨が固定されていることを確認しつつ、治療側の鎖骨を伸展・下制方向に誘導することで伸張刺激を加える（図5-21）。

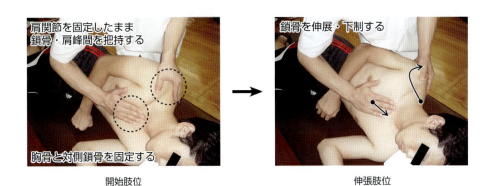

図5-21　鎖骨間靭帯の拘縮に対するストレッチング

　肋鎖靭帯は、一方の手で第1肋骨を触知し、他方の手は上腕骨頭を関節窩に適合させたまま鎖骨遠位端から肩峰を把持する。続いて、鎖骨を伸展・挙上方向に誘導することで伸張刺激を加える（図5-22）。

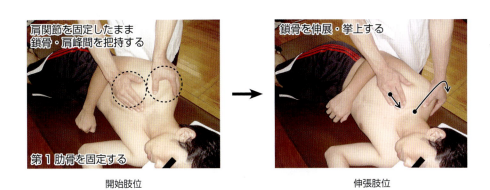

図5-22　肋鎖靭帯の拘縮に対するストレッチング

　これらを一連の運動として、靭帯の抵抗感が減少するまで繰り返し実施する。治療の効果判定としては、肩関節の水平伸展可動域の増大に反映されているかを確認する。

> **ワンポイント・アドバイス**
> 「① 前胸部の拘縮に対する運動療法」を実施したことで、肩甲骨の可動性は改善され、前胸部柔軟性テストが4横指となった。併せて肩関節の可動域も増大した。
> この運動療法のポイントは、前胸部の柔軟性改善度と、肩関節の可動域増大量とがリンクしているかを評価しながら操作することである。

続いて、前胸部の柔軟性が十分に得られた後、肩甲上腕関節に対する治療へと繋げた。本症例の上腕骨頭は下垂位から既に前方偏位しており、内旋最終域ならびに外旋最終域に前方部痛が引き起こされていた。

内旋最終域の疼痛発症機序としては、肩関節を内旋していくと後方支持組織が伸張されて組織硬度は高くなる。すると、上腕骨頭はますます前方に偏位する力が生じる。その結果、上腕骨頭は前方優位の運動軌跡となり、烏口下インピンジメント、プーリー部への衝突・剪断力、LHBへの圧縮力などが複合した疼痛を引き起こす。

外旋最終域の疼痛発症機序としては、上腕骨頭が前方偏位した状態で肩関節を外旋していくため、前方に位置する組織は過度に伸張されることになる。その結果、肩甲下筋、腱板疎部、滑膜組織などに伸張刺激が加わり疼痛を引き起こす。

そのため運動療法では、上腕骨頭を関節窩に適合させながら、下垂位での回旋可動域を拡大させる必要があった。特に肩後方支持組織を中心とした柔軟性獲得が重要と考え、前方と後方支持組織の硬度バランスを整える形で運動療法を進めた。これらにより、上腕骨頭に加わる偏心力の軽減を期待した。

② 上方支持組織の拘縮に対する運動療法

開始肢位は背臥位とし、上腕骨頭は関節窩に適合させてから実施した（図5-23）。治療の目標は、下垂位での回旋最終運動域と、そこから運動を切り替えた瞬間に生じる疼痛の改善とした。

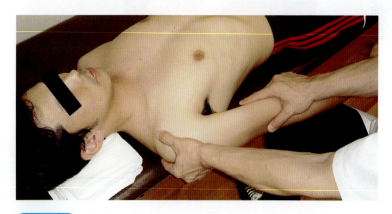

図 5-23　開始肢位

a）棘上筋前部線維の短縮に対するストレッチング

　一方の手は上腕骨頭を前方から把持する形で棘上筋前部線維を触知し、他方の手は上肢を把持する。続いて、一方の手で上腕骨頭が前方偏位しないように後方に押し込みながら、他方の手は肩関節を肩甲骨面上で内転・外旋し、適度な伸張刺激を加える。この操作後、肩関節を肩甲骨面上で外転・内旋方向に等尺性収縮（2～3秒、10％程度の収縮力）させ、その後はストレッチングを行う。これを一連の運動として、筋肉の伸張に伴う抵抗感が減少するまで繰り返し実施する（図 5-24）。

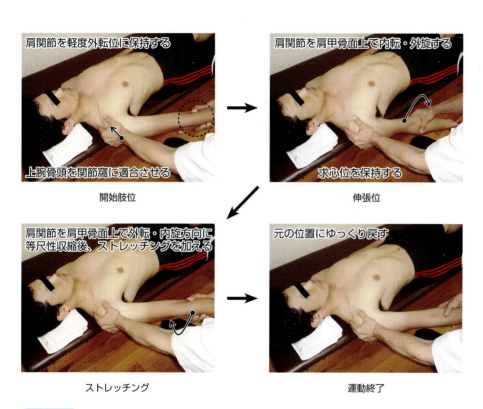

図 5-24　棘上筋前部線維の短縮に対するストレッチング

b) 棘上筋後部線維の短縮に対するストレッチング

　一方の手は上腕骨頭を前方から把持する形で棘上筋後部線維を触知し、他方の手は上肢を把持する。続いて、一方の手で上腕骨頭が前方偏位しないように後方に押し込みながら、他方の手は肩関節を肩甲骨面上で内転・内旋し、適度な伸張刺激を加える。この操作後、肩関節を肩甲骨面上で外転・外旋方向に等尺性収縮（2〜3秒、10%程度の収縮力）させ、その後はストレッチングを行う。これを一連の運動として、筋肉の伸張に伴う抵抗感が減少するまで繰り返し実施する（図5-25）。

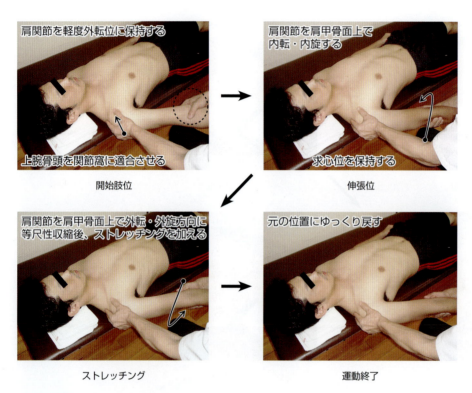

図5-25　棘上筋後部線維の短縮に対するストレッチング

c) 棘下筋上部線維の短縮に対するストレッチング

　一方の手は上腕骨頭を前方から把持する形で棘下筋上部線維を触知し、他方の手は上肢を把持する。続いて、一方の手で上腕骨頭が前方偏位しないように後方に押し込みながら、他方の手は肩関節を伸展・内転・内旋し、適度な伸張刺激を加える。この操作後、肩関節を屈曲・外転・外旋方向に等尺性収縮（2～3秒、10%程度の収縮力）させ、その後はストレッチングを行う。これを一連の運動として、筋肉の伸張に伴う抵抗感が減少し内旋可動域が増大するまで繰り返し実施する（図5-26）。

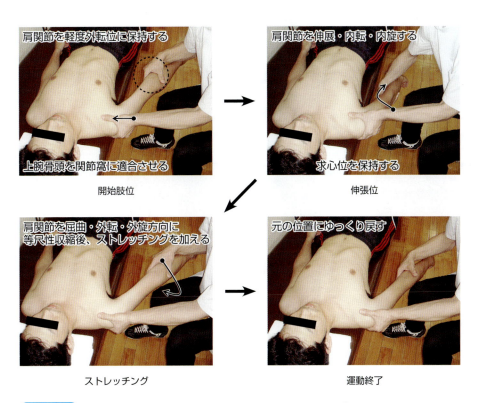

図 5-26　棘下筋上部線維の短縮に対するストレッチング

d）肩甲下筋上部線維の短縮に対するストレッチング

　一方の手は上腕骨頭の前方から肩甲下筋上部線維を触知し、他方の手は上肢を把持する。続いて、一方の手で上腕骨頭が前方偏位しないように後方に押し込みながら、他方の手は肩関節を内転・外旋し、適度な伸張刺激を加える。この操作後、肩関節を外転・内旋方向に等尺性収縮（2〜3秒、10％程度の収縮力）させ、その後はストレッチングを行う。これを一連の運動として、筋肉の伸張に伴う抵抗感が減少し外旋可動域が増大するまで繰り返し実施する（図5-27）。

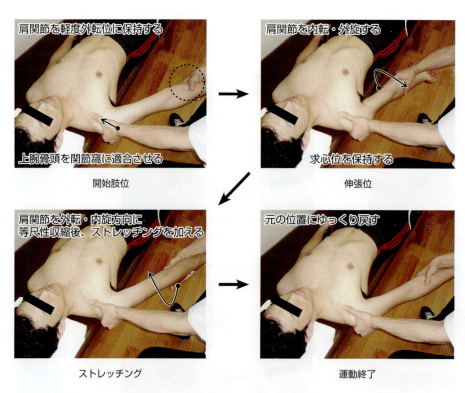

図 5-27　肩甲下筋上部線維の短縮に対するストレッチング

> **ワンポイント・アドバイス**
> 「② 上方支持組織の拘縮に対する運動療法」を実施したことで、下垂位における回旋運動において前方偏位は改善し、下垂位での回旋最終運動域ならびに、そこから運動を切り替えた瞬間に生じる疼痛は消失した。また、下垂位での外旋は30度、結帯動作は第1腰椎レベルとなった。
> この運動療法のポイントは、可動域の拡大が目的である一方、可動域の求め過ぎは動・静的支持組織に過度な弛みが生じることである。このことを留意し、運動療法では関節の不安定症に起因した疼痛が生じないように最新の注意を払いながら可動域を拡大した。

続いて、下方支持組織に対する運動療法を実施した。本症例は組織硬度のアンバランスにより肩関節挙上位では求心位が確保されておらず、さらに後方支持組織の拘縮に起因した obligate translation が生じやすい環境下にあった。

　そのため、水平屈曲や屈曲位から内旋を加えていくと、後下方支持組織が伸張されていき、上腕骨頭は前上方に偏位した。この現象は、肩前上方部に位置する上腕二頭筋、肩甲下筋、腱板疎部に肩峰下インピンジメントを引き起こすことになる。

　また、水平伸展や外転位から外旋を加えていくと、大結節の中面が関節窩後面部と衝突する。肩後方部に位置する棘下筋深層部や滑膜組織は関節内に挟み込まれ、このことにより後上方インピンジメントを引き起こすことになる。

　つまり、肩関節挙上位での運動療法は、肩峰下インピンジメントや後上方インピンジメントを回避した可動範囲内で実施することが重要であり、そのためには肩関節の挙上角度を90度以下に留めた肢位から順を追って進めていく必要がある。

③ 下方支持組織の拘縮に対する運動療法

　開始肢位は背臥位とし、上腕骨頭は関節窩に適合させて obligate translation を制動した上で運動療法を実施した（図 5-28）。治療の目標は、肩関節の挙上可動域の拡大と、インピンジメントの消失とした。

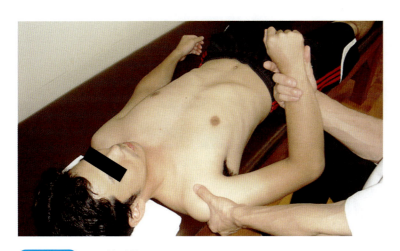

図 5-28　開始肢位

変形性肩関節症

a）棘下筋下部線維の短縮に対するストレッチング

　一方の手は上腕骨頭を前方から把持する形で棘下筋下部線維を触知し、他方の手は上肢を把持する。続いて、一方の手で上腕骨頭が前方偏位しないように求心位を保ちながら、他方の手は肩関節を内旋し、適度な伸張刺激を加える。この操作後、肩関節を外旋方向に等尺性収縮（2〜3秒、10%程度の収縮力）させ、その後はストレッチングを行う。これを一連の運動として、筋肉の伸張に伴う抵抗感が減少し内旋可動域が増大するまで繰り返し実施する（図 5-29）。

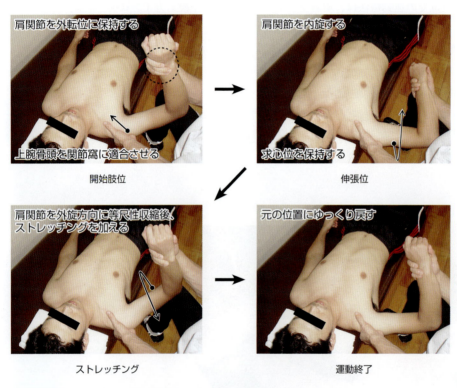

図 5-29　棘下筋下部線維の短縮に対するストレッチング

b）小円筋の短縮に対するストレッチング

　一方の手は上腕骨頭を前方から把持する形で小円筋を触知し、他方の手は肩関節を屈曲位に保持する。続いて、一方の手で上腕骨頭が前方偏位しないように求心位を保ちながら、他方の手は肩関節を内旋し、適度な伸張刺激を加える。この操作後、肩関節を外旋方向に等尺性収縮（2〜3秒、10%程度の収縮力）させ、その後はストレッチングを行う。これを一連の運動として、筋肉の伸張に伴う抵抗感が減少し内旋可動域が増大するまで繰り返し実施する（図 5-30）。

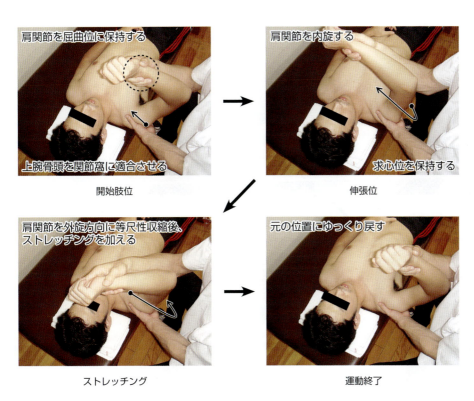

図 5-30　小円筋の短縮に対するストレッチング

変形性肩関節症

c）肩甲下筋下部線維の短縮に対するストレッチング

　一方の手は上腕骨頭を後方から把持しつつ肩関節を外転位に保持し、他方の手は肩甲下筋を触知する。続いて、一方の手で上腕骨頭が後方偏位しないように求心位を保ちながら腋窩に挟んだ肩関節を外旋し、適度な伸張刺激を加える。他方の手は緊張程度を確認する。この操作後、肩関節を内旋方向に等尺性収縮（2〜3秒、10％程度の収縮力）させ、その後はストレッチングを行う。これを一連の運動として、筋肉の伸張に伴う抵抗感が減少し外旋可動域が増大するまで繰り返し実施した（図5-31）。

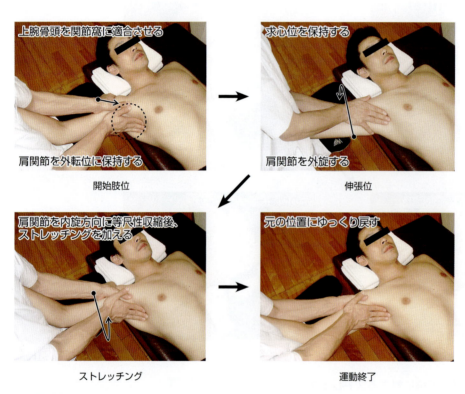

図5-31　肩甲下筋下部線維の短縮に対するストレッチング

d）大円筋の短縮に対するストレッチング

　一方の手は上腕骨頭を後方から把持する形で大円筋を触知し、他方の手は肩関節を屈曲位に保持する。続いて、一方の手で上腕骨頭が後方偏位しないように求心位を保ちながら他方の手は肩関節を外旋し、適度な伸張刺激を加える。この操作後、肩関節を内旋方向に等尺性収縮（2～3秒、10%程度の収縮力）させ、その後はストレッチングを行う。これを一連の運動として、筋肉の伸張に伴う抵抗感が減少し外旋可動域が増大するまで繰り返し実施する（図5-32）。

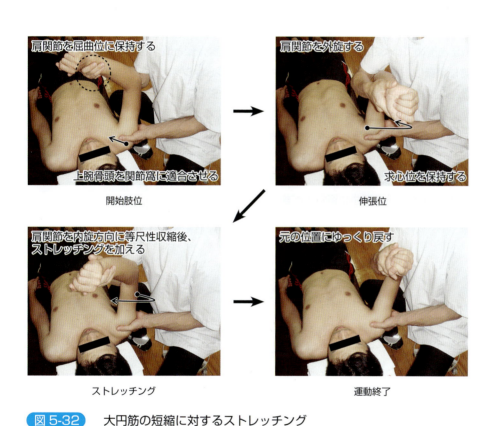

図5-32　大円筋の短縮に対するストレッチング

ワンポイント・アドバイス

「③ 下方支持組織の拘縮に対する運動療法」を実施したことで肩関節の挙上と回旋可動域は増大し、屈曲 140 度、外転 120 度、第 2 肢位での外旋 40 度、内旋 30 度、第 3 肢位での外旋 60 度、内旋 10 度となった。可動域制限は残存しているが、obligate translation の改善により運動時痛はほぼ消失した。肩峰下インピンジメントや後上方インピンジメントは残存したが、疼痛は軽減した。また、肩関節周囲に認めた圧痛はほぼ消失し、趣味である釣りを疼痛なく実施可能となり、患者の満足度も高かった。

この運動療法のポイントは、可動域の増大に伴い、関節不安定症を生じないか評価しながら運動療法を進めていくことである。そのためには、上腕骨頭と肩甲骨の位置関係を常に意識し、肩峰下インピンジメントや後上方インピンジメントの発生に注意しながら、肩関節の挙上角度を増大していくことが重要となる。進行した変形性肩関節症に付随した運動時痛や可動域制限を回復するには、肩甲骨の可動域拡大を中心とした運動療法が基本的な治療となる。さらに、肩甲上腕関節においては、obligate translation が生じない程度に組織硬度のバランスを整えることにつきる。必要以上の可動域拡大は肩関節運動中の求心性が乱れることに付随した二次的疼痛の発生に留意すべきである。

まとめ

　変形性肩関節症に対する運動療法では、obligate translation の発生に留意し、上腕骨頭と関節窩との求心性を意識した治療操作が重要となる。

参考文献

1) 千田益生：運動療法. 関節外科 29（9）：45-51, 2010.

2) 千田益生：変形性膝関節症に対する保存的治療－運動療法に関する EBM －. MB Orthop 20（5）：99-104, 2007.

3) 高岸憲二：変形性肩関節症, 肩鎖関節症. 肩の痛み. 寺山和雄, 他（編）, 南江堂. 2008, pp125-132.

4) Neer CS Ⅱ：Replacement arthroplasty for glenohumeral osteoarthritis. J Bone Joint Surg 56：1-13, 1974.

5) Neer CS Ⅱ：Recent experience in total shoulder replacement. J Bone Joint Surg 64-A：319-337, 1982.

第6章

腱板断裂縫合術後に
対する運動療法

1. 腱板断裂の概要と臨床との接点

1）腱板断裂を把握するための基礎知識

① 腱板断裂とは

　腱板は、棘上筋腱・棘下筋腱・小円筋腱・肩甲下筋腱により構成され、肩関節の回旋運動に作用することから、回旋筋腱板とも呼ばれている[1]。腱板のうち、肩甲下筋腱と小円筋腱は独立して存在するのに対して、棘上筋腱と棘下筋腱は互いに密着してシート状の形態を呈する[2]（図6-1）。

　腱板の機能は、肩甲骨に幅広く起始する腱板筋群の収縮力（力源）を大・小結節に伝達して、骨頭の求心位を保つことである。肩関節の外転運動は腱板が支点を形成し、三角筋が回転モーメントを作用させることで遂行できる。このように2つ以上の筋が同時に作用して、1つの運動を遂行することを「フォースカップル（force couple）」と呼ぶ（図6-2）[3,4]。

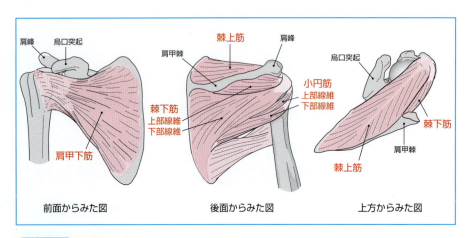

図 6-1　腱板の解剖

肩甲下筋腱や小円筋腱は、独立した腱板として存在するのに対して、棘上筋腱と棘下筋腱はそれぞれが強固に密着してシート状の腱板を形成している。

168

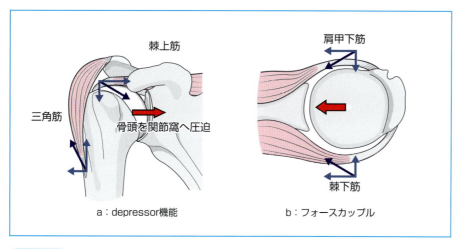

図 6-2 腱板筋の機能的役割
a：棘上筋が骨頭を関節窩へ引きつける[3]。
b：肩甲下筋と棘下筋が同時に収縮することで、骨頭求心位を保持する[4]。

　一方、腱板の機能が破綻すると、骨頭を求心位に保つことが困難となり肩峰下インピンジメントなどの肩関節障害を引き起こす（図 6-3）。また、腱板は加齢変性に伴い組織強度が低下することで、腱板断裂の発生率が高くなる[5]。小さな断裂を含めると、50歳以上では半数以上が腱板断裂を伴うとされている。腱板断裂の発生には、「仕事で重いものを持つ」「肩を打撲する」などをきっかけに断裂するケース（外傷性断裂）と、日常生活の動作の中で自然に断裂するケース（非外傷性断裂）とがある。

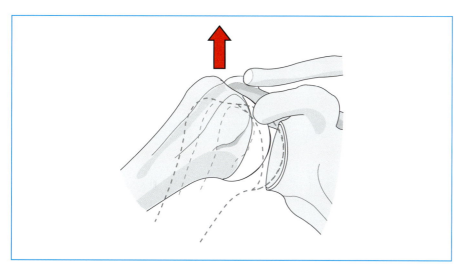

図 6-3 骨頭求心位の乱れ
棘上筋の機能低下により、挙上運動することで、骨頭が上方にシフトする。これが、肩峰下での疼痛や可動域制限の原因につながる。

② 腱板断裂の分類

腱板断裂は、基本的に不全（部分）断裂（partial-thickness tear）と全層断裂（full-thickness tear）とに分類される。

a）不全断裂

不全断裂は臨床的に下記の3つに分類される（図 6-4）。

関節包面断裂（articular surface tear）：発症頻度が最も高く、変性断裂の多くは、このタイプとされている。無症候性の腱板断裂例によくみられる。

滑液包面断裂（bursal surface tear）：このタイプは上腕骨頭の突き上げによって発症し、その多くは肩峰下滑液包の器質的な病態を合併している。肩峰の変形性変化や烏口肩峰靭帯の骨化などがあると、発生率はさらに高くなる。

腱内（実質内）断裂（intratendinous tear）：発症頻度は少ない。変性した腱板は弾力性が低下しており、そこに軸回旋が加わると腱板の表層と深層間が裂けることで発症する。

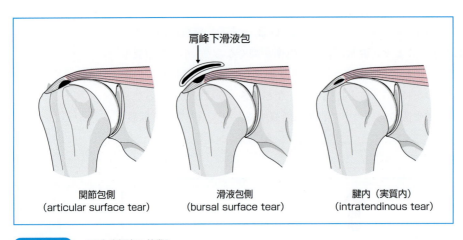

図 6-4　不全断裂の分類

b）全層断裂

全層断裂は、断裂の大きさによって分類される[6]。

初期には関節包面断裂であっても、進行すると全層断裂に至ることがある。全層断裂により停止腱を失った腱板は、筋肉の張力により遠位断端が徐々に近位へ引き込まれ、付着部と断端との間にギャップが生じる。また、筋実質部に脂肪変性が進行すると、腱板縫合術を施行しても肩関節機能を回復することは困難となる。

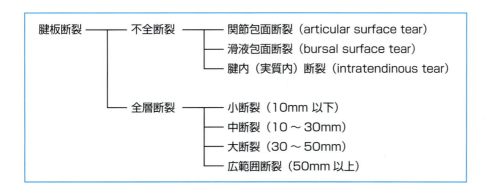

③ 理学所見

　腱板断裂例の中には、無症候性腱板断裂例が多く存在する。画像上は断裂があるものの、症状を呈していないことは、腱板断裂自体が痛いわけではないことを示している。つまり疼痛を伴う症候性腱板断裂例では、理学所見を含めた総合的な評価が大切となる。

　理学所見として、棘上筋テスト（SSP test）、棘下筋テスト、リフトオフテスト（lift off test）などを通して固有の腱板機能を評価する（図 6-5）。また、機能低下や断裂した腱板の方向に骨頭は偏位しやすいため、各種インピンジメントサインを含めた機能評価を組み合わせることが腱板断裂の評価において重要である（図 6-6）。

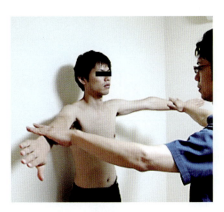 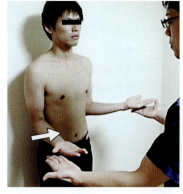 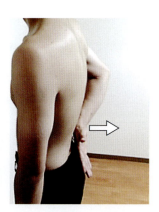

棘上筋テスト　　　　　　　　　　棘下筋テスト　　　　　　　　　リフトオフテスト

図 6-5　腱板の機能評価 ①

棘上筋テスト　　：棘上筋の機能をみるテストである。肩甲骨面上で 90 度外転位で内旋し、前腕遠位部に抵抗を加えて筋力を測定する。
棘下筋テスト　　：棘下筋の機能をみるテストである。肩関節下垂位で最大外旋位を保持させ、内旋方向に動いた場合を陽性とする。
リフトオフテスト：肩甲下筋の機能をみるテストである。腰部に当てた手背部を浮かせるように指示し、できなければ陽性とする。

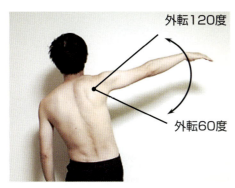
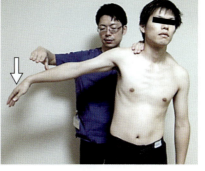

ペインフルアークサイン　　　　　　　　　　ドロップアームサイン

図 6-6　腱板の機能評価 ②
ペインフルアークサイン：肩関節を自動で挙上するとき、あるいは下ろしていくとき、60～120 度の間で疼痛が生じる現象である。
ドロップアームサイン　：肩関節を 90 度外転位で保持できない、あるいは前腕遠位部に指一本で抵抗を加え保持できない現象である。

④ 保存療法と手術療法の選択

　腱板断裂に対する治療の第一選択は、保存療法である。適切な保存療法を実施すれば、70% 以上の症例は手術をしなくても良好な治療成績が得られるとされる[7]。一方、3ヶ月以上保存療法を実施しても回復が得られない症例、断裂の拡大が進行している症例、早期復帰を望むスポーツ選手、重労働者などは腱板縫合術が検討される。

　腱板縫合術では腱板を解剖学的に修復することが目的となる。近年では、直視下手術が行われることは少なく、多くの症例で鏡視下手術が行われている。

　鏡視下手術に必要な手術器具や技術の進歩により、最小侵襲かつ固定性の高い腱板縫合が可能となり、術後成績も安定してきている[8]。

2）腱板断裂の臨床像

① 特徴的な所見

　明らかな外傷を契機に発生した棘上筋腱周辺の損傷は、周辺組織への炎症波及とともに、癒着・瘢痕が進行する。このため、腱板断裂に伴う機能低下に加え、肩峰下滑走機構の障害についても病態を推察する必要がある。

　一方、非外傷性に生じた腱板断裂では、その断裂過程において骨頭の求心位低下が存在し、関節周辺組織への侵害刺激に起因した疼痛や、その後に生じた二次的な拘縮を呈している例がほとんどである。そのため、姿勢や肩甲帯機能にも注意して病態を分析する必要がある。

　腱板断裂の特徴的な所見として、外転60〜120度の角度で疼痛を認める症状の有痛弧（painful arc sign）がある。求心位を保ちながら他動的に外転すると、有痛弧は軽減ないし消失する。

　筋力は、小断裂であれば比較的保たれていることが多いが、大断裂や広範囲断裂では、求心位が得られず、挙上位での作業は困難となる。

　腱板断裂の評価では断裂腱の数や断裂幅を測定するが、得られた数値と臨床症状とが必ずしも一致しない場合もある[9)10)]。無症候性腱板断裂例では肩関節痛はなく、残存した腱板のみで求心位を確保しつつ機能低下した肩関節を日常生活に上手く適応させている。ただし、何らかの理由で骨頭の求心性が維持できなくなると、有痛性腱板断裂へと進展する。

　腱板断裂の発生部位としては、大結節中面部（middle facet）が圧倒的に多い。ここには棘上筋腱が付着することから、腱板断裂は棘上筋腱を中心に前後に拡大する[11)]。つまり、2腱以上断裂する大断裂（30〜50mmの断裂幅）や広範囲断裂（50mm以上の断裂幅）では、棘上筋腱断裂をベースに棘下筋腱や肩甲下筋腱断裂を合併するタイプとして扱うことが多い。

② 腱板断裂例を理解するための局所解剖

　近年、棘下筋の停止腱は大結節下面部（inferior facet）から大結節上面部（superior facet）まで幅広く付着していることが明らかになっている[12)]（図6-7）。このことは、上面部での腱板断裂であっても、棘下筋腱断裂である可能性が示唆される。

　また、腱板は5層構造を呈していることが明らかになっている。棘上筋腱と棘下筋腱は第2層、第3層を形成し、これを烏口上腕靭帯の表層（第1層）と深層（第4層）が被覆し、第5層は関節包である[13)]。烏口上腕靭帯があることで肩関節をあらゆる方向に運動しても、腱板はたわむことなく一定の緊張が確保されている[14) 15)]。

　また、肩甲下筋は複数の筋内腱によって構成された多羽状筋であり、小結節を包み込むように幅広く付着している。特に最上部線維は最も太く強靭な腱組織であり、小結節と関節軟骨間の上腕骨頭窩（fovea capitis of the humerus）まで付着部を延ばしている[16)]。この停止腱は舌部と呼ばれ、上腕二頭筋長頭腱（LHB）を下内側

から支える滑走路を形成している[17]。そのため舌部が断裂するとLHBは滑走路を失うため、上腕二頭筋長頭腱炎や上腕二頭筋腱鞘炎といった病態を引き起こすことがある。

小円筋は起始部では一塊にみえるが、停止部では二頭筋として観察され、上部筋束は大結節下面部（inferior facet）、下部筋束は外科頸に広がるように付着している[18]。また、棘下筋腱断裂例や棘下筋麻痺例の中には、小円筋が仮性肥大した症例も存在する。これは外旋機能を代償しているというよりも、上部筋束が骨頭の求心性を保つために過緊張した状態と考えられる。

このように腱板断裂は、断裂する腱板構成筋によって肩関節障害がそれぞれ異なるため、解剖学や機能解剖学をベースとした評価ならびに治療が必要となる。

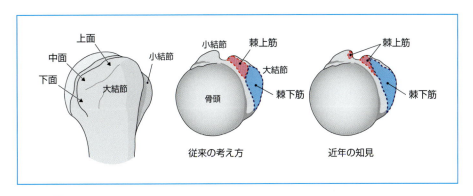

図 6-7　腱板の停止部

大結節には、上面（superior facet）、中面（middle facet）、下面（inferior facet）と呼ばれる3つの面がある。一般に、上面には棘上筋、中面には棘下筋、下面には小円筋が付着するといわれるが、棘下筋の停止部は中面に限局して付着するのではなく、実は上面から中面まで幅広く付着していることが分かってきた。

③ 治療の考え方

　腱板断裂に対する保存療法の目的は、拘縮の除去と求心位の再獲得である。拘縮の除去には、肩甲上腕関節だけではなく肩甲胸郭関節をも含ませる。また、求心位の再獲得には残存腱板の強化が必要であるが、拘縮がないことを前提とした対応が必要であるとともに、肩甲骨の安定化に寄与する僧帽筋の中部・下部線維の機能獲得がキーポイントとなる。

　治療は下垂位から開始し、肩甲骨面上に可動域を拡げながら進めていき、ゼロポジション（zero position）で上肢の保持が可能になると、その後の治療は円滑となる。

　一方、腱板縫合術後における後療法の目的は、腱骨固着部の修復を阻害することなく、肩関節の可動域と腱板の機能を獲得することである[19]。近年、鏡視下手術の目覚ましい進歩により後療法は円滑となってきたが、中には安定した成績が得られていない症例も存在する。その多くは、可動域制限や拘縮に起因した運動時痛残存が問題となっている。

　後療法が上手く進行しない理由は、大きく分けて2つ存在する。1つ目は求心位が不安定な術後にむやみに関節可動域を拡げようとした結果、腱骨固着部や修復した腱板周辺組織に過剰な侵害刺激が加わり、疼痛に対する感受性が高まってしまう場合である。2つ目は腱板の再断裂を恐れるあまり、時期に応じた関節可動域を適切に獲得することができず、頑固な拘縮が完成した場合である。肩関節周辺組織に生じた広範囲の癒着は病態を複雑化し、ますます運動療法の目的が不明確になる。

2. ケーススタディ
腱板断裂縫合術後に拘縮が残存した症例

1）本症例の概要

　本症例は、1年前に腱板全層断裂に対する関節鏡視下腱板縫合術が施行され、術後に拘縮が残存した。後療法は、自主訓練を中心に関節運動が実施されていた。しかし、肩関節の可動域は思うように回復せず、拘縮の進行とともに疼痛が増強してきた。

　MRI画像による評価にて、腱骨固着部の癒合状態は良好だったため術後8ヶ月目に主治医から水泳が許可された。しかし、関節拘縮を認める本症例が水泳を行うこと自体が困難であった。また、クロールのリカバリー期では、肩峰下部痛と前腕外側部に放散痛が生じ、背泳ぎのストローク期におけるキャッチ動作時では、三角筋付近に放散痛が生じていた。

　運動療法では、まず疼痛の発生機序を明確にする必要があった。本症例の姿勢を観察すると、肩甲骨肢位は外転・前傾・下方回旋位であり、関節窩は前下方に向いていた。肩関節の外転拘縮を認め、さらに前胸部や肩甲帯周囲組織の柔軟性・伸張性が欠如していたことから、これらの不良姿勢は拘縮によって定着したものと判断した。

　肩関節可動域は、肩甲上腕関節と肩甲胸郭関節とを合算した可動域として表現され、一方の可動域が少ないと他方の可動域で代償する形態をとる。

　クロールのリカバリー期は、肩関節に大きな伸展・外転・内旋可動域を必要とする動作である。しかし、本症例は肩甲帯の柔軟性が欠如していたため、肩甲上腕関節に過度な可動域が求められることになる。本症例が訴えていた疼痛部位は、肩峰下部と前腕外側部であった。前者は、腱板や肩峰下滑液包などの上方支持組織に伸張刺激が加わった結果、同部に疼痛が生じたと考察した。後者は、烏口腕筋内で生じた絞扼性神経障害と推察した。筋皮神経は烏口腕筋を貫通しており、リカバリー動作である伸展・内旋などで伸張された結果、筋皮神経由来の関連痛が前腕外側部に生じたと考察した。

　また、背泳ぎのストローク期におけるキャッチでは、肩関節に大きな挙上可動域を必要とする動作である。本症例が訴えていた疼痛部位は、三角筋付近であった。この発症要因は、上肢の挙上に伴い大円筋・小円筋・上腕三頭筋長頭および上腕骨外科頚により構成される肩甲四角腔（quadrilateral space: QLS）が狭小化するが、ここを走行する腋窩神経が絞扼されて放散痛が生じたと考察した。

　いずれにせよ、本症例が生じた水泳時の疼痛要因は、肩甲帯の可動性が減少していた中で、肩甲上腕関節に過剰な可動域を求められた結果である。そのため、運動療法は肩甲上腕関節に先行して、肩甲帯の柔軟性を改善させる治療から実施した。

2) 病歴と評価

① 症例

60代の女性である。既往歴、家族歴について特記すべき事項はない。趣味は水泳、ダンス、絵画である。

② 現病歴

1年前に他院で関節鏡視下腱板縫合術が施行された。後療法はセラピストの監視の下、自主訓練を主体に行っていた。術後2週間で退院し、その後はセラピストに指示された運動と月1回の外来で後療法を行っていた。しかし、可動域制限や疼痛は回復しなかった。術後8ヶ月経過にて水泳（クロール・背泳ぎ）が許可されたものの、疼痛と可動域制限により実施は困難であった。知り合いに勧められて当院を受診し、運動療法を開始した。

③ 運動療法開始時の基本評価

a) 問診

ⅰ 疼痛発症時期

術直後からである。当初、疼痛は肩関節全般的に認めていたが、当院初診時は限局していた。

ⅱ 疼痛発症要因

後療法が円滑に進まず可動域制限を認めていたことから、拘縮に起因した疼痛と判断した。

ⅲ 疼痛部位の示し方

手掌で回すように表現した。

ⅳ 疼痛発現部位

肩関節の肩峰下部、腋窩神経領域、前腕の外側部に認めた（図 6-8）。

ⅴ 夜間痛

林の分類[20] の Type 2

夜間痛の程度を基準とした TYPE 分類

TYPE1：夜間痛が全くない

TYPE2：時々夜間痛があるが、目が覚めるほどではない

TYPE3：毎日持続する夜間痛があり、一晩に2〜3回は目が覚める

TYPE4：毎日持続する夜間痛があり、明らかな睡眠障害を訴える

腱板断裂縫合術後

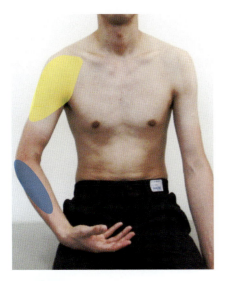
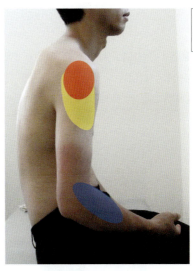

図 6-8 疼痛発現部位
肩関節の肩峰下部（赤色）、腋窩神経領域（黄色）、前腕の外側部（青色）に認めた。

b）視診・観察

　肩甲骨は軽度の外転・下方回旋・前傾位を呈していた（図 6-9）。

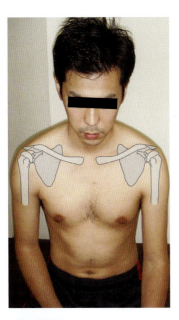
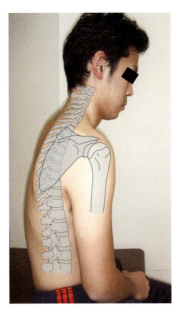

図 6-9 本症例の姿勢
肩甲骨は軽度の外転・下方回旋・前傾位であった。

腱板断裂縫合術後

c）触診

ⅰ 圧痛部位

　圧痛は棘上筋前部・後部線維、小円筋、肩甲下筋上部・下部線維、大円筋、上腕三頭筋長頭（LHT）、肩甲四角腔（QLS）、上腕二頭筋短頭（SHB）、烏口腕筋、共同腱（烏口腕筋、SHB）、小胸筋に認めた（図 6-10）。

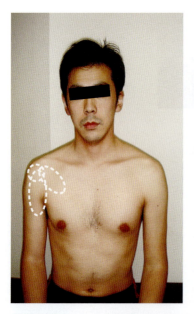
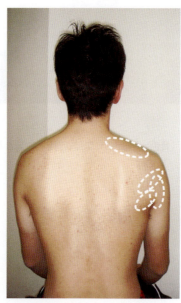

図 6-10　圧痛が確認された部位

圧痛は棘上筋前部・後部線維、小円筋、肩甲下筋上部・下部線維、大円筋、上腕三頭筋長頭（LHT）、肩甲四角腔（QLS）、上腕二頭筋短頭（SHB）、烏口腕筋、共同腱（烏口腕筋、SHB）、小胸筋に認めた。

ⅱ 緊張部位

　緊張を認めた組織は棘上筋前部・後部線維、小円筋、肩甲下筋下部線維、大円筋、LHT、SHB、烏口腕筋、小胸筋であった（図 6-11）。

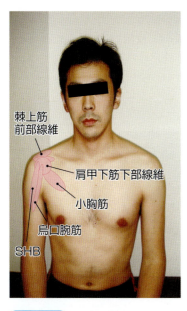 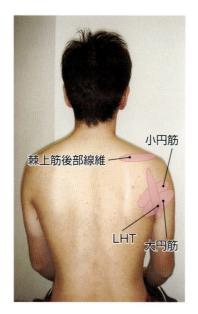

図6-11 緊張部位
緊張を認めた組織は棘上筋前部・後部線維、小円筋、肩甲下筋下部線維、大円筋、LHT、SHB、烏口腕筋、小胸筋であった。

d）関節可動域
　屈曲：125度　外転：110度
　第1肢位外旋：20度　結帯動作：第3腰椎レベル
　第2肢位外旋：30度　第2肢位内旋：45度
　第3肢位外旋：60度　第3肢位内旋：0度

e）筋肉・靭帯・関節包の伸張テスト
　i　第1肢位外旋制限：棘上筋前部線維、肩甲下筋上部線維、腱板疎部、
　　　　　　　　　　　　烏口上腕靭帯
　ii　結帯動作制限　　：棘下筋上部線維、共同腱（烏口腕筋、SHB）
　iii　第2肢位外旋制限：肩甲下筋下部線維
　iv　第2肢位内旋制限：共同腱（烏口腕筋、SHB）
　v　第3肢位外旋制限：大円筋、LHT
　vi　第3肢位内旋制限：小円筋

f）前胸部柔軟性テスト

　肩峰が床面に抵抗なく接触したら陰性とする。結果は7横指（健側：4.5横指）であった（図6-12）。

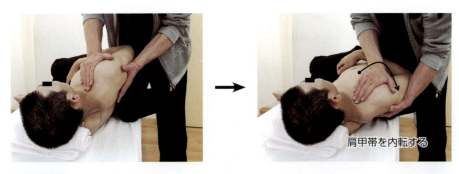

図6-12　前胸部柔軟性テスト
肩峰が床面に抵抗なく接触したら陰性とする。結果は7横指（健側：4.5横指）であった。

g）筋力

　棘上筋、棘下筋は4レベルであった。

f）整形外科テスト

　腱板損傷に対する各種整形外科テストは陰性だった。
　上肢を挙上すると三角筋付近に放散痛を認めた。
　肩関節を伸展すると肩峰下部に疼痛を認めた。
　肩関節を伸展・外転・内旋方向に強制すると、前腕外側部に放散痛を認めた。また、烏口腕筋に圧迫を加えると前腕外側部に放散痛を認めた。

④ 症例の画像

a）X線所見（図6-13）

　正面像・側面像：明らかな異常所見は認めなかった。

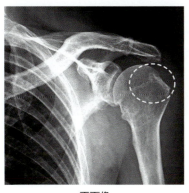
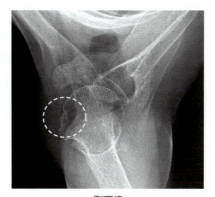

正面像　　　　　　　　　側面像

図 6-13　X線所見

腱固着部を点線で示す。変形性変化は認めない。

3）運動療法の実際

① 前胸部の拘縮に対する運動療法

　開始肢位は側臥位とした（図 6-14）。また、治療中は肩関節が過伸展位にならないように配慮した。治療の目標は、前胸部柔軟性テストが4横指以下になるまでとした。

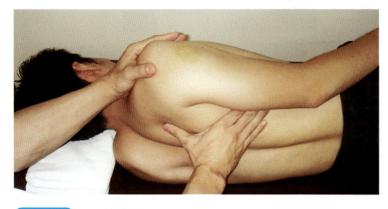

図 6-14　開始肢位

a) 小胸筋の短縮に対するストレッチング

　肩関節は下垂位に保持したまま、一方の手は小胸筋の触知と鎖骨を把持し、他方の手は肩甲骨下角部を把持する。続いて、両方の手で、肩甲骨を後傾・上方回旋し、適度な伸張刺激を加える。この操作後、肩甲骨を前傾・下方回旋方向に等尺性収縮（2〜3秒、10%程度の収縮力）させて、その後ストレッチングを行う。これを一連の運動として、筋の伸張に伴う抵抗感が減少するまで繰り返し実施する。その後、肩関節を徐々に挙上させて同様に行う（図6-15）。

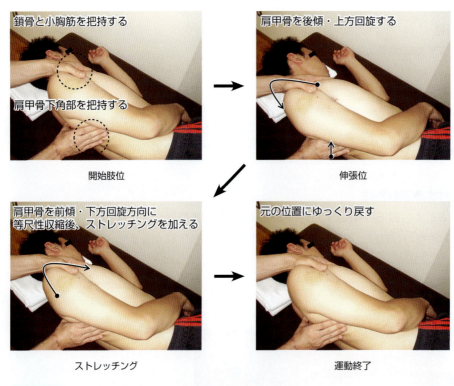

図6-15　小胸筋の短縮に対するストレッチング

b) 前鋸筋上部線維の短縮に対するストレッチング

　肩関節は下垂位に保持したまま、一方の手は前鋸筋上部線維の触知と肩甲骨上角部を把持し、他方の手は肩甲骨下角部を把持する。続いて、両方の手で、肩甲骨を内転・上方回旋し、適度な伸張刺激を加える。この操作後、肩甲骨を外転・下方回旋方向に等尺性収縮（2〜3秒、10%程度の収縮力）させて、その後ストレッチングを行う。これを一連の運動として、筋の伸張に伴う抵抗感が減少するまで繰り返し実施する。その後、肩関節を徐々に挙上させて同様に行う（図6-16）。

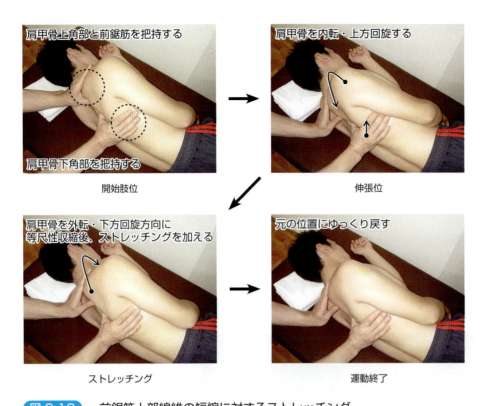

図6-16 前鋸筋上部線維の短縮に対するストレッチング

> **ワンポイント・アドバイス**
>
> 「① 前胸部の拘縮に対する運動療法」を実施したことで小胸筋および前鋸筋上部線維の伸張性は改善し、前胸部柔軟性テストが 3.5 横指となった。その結果、肩甲骨の後傾・内転・上方回旋の可動域は増大したが、座位や立位になると関節窩は依然として前下方を向いていた。また、クロールのリカバリー期に生じていた肩峰下部痛、前腕外側への放散痛および背泳ぎのスクロール期のキャッチ動作で生じていた三角筋付近への放散痛は軽減した。
>
> この運動療法のポイントは、上肢を体幹の前方に位置させたまま肩甲胸郭関節を操作することである。これにより肩甲上腕関節が過度な屈折位置関係（hyper angulation）することなく、円滑な治療を行うことができる。

続いて、肩甲上腕関節について着目した。本症例は術後1年以上経過しているため、腱骨固着部の癒合状態は良好であり、肩関節の可動域拡大を中心とした機能回復が求められた。腱板縫合術後に肩関節可動域が思うように回復しない症例では、肩関節の外転拘縮を生じることが多い。外転拘縮は肩甲骨の下方回旋位を強要し、二次的に前胸部の拘縮を引き起こす。これら負のスパイラルは、症状をより複雑化させる。このため、運動療法では外転拘縮を改善させることを目的に、上方支持組織の伸張性と柔軟性を獲得した。

② 上方支持組織の拘縮に対する運動療法

　開始肢位は背臥位とした（図6-17）。前胸部の拘縮を改善させておくと、上方支持組織に対する肩関節操作が円滑となる。治療の目標は、外転拘縮の改善に伴い、肩峰下部痛が消失するまでとした。

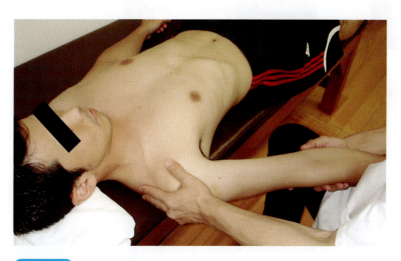

図6-17　開始肢位

a) 棘上筋の短縮に対するストレッチング

　前部線維は、一方の手で鎖骨と肩甲棘とを把持したまま棘上筋を触知し、他方の手は上肢を把持して肩関節外転20度位とする。続いて、一方の手で肩甲骨を固定して筋腹を遠位方向に牽引を加え、他方の手は肩関節を肩甲骨面上で内転と外旋させて、適度な伸張刺激を加える。この操作後、肩関節を肩甲骨面上で外転・内旋方向に等尺性収縮（2～3秒、10%程度の収縮力）させて、その後ストレッチングを行う（図6-18）。

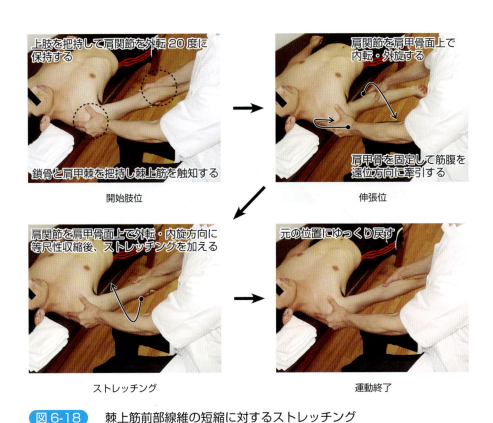

図6-18　棘上筋前部線維の短縮に対するストレッチング

後部線維は、一方の手は鎖骨と肩甲棘を把持したまま棘上筋を触知し、他方の手は上肢を把持して肩関節外転20度位とする。続いて、一方の手で肩甲骨を固定して筋腹を遠位方向に牽引を加え、他方の手は肩関節を肩甲骨面上で内転と内旋させていき、適度な伸張刺激を加える。この操作後、肩関節を肩甲骨面上で外転・外旋方向に等尺性収縮（2〜3秒、10%程度の収縮力）させて、その後ストレッチングを行う。

　これを一連の運動として、筋の伸張に伴う抵抗感が減少するまで繰り返し実施する（図6-19）。

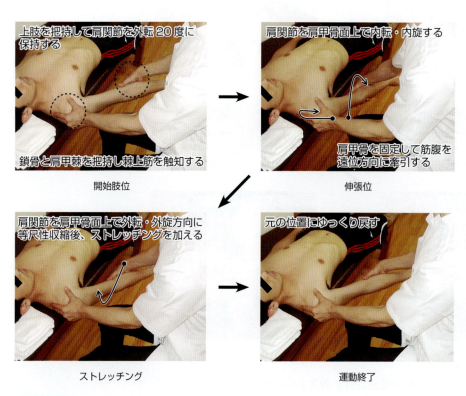

図6-19　棘上筋後部線維の短縮に対するストレッチング

b）棘下筋上部線維の短縮に対するストレッチング

　一方の手は鎖骨と肩峰とを把持したまま棘下筋を触知し、他方の手は上肢を把持して肩関節外転 20 度位とする。続いて、一方の手で肩甲骨を固定して筋腹を遠位方向に牽引しながら、他方の手は肩関節を内転・内旋させていき、適度な伸張刺激を加える。この操作後、肩関節を外転・外旋方向に等尺性収縮（2〜3 秒、10％程度の収縮力）させて、その後ストレッチングを行う。これを一連の運動として、筋の伸張に伴う抵抗感が減少するまで繰り返し実施する（図 6-20）。

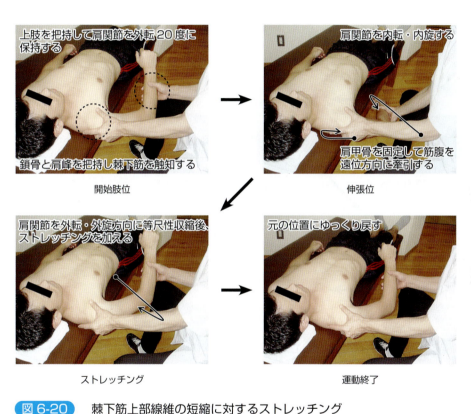

図 6-20　棘下筋上部線維の短縮に対するストレッチング

c）肩甲下筋上部線維の短縮に対するストレッチング

　一方の手は鎖骨と肩峰とを把持したまま肩甲下筋を触知し、他方の手は上肢を把持して肩関節外転20度位とする。続いて、一方の手で肩甲骨を固定して腱を遠位方向に牽引しながら、他方の手は肩関節を伸展・内転・外旋させていき、適度な伸張刺激を加える。この操作後、肩関節を屈曲・外転・内旋方向に等尺性収縮（2〜3秒、10％程度の収縮力）させてからストレッチングを行う。これを一連の運動として、筋の伸張に伴う抵抗感が減少するまで繰り返し実施する（図 6-21）。

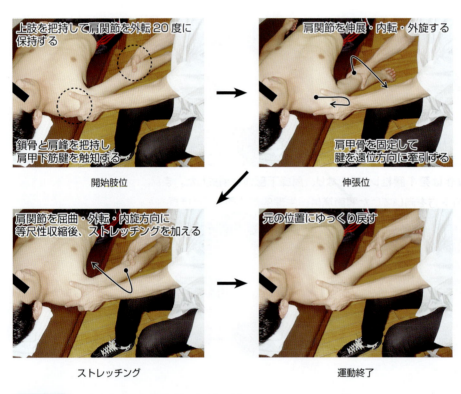

図 6-21　肩甲下筋上部線維の短縮に対するストレッチング

d）烏口上腕靱帯の拘縮に対するストレッチング

　一方の手は鎖骨と肩峰を把持したまま烏口上腕靱帯を触知し、他方の手は上肢を把持して肩関節外転20度位とする。続いて、一方の手で肩甲帯を固定し、他方の手は肩関節を伸展・内転・外旋させながら適度な伸張刺激を加え緊張を確認する。この操作後、肩関節を素早く屈曲・外転・内旋方向に戻す。これを一連の運動として、靱帯の抵抗感が減少するまで繰り返し実施する。靱帯の抵抗感が強い場合は外旋角度を弱め、伸展と内転角度を優先的に求めていくとよい（図 6-22）。

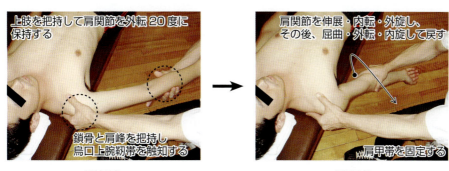

図 6-22 烏口上腕靱帯の拘縮に対するストレッチング

ワンポイント・アドバイス

「② 上方支持組織の拘縮に対する運動療法」を実施したことで、肩関節の伸展・内転および回旋可動域は順調に改善した。その結果、第1肢位での外旋は60度、結帯動作は第1腰椎レベルとなり、肩峰下部痛は消失した。また、座位や立位時に前下方を向いていた関節窩は、生理的な位置までほぼ矯正された。

この運動療法のポイントは、肩甲骨を確実に固定した上で、烏口肩峰アーチから大結節をどれだけ引き出すことができるかである。上方支持組織の拘縮程度が強いほど、大結節を引き出す操作は困難となる。本症例は術後1年経過しているため腱骨固着部の癒合状態は良好と考え、積極的にストレッチングを実施し、順調に可動域を回復することができた。

腱板断裂縫合術後

続いて、烏口腕筋に対する運動療法を実施した。烏口腕筋の伸張痛は肩関節の伸展で生じ、さらに前腕外側に放散痛を認めた。そのため運動療法では、烏口腕筋の弛緩とともに筋皮神経の伸張・弛緩刺激を反復する的確な関節操作が必要である。

③ 烏口腕筋の拘縮に対する運動療法ならびに筋皮神経の滑走性改善運動

　開始肢位は背臥位とした（図 6-23）。関節操作を進行していく中で、烏口腕筋に確実な伸張刺激が加わっているかを確認しながら実施した。治療の目標はクロールでのリカバリー時に生じていた前腕外側皮神経領域の放散痛が消失するまでとした。

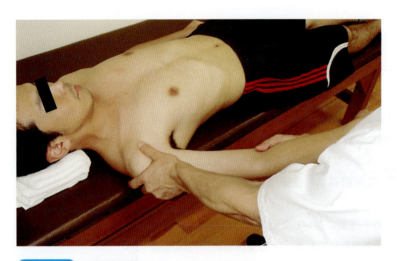

図 6-23　開始肢位

a）上腕二頭筋短頭の短縮に対するストレッチング

　一方の手は肩峰を把持したまま上腕二頭筋短頭腱を触知し、他方の手は上肢を把持したまま肘関節を伸展位に保持する。続いて、一方の手で肩甲骨を固定し、他方の手は肩関節を軽度外転位から伸展・内旋し、適度な伸張刺激を加える。この操作後、肩関節を屈曲・外旋方向に等尺性収縮（2〜3秒、10%程度の収縮力）させてからストレッチングを行う。これを一連の運動として、筋の伸張に伴う抵抗感が減少するまで繰り返し実施する（図 6-24）。

b）烏口腕筋の短縮に対するストレッチング

　一方の手は肩峰を把持したまま烏口腕筋腱を触知し、他方の手は上肢を把持したまま肘関節を外転位に保持する。続いて、一方の手で肩甲骨を固定し、他方の手は肩関節を伸展・内旋し、適度な伸張刺激を加える。この操作後、肩関節を屈曲・外旋方向に等尺性収縮（2〜3秒、10%程度の収縮力）させてからストレッチングを行う。これを一連の運動として、筋の伸張に伴う抵抗感が減少するまで繰り返し実施する（図 6-25）。

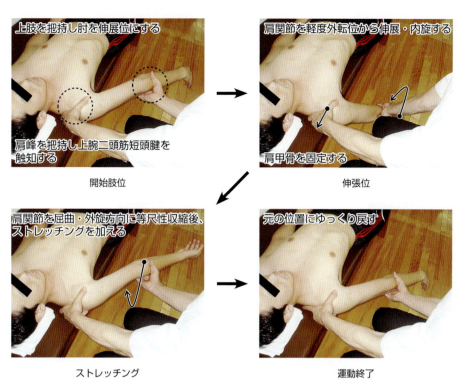

図 6-24　上腕二頭筋短頭の短縮に対するストレッチング

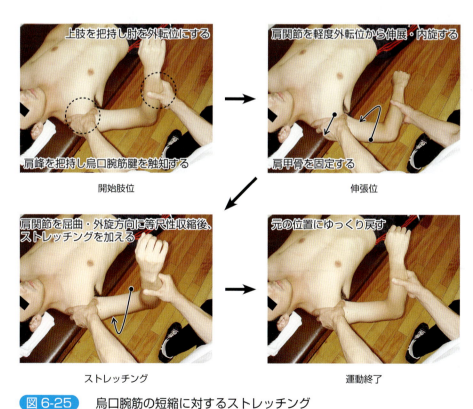

図 6-25　烏口腕筋の短縮に対するストレッチング

c）筋皮神経の滑走性改善運動

　一方の手は上腕を把持し、他方の手は前腕を把持する。続いて、一方の手で肩関節を外転位から伸展・内旋し、他方の手は肘関節を伸展しながら前腕を回内し、筋皮神経に滑走刺激を加える。前腕外側に放散痛が発生する手前で、肩関節を屈曲・外旋、肘関節を屈曲、前腕を回外させて筋皮神経の緊張を緩和させる。この操作を反復的に行い、滑走性の回復に応じて肩関節の伸展・内旋可動域を徐々に増大させる（図6-26）。

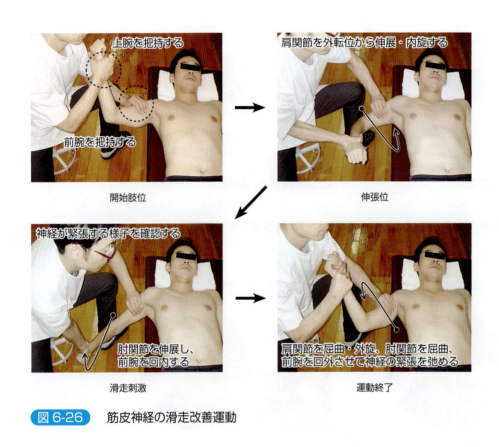

図6-26　筋皮神経の滑走改善運動

> **ワンポイント・アドバイス**
>
> 「③ 烏口腕筋の拘縮に対する運動療法ならびに筋皮神経の滑走性改善運動」を実施したことで、肩関節の伸展・外転・内旋可動域は増大した。その結果、結帯動作は第7胸椎レベル、第2肢位での内旋は80度となった。さらに、クロールでのリカバリー時に生じていた前腕外側部への放散痛は消失した。
> この運動療法のポイントは、烏口腕筋の攣縮を確実に改善した上で、筋皮神経の滑走訓練を行うことが大切であり、疼痛を生じないレベルで操作をすることである。
> 続いて、QLSについて着目した。QLS内には腋窩神経が走行している。そのため、QLSを構成している大円筋・小円筋、LHTの伸張性や柔軟性が欠如した状態で肩関節を挙上すると、QLS自体が狭小化し、腋窩神経は絞扼されることになる。すると腋窩神経領域である三角筋付近部への放散痛を認めることになる。
> そのため、運動療法ではこれらの3つの筋肉に対して伸張性と柔軟性を改善し、肩関節の挙上に伴う三角筋付近への放散痛を回復させることを目的に実施した。

④ 腋窩神経障害と肩関節の挙上制限に対する運動療法

開始肢位は背臥位とした（図6-27）。また、LHTの柔軟性が欠如したまま肩関節を挙上すると、上腕骨頭を上方へと偏位させ肩峰下インピンジメントの引き金となるため、先にこの筋の柔軟性を改善させることにした。治療の目標は、水泳のクロールや背泳ぎに生じる腋窩神経領域の放散痛を消失することである。

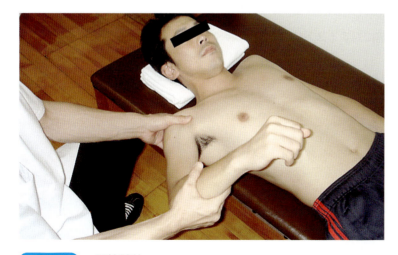

図6-27 開始肢位

a）上腕三頭筋長頭（LHT）の短縮に対するストレッチング

　一方の手は肩甲棘を把持しつつLHTを触知し、他方の手は上肢を把持したまま肘関節を屈曲位に保持する。続いて、一方の手で肩甲骨を固定したまま他方の手は肩関節を屈曲させて、適度な伸張刺激を加える。この操作後、肩関節を伸展方向に等尺性収縮（2～3秒、10%程度の収縮力）させて、その後ストレッチングを行う。これを一連の運動として、筋の伸張に伴う抵抗感が減少するまで繰り返し実施する。その後、肩関節を徐々に挙上させて同様に行う（図6-28）。

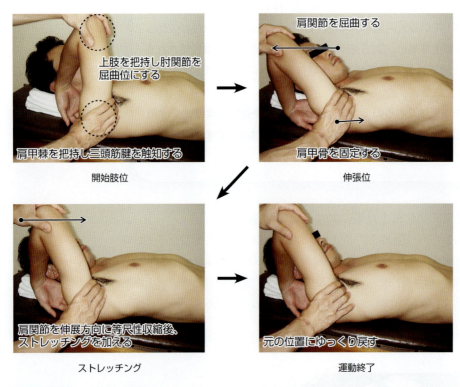

図6-28　上腕三頭筋長頭の短縮に対するストレッチング

b）小円筋の短縮に対するストレッチング

　一方の手は肩甲棘を把持しつつ小円筋を触知し、他方の手は上肢を把持したまま肩関節を屈曲90度に保持する。続いて、一方の手で肩甲骨を固定し、他方の手は肩関節を内旋させることで適度な伸張刺激を加える。この操作後、肩関節を外旋方向に等尺性収縮（2～3秒、10％程度の収縮力）させてからストレッチングを行う。これを一連の運動として、筋の伸張に伴う抵抗感が減少するまで繰り返し実施する。その後、肩関節の挙上可動域を増大させながら同様に行う（図6-29）。

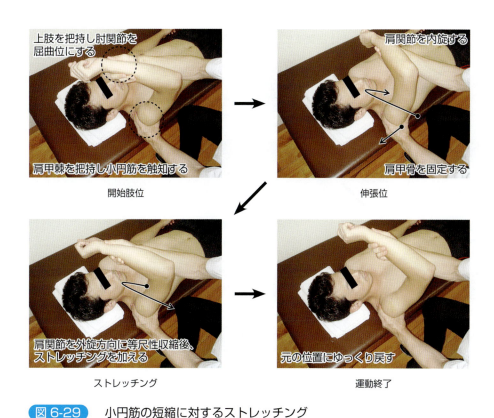

図6-29　小円筋の短縮に対するストレッチング

c）大円筋の短縮に対するストレッチング

　一方の手は肩甲棘を把持しつつ大円筋を触知し、他方の手は上肢を把持したまま肩関節を屈曲90度に保持する。続いて、一方の手で肩甲骨を固定し、他方の手は肩関節を外旋させることで、適度な伸張刺激を加える。この操作後、肩関節を内旋方向に等尺性収縮（2〜3秒、10%程度の収縮力）させてからストレッチングを行う。これを一連の運動として、筋の伸張に伴う抵抗感が減少するまで繰り返し実施する。その後、肩関節の挙上可動域を増大させながら同様に行う（図6-30）。

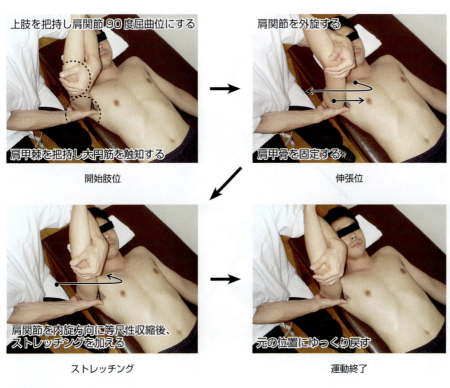

図 6-30　大円筋の短縮に対するストレッチング

ワンポイント・アドバイス

「④ 腋窩神経障害と肩関節の挙上制限に対する運動療法」を実施したことで肩関節の挙上可動域は増大し、第3肢位での外旋は90度、内旋は30度となった。さらに、水泳のクロールや背泳ぎは疼痛を認めることなく競技が可能となった。

この運動療法のポイントは、腋窩神経を取り囲む筋群の緊張を確実に改善すること、その上で、肩関節の水平内転や屈曲などを組み入れながら腋窩神経の滑走性を改善することである。

来院時には複雑な症状を認めていた症例であったが、それぞれの病態を明確化し、的確な運動療法を実施したことで順調な回復が得られた。神経障害を合併した拘縮肩のケースであったとしても、機能解剖をベースとした評価や確実な関節操作ができる技術をもつことで、良好な治療成績が得られると考えられる。

一般に、腱板縫合術後の運動療法は時期に応じた治療プログラムを確実に実施出来れば、その治療成績は安定していることを強調しておきたい。

まとめ

腱板断裂の縫合術後の後療法は関節鏡視下手術の技術が向上したことで、良好な治療成績が得られやすくなってきた。運動療法では腱板を中心とした機能回復や拘縮除去が重要であることは間違いないが、本症例のように術後拘縮が残存すると、様々な機能障害を合併することがある。セラピストは的確な評価と適切な治療プログラムを立案しつつ、精度の高い治療技術が求められている。

参考文献

1)　二村昭元, 他：形態解剖からみた腱板の機能. 関節外科 31：773-778, 2012.

2)　佐志隆士：MRIで腱板損傷はどこまでわかるか？関節外科 31：767-772, 2012.

3)　William O. Thompson, et al.：A biomechanical analysis of rotator cuff deficiency in a cadaveric model. Am J Sports Med. 24：286-292, 1996.

4)　Saha, A. K.：Dynamic stability of the glenohumeral joint. Acta Orthop Scand. 42：491-505, 1971.

5)　佐志隆士, 他：肩関節のMRI, メジカルビュー社. 2011, p58-61, 133-149.

6)　Post M：The shoulder：Surgical and Nonsurgical Management, Lea & Febiger, Philadelphia, 1978.

7)　皆川洋至, 他：腱板断裂の保存療法, 落合直之, 他（編）, 新OS NOW 20, 最新の肩関節治療−保存療法と手術療法, 66-73, メジカルビュー社, 2003.

8) 松尾麻末, 他：鏡視下腱板修復術後のリハビリテーション－スリングを利用した肩関節機能訓練. 別冊整形外科 58：236-241, 2010

9) Tempelhof S, et al：Age-related prevalence of rotator cuff tears in asymptomatic shoulders. J Shoulder Elbow Surg 8：296-299, 1999.

10) Milgrom C, et al：Rotator-cuff changes in asymptomatic adults. The effect of age, hand dominance and gender. J Bone Joint Surg 77-B：296-298, 1995.

11) Williams GR, et al：why do we repair them? J Bone Joint Surg 86A：2764-2776, 2004.

12) Mochizuki T, et al：Humeral Insertion of the supraspinatus and infraspinatus；new anatomical findings regarding the footprint of the rotator cuff. J Bone Joint Surg 90A：962-969, 2008

13) Clark JM：Tendons, ligaments and capsule of the rotator cuff. J Bone Joint Surg Am 74：713-725, 1992.

14) 望月智之, 他：腱板の層構造は棘上筋の付着部形態が影響を及ぼす－烏口上腕靭帯から見た検討－. 肩関節 31：461-464, 2007.

15) Saha AK, et al：Dynamic stability of the glenohumeral joint. Acta Orthop Scand 42：491-505, 1971.

16) 新井隆三, 他：肩甲下筋腱停止部の上腕二頭筋長頭腱安定化機構. 肩関節 31：205-207, 2007.

17) 新井隆三, 他：上腕二頭筋長頭腱の安定化機構. 肩関節 32：549-552, 2008.

18) 加藤敦夫, 他：小円筋の形態とその支配神経の解剖学的解析. 肩関節 34：301-304, 2010.

19) 瀧内敏朗：肩腱板断裂のリハビリテーション. MB Med Reha 73：37-42, 2006.

20) 林典雄, 他：夜間痛を合併する片関節周囲炎の可動域制限の特徴と X 線学的検討～運動療法への展開～. The journal of Clinical Physical Therapy 7：1-5, 2004.

第7章

鎖骨骨幹部骨折に
対する運動療法

1. 鎖骨骨折の概要と臨床との接点

1）鎖骨骨折を把握するための基礎知識

① 鎖骨骨折とは

　鎖骨骨折は、日常診療の中で遭遇しやすい骨折の一つである。Allman[1] は、鎖骨骨折を骨折部位に応じて3つのグループ（Ⅰ：骨幹部骨折、Ⅱ：遠位端骨折、Ⅲ：近位端骨折）に分類した（図7-1）。さらに、骨幹部骨折は肋鎖靱帯付着部から烏口鎖骨靱帯付着部まで、遠位端骨折は烏口鎖骨靱帯付着部から肩鎖関節まで、近位端骨折は肋鎖靱帯付着部から胸鎖関節までと定義した。これに準じると、発症頻度はグループⅠでは約85％、グループⅡでは約9％、グループⅢでは約6％になる[1,2]。

　またRobinson[3] は、予後の指標となる骨折型について分類した（図7-2）。この分類法は、転位の程度と骨折の形態を区分したものであり、治療計画を立てる上で有用とされている。

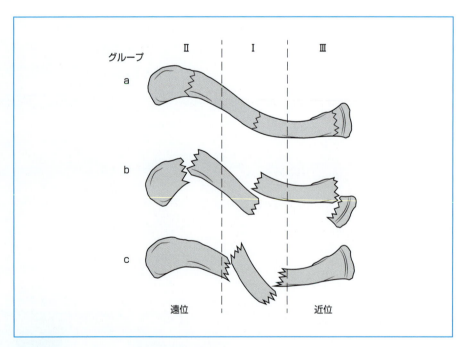

図7-1 Allmanの鎖骨骨折の分類
骨折部位で区分したもの。

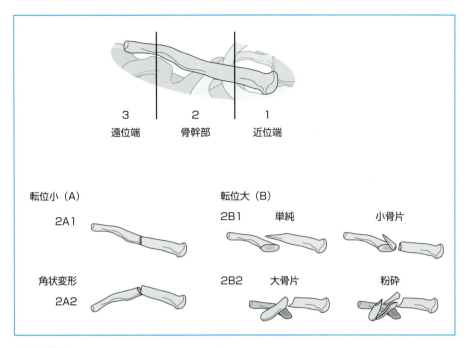

図 7-2 Robinson の鎖骨骨折の分類
転位の程度と骨折の形態を区分したもの。

　また、鎖骨骨折はその他の長管骨骨折よりも骨癒合が得られやすく、たとえ変形癒合したとしても機能障害は軽度であることが多い。そのため、転位の少ないケースや骨幹部骨折では、鎖骨バンドを用いた保存療法を選択することが治療原則とされている（図 7-3）[4)5)]。

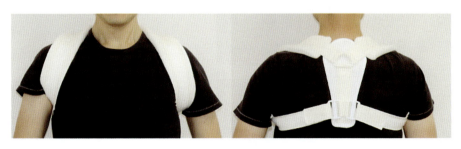

図 7-3 鎖骨バンド

203

② 骨癒合の影響因子

鎖骨骨折は多くのケースで機能的予後が良好とされる一方で、予後が不良となるケースも存在する。

転位の大きさに比例して骨折間に軟部組織が介在しやすく、2cm以上では偽関節の発生率や骨癒合の遷延するケースが著しく増加する[6]。

近位端骨折は、保存療法が第一選択となるが、鎖骨バンドによる過矯正は骨癒合の遷延化や角状変形を残すといわれている。また、肋鎖靭帯の断裂を伴ったケースでは、胸鎖乳突筋の牽引によって鎖骨近位端が上方に転位しやすく、整復位の保持が困難になると指摘されている。

骨幹部骨折も保存療法が第一選択となる。しかし、ここには靭帯の補強がないため、筋肉の牽引により大きく転位を認めることがある。また、腕神経叢や血管を損傷するリスクも指摘されている。

遠位端骨折は、上肢の重さによる牽引を受けやすい。烏口鎖骨靭帯の断裂がある場合には、僧帽筋上部線維によって上方に牽引され、転位が拡大するといわれている(図7-4)。鎖骨骨折における保存療法の偽関節の発生率は約15%とされているが、その多くはこの部位で発生している[6]。

骨折型と骨癒合との関係では、2-part骨折は3週間以内に骨癒合することが多いが、3-part以上の骨折となると4週間以上の期間が必要となる[7]。年齢との関係については、若年者は2〜3週間で骨癒合するが、高齢者では4週間以上を必要とするばかりか[7]、偽関節の発生率も増加する。受傷機転では、介達外力による受傷に比べて、直達外力による受傷で骨癒合が遷延しやすい。

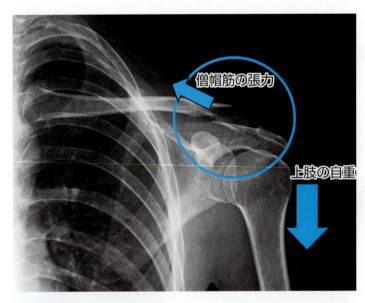

図7-4 鎖骨遠位端骨折

鎖骨遠位端骨折は上肢の自重を受けやすく、さらに烏口鎖骨靭帯の断裂を合併すると、僧帽筋上部線維の張力によって、鎖骨は上方に牽引されることになる。

③ 手術療法

鎖骨骨折では、骨折部位、転位の程度、損傷の大きさなどに応じて手術が選択されるため、セラピストは手術に関する基礎知識も押さえておきたい。

プレート固定は確実な整復位保持と強固な内固定により、早期運動療法の実施が可能となる（図 7-5a）。その一方で、プレート固定によるストレス・シールドの問題や抜釘後の再骨折が指摘されている[8)9)]。また、他の固定法よりも手術侵襲が大きいため、術後疼痛が遷延し、強固な拘縮を伴うこともある。

キルシュナー鋼線（図 7-5b）やテンションバンドワイヤリング（tension band wiring）（図 7-5c）は、手術侵襲が少なく仮骨形成を妨げない方法である。一方で、プレート固定と比べて力学的強度が弱いため、骨折部の短縮や回旋変形を残しやすいことが指摘されている[7)]。また、肩鎖関節を固定する内固定材料が選択された場合は、抜釘までの肩鎖関節の運動が制限されるため、その固定期間によっては、肩鎖関節を主体とした拘縮を残しやすい[10)]。

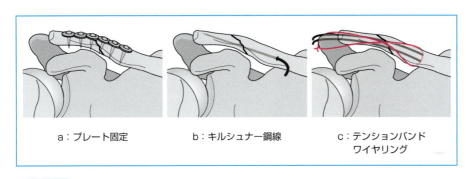

図 7-5　鎖骨骨折の手術療法

2）鎖骨骨折の臨床像

① 特徴的な所見

　鎖骨骨折は、骨折部位、転位の状況、靱帯損傷の有無により治療方針が異なるため、医師とのコミュニケーションを密にし、ある程度の予後予測をしておく必要がある。安定型であれば予後は良好であり、治療成績もよい。一方で、不安定型では骨癒合期間の遷延に付随して外固定期間が長くなる。その結果、肩関節拘縮も重度となる。鎖骨は体幹と肩甲帯とを連結する骨格であり、長期固定の影響は肩甲上腕関節のみならず、胸鎖関節や肩鎖関節を含めた体幹機能へと及ぶことになる（図7-6）。

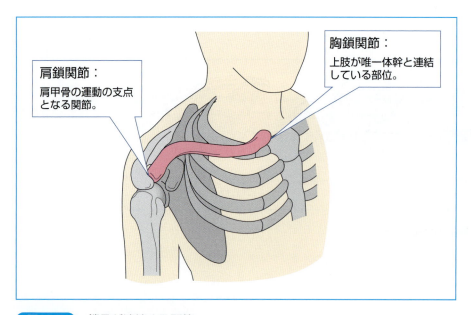

図7-6　鎖骨が連結する関節

鎖骨は体幹と肩甲帯を連結する部位である。このため肩甲上腕関節のみならず、胸鎖関節や肩鎖関節を含む肩甲帯および体幹周囲組織の機能に大きな影響を与えている。

② 治療の考え方

　鎖骨骨折後に生じる鎖骨周辺の軟部組織の癒着・瘢痕は、鎖骨の生理的な運動を妨げる要因となる[11]。運動療法では各筋肉の伸張テストを利用して、癒着の程度や範囲を特定した癒着剥離操作をする必要がある。

　さらに、鎖骨骨折後の運動療法では、肩甲上腕関節だけではなく、胸鎖関節や肩鎖関節を含む拘縮の存在も念頭に置くことが重要である（図7-7）。これらを複合的に捉えて治療を実施することが、肩関節機能を回復させるための近道となる。

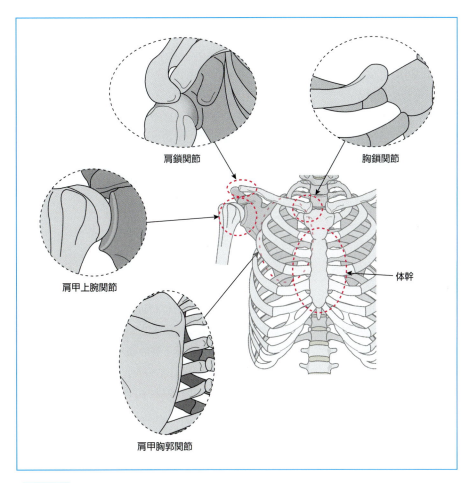

図 7-7　鎖骨骨折後の運動療法
肩甲上腕関節のみならず、胸鎖関節や肩鎖関節を含む肩甲帯周囲組織の拘縮を除去することが重要となる。

2. ケーススタディ
鎖骨骨幹部骨折後に著明な肩関節拘縮を呈した症例

1) 本症例の概要

　症例は 60 歳代の女性である。車を運転中に側方より追突され受傷した。その際、シートベルトによって鎖骨骨幹部を強く圧迫され鎖骨骨折に至った。受傷当日に当院を受診し、鎖骨バンドによる外固定が行われた。

　骨癒合は遷延し、8 週間の外固定が余儀なくされた。運動療法は 9 週目より開始したが、肩関節には著明な可動域制限が生じていた。

　本症例の運動療法を実施するにあたり、シートベルトの圧迫により骨折に至ったことを念頭に置く必要がある。シートベルトによる急激な下制ならびに圧迫は、胸鎖乳突筋、斜角筋、鎖骨下筋、大胸筋鎖骨部線維などに過度な圧排・牽引負荷が作用したと考えられ、その周辺組織は筋攣縮とともに癒着・瘢痕していた。8 週間の外固定と相まって、本症例は肩甲上腕関節に加え、肩鎖関節・胸鎖関節においても著明な拘縮を認めた。

　受傷時の急激な鎖骨の下制強制は、胸鎖乳突筋や斜角筋への牽引とともに、腕神経叢への過緊張を引き起こし、疼痛に対しても著しく敏感であり、肩関節や肩甲帯の操作は困難であった。

　運動療法では、腕神経叢症状の緩和を目的に、胸鎖乳突筋や斜角筋に生じた筋緊張を寛解することから開始した。これらが十分に回復した後、前胸部の拘縮除去へと進めていった。その過程で問題となったのが、大胸筋鎖骨部線維や鎖骨下筋の鎖骨骨幹部周辺での癒着・瘢痕であり、前胸部の柔軟性獲得を大きく阻害していた。治療戦略としては、これらの組織の癒着剥離操作を実施した後に、胸鎖関節および肩鎖関節の拘縮除去へと進め、肩甲帯の可動性を拡大した。

　また、前胸部周辺組織の拘縮を改善した後、腱板疎部を中心とした癒着の剥離操作とおよび肩甲上腕関節拘縮に対する運動療法を行った。この段階では、腕神経叢の症状は安定しており、円滑な拘縮改善を進めることができた。

2) 病歴と評価

① 症例

　60 代の女性、専業主婦である。既往歴、家族歴に特記すべき事項はない。

② 現病歴

症例は車を運転中に側方より追突されて受傷した。その後当院を受診し、鎖骨バンドによる外固定が施行された。しかし、骨癒合は遷延し固定期間は8週間を要した。肩関節には著明な拘縮を認め、可動域の改善を目的に運動療法が開始された。

③ 運動療法開始時基本評価

a) 問診

ⅰ 疼痛・しびれ発症時期

受傷後9週目に鎖骨バンドの脱着が許可されたが、その頃から夜間痛は増悪し、鎖骨周辺部痛や手指のしびれを認めるようになった。

ⅱ 疼痛発症要因

運動時痛は、癒着・瘢痕した鎖骨骨折周辺組織に侵害刺激が加わったことが要因と考えられた。また、手指のしびれは、受傷時に鎖骨が下方強制されたことで腕神経叢に過牽引が加わり、さらに肩甲帯の長期にわたるマルアライメントが、腕神経叢症状の増悪に関与したと考えられた。

ⅲ 疼痛部位の示し方

手掌で疼痛部位を示した。

ⅳ 疼痛発症部位

頚部、鎖骨周囲、肩関節の前面から外側面にかけての疼痛と、手指にしびれを認めた（図7-8）。

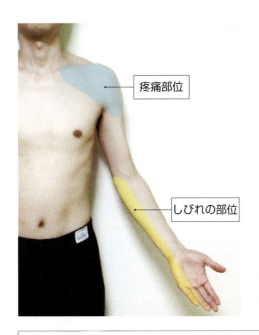

図7-8 疼痛発現部位
頚部、鎖骨周囲、肩関節の前面から外側面部にかけての疼痛と、手指にしびれを認めた。

※ 上半身を露出した画像を使用するため、この後の写真も含め、症例とは別のモデルで撮影しています。

ⅴ 夜間痛

　林の分類[12]：Type 3

> 夜間痛の程度を基準としたTYPE分類
>
> TYPE1：夜間痛が全くない
>
> TYPE2：時々夜間痛があるが、目が覚めるほどではない
>
> TYPE3：毎日持続する夜間痛があり、一晩に2～3回は目が覚める
>
> TYPE4：毎日持続する夜間痛があり、明らかな睡眠障害を訴える

b）視診・観察

肩甲骨は外転・下方回旋・前傾し、鎖骨は下制していた（図7-9）。

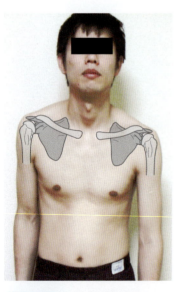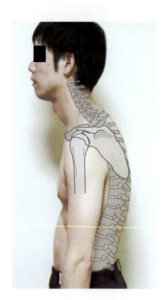

図7-9　本症例の姿勢

肩甲骨は外転・下方回旋・前傾位、胸椎は過後弯位であった。

c）触診

ⅰ 圧痛部位の確認（図7-10）

圧痛は、大胸筋鎖骨部線維、小胸筋、前鋸筋上部線維、鎖骨下筋、胸鎖乳突筋、斜角筋に認めた。これらの中で、胸鎖乳突筋と斜角筋の圧痛は顕著であった。

ⅱ 筋緊張の確認（図7-11）

大胸筋鎖骨部線維、肩甲下筋下部線維、小胸筋、前鋸筋上部線維、鎖骨下筋、胸鎖乳突筋、斜角筋で緊張が亢進していた。

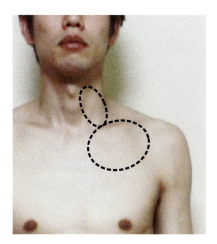
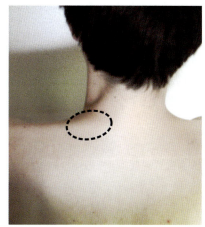

図7-10　圧痛が確認された部位

圧痛は、大胸筋鎖骨部線維、小胸筋、前鋸筋上部線維、鎖骨下筋、胸鎖乳突筋、斜角筋に認めた。

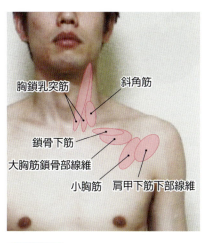
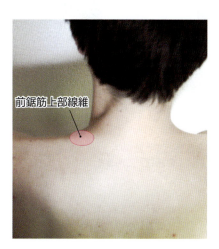

図7-11　緊張部位

大胸筋鎖骨部線維、肩甲下筋下部線維、小胸筋、前鋸筋上部線維、鎖骨下筋、胸鎖乳突筋、斜角筋に緊張を認めた。

d）関節可動域

屈曲：100度　外転：95度
第1肢位外旋：5度　結帯動作：第1腰椎レベル
第2肢位外旋：15度　第2肢位内旋：50度
第3肢位外旋：45度　第3肢位内旋：35度

e）筋肉・靱帯・関節包の伸長テスト

各種伸張テストの状況から、制限因子を以下のように考えた。
ⅰ　第1肢位外旋制限：大胸筋鎖骨部線維、棘上筋前部線維、肩甲下筋上部線維、腱板疎部（烏口上腕靱帯）
ⅱ　第1肢位内旋制限：明らかな制限因子なし
ⅲ　第2肢位外旋制限：小胸筋、鎖骨下筋、肩甲下筋下部線維、前下方関節包
ⅳ　第2肢位内旋制限：明らかな制限因子なし
ⅴ　第3肢位外旋制限：鎖骨下筋、肩甲下筋下部線維、前下方関節包
ⅵ　第3肢位内旋制限：明らかな制限因子なし

f）前胸部柔軟性テストの確認

結果は、患側で床から10.5横指（健側：4横指）であった。背臥位姿勢での肩峰床面距離は5.5横指（健側：2横指）であり、肩鎖関節・胸鎖関節・胸椎・胸郭の柔軟性低下が疑われた（図7-12）。

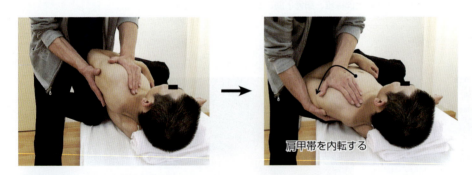

図7-12　前胸部柔軟性テスト

肩峰が床面に抵抗なく接触したら陰性とする結果は、10.5横指（健側：4横指）、背臥位姿勢での肩峰床面距離は5.5横指（健側：2横指）であった。

g）筋力

明らかな筋力低下は認めなかった。

h）整形外科テストの確認

TOSの各種検査において、Morleyテスト、上肢の下方牽引テストは陽性であり、Roos3分間テスト（3分間挙上負荷テスト）は25秒であった。その一方で、肩甲骨を他動で上方回旋・後傾位に矯正すると、各種検査時に生じるしびれは寛解した。

④ 症例の画像

a）X線所見（図7-13）

ⅰ 受傷時　：鎖骨骨幹部に骨折を認める。
ⅱ 4週間後：骨折部周辺に仮骨を認めるが、骨癒合は不十分である。
ⅲ 8週間後：鎖骨骨幹部は骨癒合している。

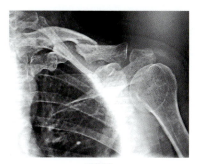

受傷時

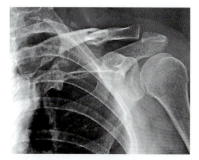

4週間後

図7-13　X線所見

受傷時　：鎖骨骨幹部に骨折を認める。
4週間後：骨癒合はまだ不十分である。
8週間後：骨癒合が得られている。

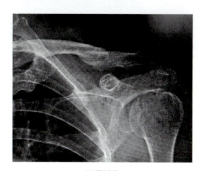

8週間後

鎖骨骨幹部骨折

3）運動療法の実際

① 鎖骨周辺組織の伸張性・滑走性障害に対する運動療法

　本症例は胸鎖乳突筋や斜角筋の筋攣縮と大胸筋鎖骨部線維や鎖骨下筋の癒着・瘢痕により、鎖骨の運動が阻害され、肩鎖関節・胸鎖関節にも可動域制限を認めていた。さらに、受傷時に鎖骨が下制強制されたことで腕神経叢に牽引刺激が加わり、その結果、疼痛は非常に過敏な状態となり、肩関節や肩甲帯の操作が困難であった。

　そのため、まずはこれらの筋攣縮に対するリラクセーションおよび癒着・瘢痕組織の剥離操作から開始して、肩関節や肩甲帯の操作がしやすい環境に整えることにした。

　開始肢位は側臥位とした。また、頭部が過度に側屈すると、胸鎖乳突筋や斜角筋の緊張が増強し関節操作が困難となるため、枕の高さを調節して頭部を中間位に補正した（図 7-14）。治療の目標は、鎖骨バンドを外しても鎖骨周辺部に疼痛が出現しないこととした。

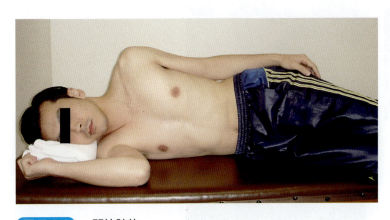

図 7-14　開始肢位

a）胸鎖乳突筋の攣縮に対するリラクセーション

　一方の手は胸鎖乳突筋が起始する鎖骨に軽く合わせ、他方の手は乳様突起を触知する。続いて、他方の手で乳様突起を固定したまま、一方の手は鎖骨を呼気とともにゆっくりと下制させ、胸鎖乳突筋に伸張を加える。その後、吸気とともに胸鎖乳突筋を収縮させ、鎖骨の挙上運動を誘発する。これを一連の運動とし、圧痛と筋緊張が改善するまで繰り返し反復する（図 7-15）。

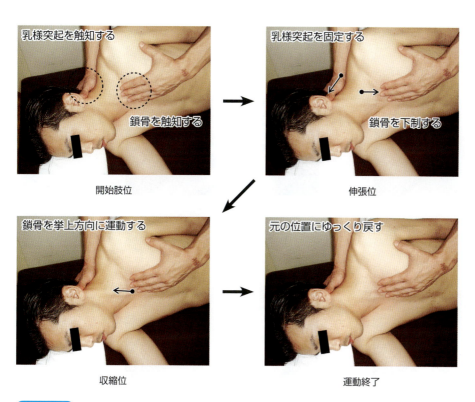

図 7-15　胸鎖乳突筋の攣縮に対するリラクセーション

b) 斜角筋の攣縮に対するリラクセーション

　一方の手を前・中斜角筋が走行する鎖骨後方に軽く触知し、他方の手は頚椎横突起に合わせる。続いて、他方の手で頚部を対側に側屈・固定したまま、一方の手は鎖骨を呼気とともにゆっくりと下制させ（第1肋骨も下制する）、前・中斜角筋に伸張を加える。その後、吸気とともに前・中斜角筋を収縮させ、鎖骨の挙上運動を誘発する（第1肋骨も挙上する）。これを一連の運動とし、圧痛と筋緊張が改善するまで繰り返し反復する（図 7-16）。

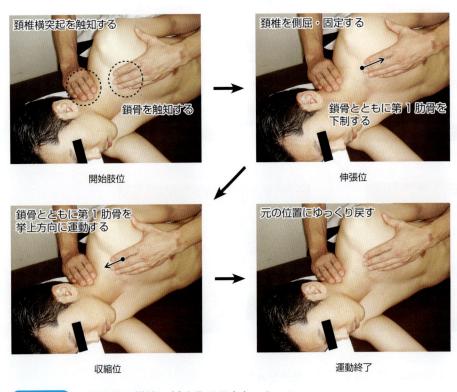

図 7-16　斜角筋の攣縮に対するリラクセーション

c）大胸筋鎖骨部線維の癒着に対する剥離操作

　大胸筋鎖骨部線維の癒着剥離操作は、鎖骨骨折部周辺を触診し、癒着・瘢痕している部位や硬さを把握した上で実施する。

　一方の手は大胸筋鎖骨部線維が起始する鎖骨の骨折癒合部に合わせ、他方の手は上肢を把持する。続いて、他方の手で肩関節を伸展・外旋位に固定したまま、一方の手は肩甲骨とともに鎖骨を挙上・後方回旋させる。この際に、セラピストの母指球で大胸筋鎖骨部線維に伸張を加える。その後、大胸筋鎖骨部線維を収縮させ、鎖骨の下制・前方回旋運動を誘発する（2〜3秒、10％程度の収縮力）。これを一連の運動とし、大胸筋鎖骨部線維の柔軟性が改善するまで繰り返し実施する（図7-17）。

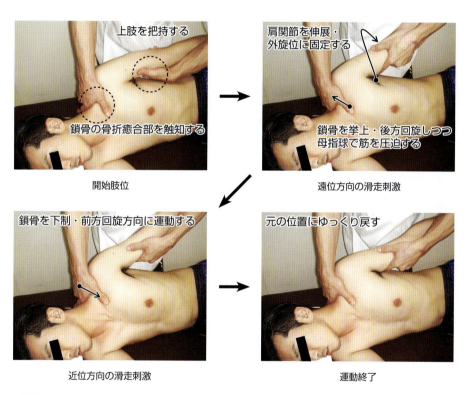

図7-17　大胸筋鎖骨部線維の癒着に対する剥離操作

d）鎖骨下筋の癒着に対する剥離操作

　鎖骨下筋の癒着剥離操作は、鎖骨骨折部周辺を触診し、癒着・瘢痕している部位や硬さを把握した上で実施する。

　一方の手を鎖骨下筋が起始する鎖骨の骨折癒合部に合わせ、他方の手は第1肋骨を前面より把持する。続いて、他方の手で第1肋骨を固定したまま、一方の手は肩甲骨とともに鎖骨を挙上・後方回旋させる。この際に、セラピストの母指球で鎖骨下筋に伸張を加える。その後、鎖骨下筋の収縮とともに鎖骨の下制・前方回旋運動を誘発する（2〜3秒、10％程度の収縮力）。これを一連の運動とし、鎖骨下筋の柔軟性が改善するまで繰り返し実施する（図 7-18）。

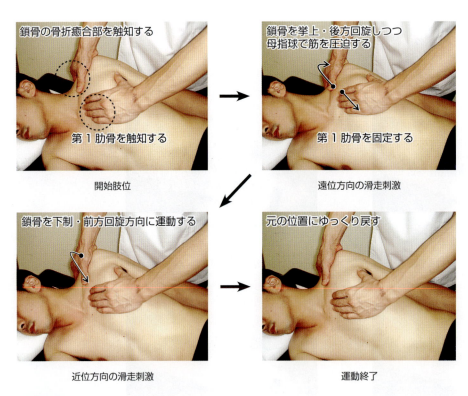

図 7-18　鎖骨下筋の癒着に対する剥離操作

> **ワンポイント・アドバイス**
> 「① 鎖骨周辺組織の伸張性・滑走性障害に対する運動療法」の実施により鎖骨の生理的な運動が回復すると、肩関節や肩甲帯への関節操作が行いやすくなる。また、癒着剥離操作は鎖骨の輪郭が明瞭となることを目安に実施するとよい。筋緊張や癒着・瘢痕組織を残したまま肩関節や肩甲帯の関節操作を行うと、著明な疼痛を引き起こし、その後の治療が困難となる。

続いて、肩甲帯周囲筋へのストレッチングを実施する。この操作は肩甲帯の関節操作によって行うことになるが、鎖骨の運動が十分に得られていることが前提となる。そのため、剥離した癒着・瘢痕が再度認められ、鎖骨の運動を阻害するようであれば、前段階の操作に戻るとよい。

② 夜間痛を改善させるための運動療法（肩甲帯周囲への操作）

本症例は、小胸筋や前鋸筋上部線維の緊張や短縮によって、肩甲骨が外転・下方回旋位となっていた。この状態のまま背臥位になると、相対的に肩関節は伸展ならびに外旋を強いられる。本症例は、肩関節の伸展や外旋方向への可動域制限を認めていたため、肩甲骨アライメント自体が疼痛の引き金となっていることが伺われた。そのため運動療法では、夜間痛の早期改善を目的に、肩甲帯周囲筋の柔軟性の獲得より始めることとした。

開始肢位は側臥位とした。肩関節は下垂位、股関節は90度屈曲位に保持し、骨盤の安定を図った（図7-19）。ここでの治療の目標は、前胸部柔軟性テストで4横指以内、肩峰床面距離で2横指以内とした。

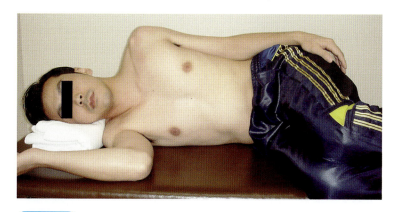

図7-19　開始肢位

a）小胸筋の短縮に対するストレッチング

　一方の手は肩峰から肩甲棘を把持し、他方の手は第2～5肋骨前面部を触知する。続いて、他方の手は肋骨を固定し、一方の手は肩甲骨の後傾・上方回旋を加えて伸張する。この操作の後に、肩甲骨の前傾・下方回旋方向へと収縮（2～3秒、10%程度の収縮力）させる。収縮後は、伸張感が得られる位置まで肩甲骨の後傾・上方回旋位を保持する。これを一連の運動として、筋肉の抵抗感が減少するまで繰り返し実施する（図7-20）。

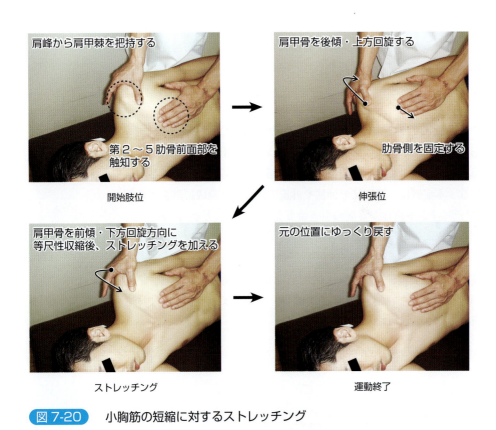

図7-20　小胸筋の短縮に対するストレッチング

b）前鋸筋上部線維の短縮に対するストレッチング

　一方の手は肩峰から肩甲棘を把持し、他方の手は第 1 肋骨上面部を触知する。続いて、他方の手は第 1 肋骨を固定し、一方の手は肩甲骨の内転・上方回旋を加えて伸張する。この操作の後に、肩甲骨を外転・下方回旋方向へと収縮（2 〜 3 秒、10% 程度の収縮力）させる。収縮後は、伸張感が得られる位置まで肩甲骨の内転・上方回旋位を保持する。これを一連の運動として、筋肉の抵抗感が減少するまで繰り返し実施する（図 7-21）。

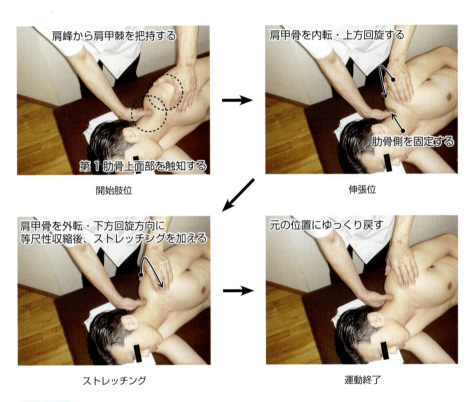

図 7-21　前鋸筋上部線維の短縮に対するストレッチング

> **ワンポイント・アドバイス**
>
> 「② 夜間痛を改善させるための運動療法（肩甲帯周囲への操作）」を実施することで、前胸部柔軟性テストは5横指、肩峰床面距離は3横指となった。その結果、背臥位が楽にとれるようになり、夜間痛は軽減した。また、肩甲帯の位置が矯正されたことで、腕神経叢の緊張も軽減し、手指のしびれは消失した。これらのストレッチングを行う際のポイントは、肩甲骨の誘導において鎖骨周辺部痛を認めた場合には、再度、胸鎖乳突筋や斜角筋のリラクセーションを行うことである。

続いて、肩甲上腕関節の組織に対するストレッチングを実施する。鎖骨骨折の拘縮の多くは、肩甲帯周辺組織であり、肩甲上腕関節の拘縮は二次的に生じたものである。ただし、本症例のように固定期間が長期化したケースでは、肩甲上腕関節の拘縮程度は頑固となりやすく、治療期間が延長化することも少なくない。

③ 夜間痛を改善させるための運動療法（肩甲上腕関節への操作）

上方支持組織の癒着剥離操作は疼痛を伴いやすいが、前段階までに前胸部の拘縮を改善しておくと、関節操作は円滑に進む。また、治療対象の手順としては、先に筋肉による制限因子を排除した上で腱板疎部の治療へと進めるのが一般的である。

開始肢位は背臥位とする（図7-22）。治療の目標は、第1肢位での外旋可動域30度以上とした。

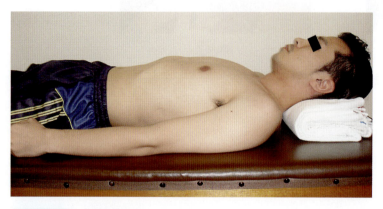

図 7-22 開始肢位

a）棘上筋前部線維の拘縮に対するストレッチング

　一方の手は鎖骨と肩甲棘を把持し、他方の手は上肢を把持する。肩甲骨面上で肩関節を内転・外旋し、棘上筋の前方に伸張を加える。続いて、肩甲骨面上で肩関節の外転・内旋方向に等尺性収縮（2〜3秒、10%程度の収縮力）を行わせ、その後、伸張感が得られる位置まで肩甲骨面上の内転・外旋位を保持する。これを一連の運動として、筋肉の抵抗感が減少するまで繰り返し実施する（図 7-23）。

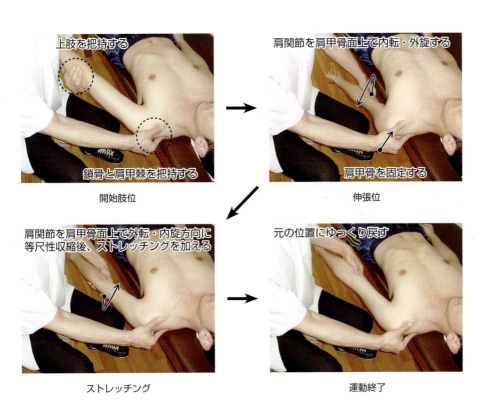

図 7-23　棘上筋前部線維の拘縮に対するストレッチング

b）肩甲下筋上部線維の拘縮に対するストレッチング

　一方の手は鎖骨と肩甲棘を把持し、他方の手は上肢を把持する。肩関節を外旋させたまま伸展・内転し、肩甲下筋の上部を伸張する。続いて、肩関節の内旋・外転・屈曲方向に等尺性収縮（2～3秒、10%程度の収縮力）を行わせ、その後、伸張感が得られる位置まで外旋・伸展・内転位を保持する。これを一連の運動として、筋肉の抵抗感が減少するまで繰り返し実施する（図 7-24）。

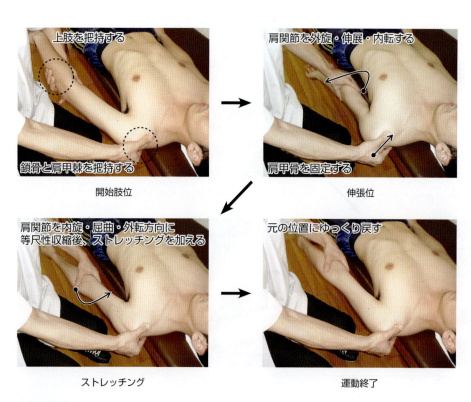

図 7-24　肩甲下筋上部線維の拘縮に対するストレッチング

c）腱板疎部（烏口上腕靱帯）の拘縮に対するストレッチング

　一方の手は鎖骨と肩甲棘を把持したまま腱板疎部を触知し、他方の手は上肢を把持する。続いて肩関節に伸展・内転・外旋を加え、腱板疎部を伸張する。その後、肩関節を屈曲・外転・内旋方向に戻して、腱板疎部を弛緩させる。これを一連の運動として、腱板疎部の緊張感が減少するまで繰り返し実施する（図 7-25）。

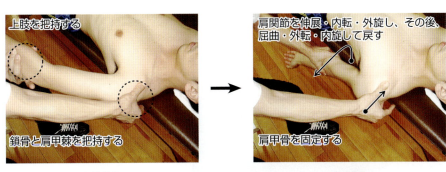

図 7-25　腱板疎部（烏口上腕靱帯）の拘縮に対するストレッチング

> **ワンポイント・アドバイス**
> 「③ 夜間痛を改善させるための運動療法（肩甲上腕関節への操作）」を実施することで、夜間痛は徐々に軽減する。本症例は、下垂位外旋可動域が 30 度を超えた辺りから夜間痛は完全に消失した。その後も継続していくことで外旋可動域が 60 度、結帯動作は第 12 胸椎レベルとなった。

　続いて、肩甲帯の可動域制限に対する運動療法を実施する。ここでは肩鎖関節や胸鎖関節周辺組織の拘縮に対するストレッチングを実施する。ただし、本症例のような鎖骨骨幹部骨折では、遠位端骨折や近位端骨折とは異なり直接的な損傷がないため、長期固定に伴う二次的な拘縮と捉えるとよい。そのため、適切な関節操作を行えば、治療は円滑となりやすい。

④ 肩甲帯の可動域制限に対する運動療法

本症例のように骨癒合が遷延化し長期間の外固定が余儀なくされたケースでは、肩甲上腕関節だけではなく肩鎖関節や胸鎖関節の可動域制限が発生する。そのため、肩鎖関節や胸鎖関節の拘縮除去を中心とした運動療法を実施する必要がある。

開始肢位は側臥位とし、股関節は90度屈曲位に保持する。治療の目標は、屈曲130度以上、外転120度以上、第2肢位での外旋可動域45度以上とした（図7-26）。

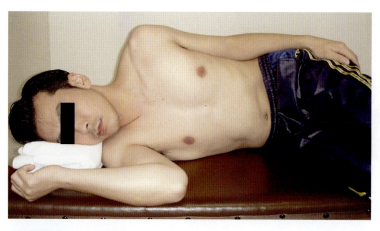

図7-26　開始肢位

a）肩鎖靱帯の拘縮に対するストレッチング

一方の手は肩峰から肩甲棘までを把持し、他方の手は鎖骨の遠位部を把持する。

肩鎖靱帯後部線維では、他方の手で鎖骨を固定しながら、一方の手は肩甲骨を外転させて靱帯を伸張する。

続いて、肩鎖靱帯前部線維では、他方の手で鎖骨を固定しながら、一方の手は肩甲骨を内転させて靱帯を伸張する。これを一連の運動として、肩鎖関節の可動性が改善するまで実施する（図7-27）。

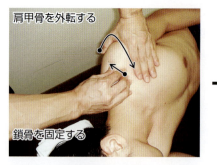 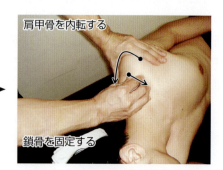

図7-27　肩鎖靱帯の拘縮に対するストレッチング

b) 胸鎖関節の拘縮に対するストレッチング

　胸鎖関節周囲の靱帯に対するストレッチングは、胸骨に対して鎖骨の運動を誘導することが基本的な操作となる。

　前胸鎖靱帯では、一方の手の指腹を胸骨と胸鎖関節に合わせ、他方の手は鎖骨遠位端から肩峰を把持する。続いて、一方の手で胸骨を固定しながら、他方の手は鎖骨を下制・伸展させて靱帯を伸張する。この操作の後に、鎖骨を挙上・屈曲方向に戻して弛緩させる。これを一連の運動として、胸鎖関節の可動性が改善するまで実施する（図 7-28）。

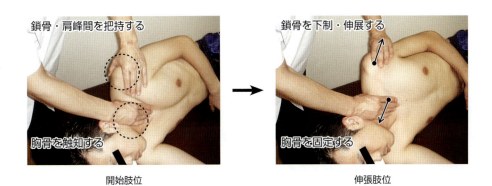

図 7-28　前胸鎖靱帯の拘縮に対するストレッチング

　肋鎖靱帯では、一方の手の指腹を第 1 肋骨の内側部と肋鎖間隙部に合わせ、他方の手は鎖骨遠位端から肩峰を把持する。続いて、一方の手で第 1 肋骨を固定しながら、他方の手は鎖骨を 20 度挙上・伸展させて靱帯を伸張する。この操作の後に、鎖骨を下制・屈曲方向に戻して弛緩させる。これを一連の運動として、胸鎖関節の可動性が改善するまで実施する。（図 7-29）。

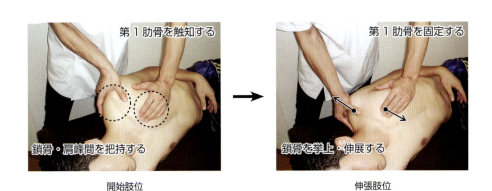

図 7-29　肋鎖靱帯の拘縮に対するストレッチング

鎖骨間靭帯では、一方の手の指腹を胸骨と対側鎖骨に合わせ、他方の手は鎖骨遠位端から肩峰を把持する。続いて、一方の手で胸骨と対側鎖骨を固定しながら、他方の手は胸鎖関節を中心に鎖骨を下制・伸展させて靭帯を伸張する。この操作の後に、鎖骨を挙上・屈曲方向に戻して弛緩させる。これを一連の運動として、胸鎖関節の可動性が改善するまで実施する。（図 7-30）。

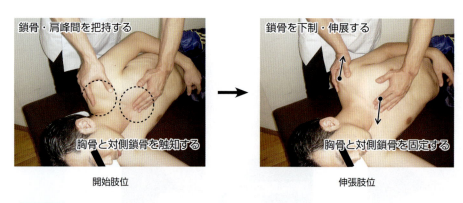

図 7-30　鎖骨間靭帯の拘縮に対するストレッチング

> **ワンポイント・アドバイス**
> 「④ 肩甲帯の可動域制限に対する運動療法」を実施したことにより肩甲帯の柔軟性が改善され、肩関節可動域は屈曲 145 度、外転 130 度、第 2 肢位での外旋 45 度、第 3 肢位での外旋 60 度となった。
> 鎖骨骨幹部骨折では、その周辺の軟部組織に癒着・瘢痕が生じるため、鎖骨の生理的な運動が妨げられ、さらに肩関節の可動域制限を引き起こす。そのため、鎖骨周辺組織の癒着剥離操作の後に肩甲帯の可動性を獲得し、かつ肩甲上腕関節の可動域を拡大していくとよい。

続いて、肩甲上腕関節の挙上可動域を制限する組織に対するストレッチングを実施する。本症例は肩下垂位での長期間固定が余儀なくされたため、下方支持組織を中心に拘縮が生じている可能性が高い。そのため、この部位に焦点を当てて対応することが重要となる。また、ストレッチング操作では肩甲骨の代償運動をできる限り抑止し、肩甲上腕関節の運動を中心に進めていくとよい。そのためには、肩甲骨の関節窩の位置をイメージすることが大切となる。

⑤ 肩甲上腕関節の挙上可動域制限に対する運動療法

本症例は8週間の固定期間中に、拘縮予防を目的とした早期運動療法が実施されていなかった。前述した一連の運動療法後は、肩甲上腕関節の拘縮改善を目的とした運動療法を実施した。

開始肢位は背臥位とした（図7-31）。治療の目標は、屈曲160度以上、外転150度以上、第2肢位での外旋可動域90度以上とした。

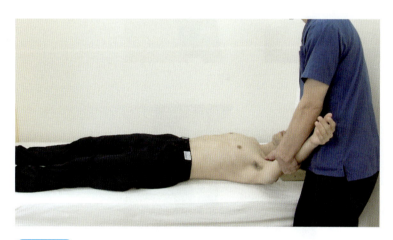

図7-31　開始肢位

鎖骨骨幹部骨折

a）肩甲下筋下部線維の短縮に対するストレッチング

　肩関節を外転90度位に保持し、一方の手は肩甲棘を把持したまま上腕骨頭の後面に合わせ、他方の手は上肢を把持する。続いて、一方の手で肩甲骨を固定しながら上腕骨頭を前方に押し込み、他方の手は肩関節を外旋させて肩甲下筋の下部を伸張する。この操作の後に、肩関節を内旋方向に等尺性収縮（2～3秒、10%程度の収縮力）を行わせ、その後、伸張感が得られる位置まで外旋位を保持する。これを一連の運動として繰り返し、筋肉の抵抗感が減少するまで実施する（図7-32）。外旋可動域の増大とともに徐々に外転角度を増加させ、同様な操作を行う。

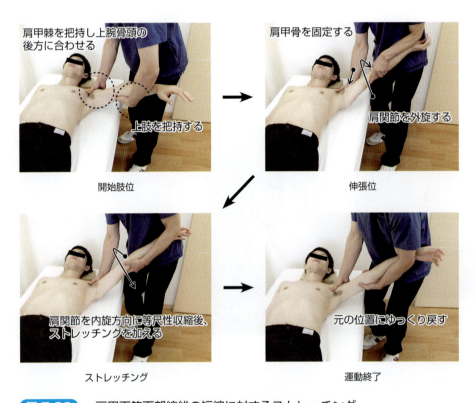

図7-32　肩甲下筋下部線維の短縮に対するストレッチング

b）前下方関節包の硬さに対するストレッチング

　肩関節を外転 90 度位に保持し、一方の手は肩甲棘を把持したまま母指球を上腕骨頭の後面に合わせ、他方の手は上肢を把持する。続いて、一方の手で肩甲骨を固定したまま上腕骨頭を前方に押し込み、他方の手は肩関節を外旋させながら上腕骨を長軸方向に牽引させて伸張する。この操作により伸張感が得られたら、2 ～ 3 秒保持し、ゆっくりと戻す。これを一連の運動として繰り返し、前下方関節包の抵抗感が減少するまで実施する（図 7-33）。

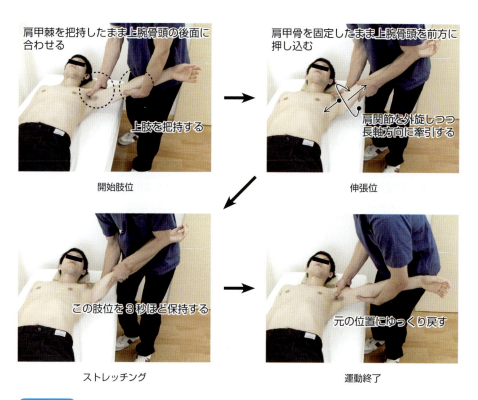

図 7-33　前下方関節包の硬さに対するストレッチング

ワンポイント・アドバイス

「⑤ 肩甲上腕関節の挙上可動域制限に対する運動療法」を実施したことにより肩関節の可動域は拡大し、肩関節可動域は屈曲 190 度、外転 180 度、第 2 肢位での外旋 90 度、第 3 肢位での外旋 100 度となった。
鎖骨骨幹部骨折において肩鎖関節、胸鎖関節の拘縮除去は大切であるが、最終的な可動域を獲得するには肩甲上腕関節の拘縮除去を併行して実施する必要がある。

まとめ

　鎖骨骨折の多くは骨癒合が得られやすく、良好に経過することが多い。ただし、骨折部位、転位の状況、靱帯損傷の有無などによっても治癒の経過が異なり、固定期間が長くなる症例もある。鎖骨は体幹と肩甲帯とを連結する骨であるため、肩甲上腕関節のみならず、胸鎖関節や肩鎖関節を含む肩甲帯および体幹周囲組織の拘縮にも留意する必要がある。

参考文献

1)　Allman, et al：Fracture and ligamentous injuries of the clavicle and its articulation. J Bone Joint Surg 49-A：774-784, 1967.

2)　Rowe CR, et al：An atlas of anatomy and treatment of midclavicular fractures. Clin Orthro 58：29-42, 1968.

3)　Robinson CM, et al：Fracture of the clavicle in the adult. J Bone Joint Surg 80-B：476-484, 1998.

4)　井上尚美：鎖骨の解剖・鎖骨遠位端骨折の分類と診断. MB Orthop 26：1-8, 2013.

5)　蜂谷將史：鎖骨骨折. プラクティカルマニュアル肩疾患保存療法. 信原克哉編. P162-170, 金原出版, 1997.

6)　Hill JM：Closed treatment of displaced middle-third fractures of the clavicle gives poor results. J Bone Joint Surg 79-B：537-539, 1997

7)　坂中秀樹, 他：鎖骨骨幹部骨折に対する（経皮的）Kirschnar 鋼線固定法. MB Orthop 20：15-21, 2007.

8)　伊藤貴明：鎖骨骨幹部骨折に対するプレート固定法. MB Orthop 20：9-14, 2007.

9)　渡辺慶, 他：鎖骨骨折の外科的治療方針. 中部整災誌 45：153-154, 2002.

10)　生田拓也, 他：鎖骨遠位端骨折の治療経験. 整形外科と災害外科 44：1299-1302, 1995.

11)　菅本一臣：動きからみた肩関節の不思議. 整形外科 66：1295-1300, 2015.

12)　林典雄, 他：夜間痛を合併する片関節周囲炎の可動域制限の特徴と X 線学的検討～運動療法への展開～. The journal of Clinical Physical Therapy 7：1-5, 2004.

第8章

大結節骨折に
対する運動療法

1. 大結節骨折の概要と臨床との接点

1）大結節骨折を把握するための基礎知識

① 大結節骨折とは

　大結節とは、上腕骨頭の外側に位置する骨隆起である。大結節には上面（superior facet）、中面（middle facet）、下面（inferior facet）といった3面に、それぞれ棘上筋、棘下筋、小円筋（上部筋束）が付着し、動的支持機構の中軸となっている（図8-1）。

　大結節の単独骨折は全骨折の2%程度とされており[1]、上腕骨近位端骨折の2-part骨折のうち18%を占めている[2]。また、大結節骨折の骨折形態は基本的には2つに大別され、受傷機転がそれぞれ異なるため症例ごとに分類する必要がある[3]。

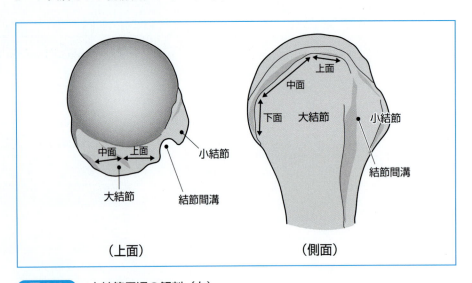

図 8-1　大結節周辺の解剖（右）
上腕骨大結節には上面（superior facet）、中面（middle facet）、下面（inferior facet）といった3つの面が存在する。

　1つ目は、剥離骨折（avulsion fracture）であり、大結節骨折の大多数を占める。この骨折形態は、転倒時に肩関節が過内転位となることや、前方脱臼時に関節窩のエッジが大結節に剪断力を加え、さらに腱板の牽引力が大結節に集中することで発生する（図8-2）[3]。なお、前方脱臼のうち15〜30%が大結節の剥離骨折を伴うとされている[4)5)6]。

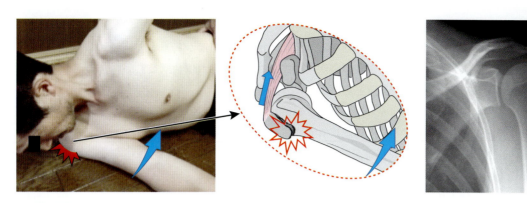

図 8-2 大結節の剥離骨折
転倒の際に肩関節が過内転位となることで腱板の牽引力が大結節に集中して発生する。

　単純な剥離骨折の場合は、腱板および肩峰下滑液包などの上方支持組織の損傷をほとんど認めない。しかし、骨折片の上方転位が顕著なケースでは、肩峰下滑走機構障害により上方支持組織の損傷を呈することがある。症状の回復が得られない場合は、大結節の矯正骨切り術が適応となることもある[7]。
　もう一つは、発生頻度の少ない衝突骨折（impaction fracture）である[8]。この骨折形態は、転倒時に肩関節が過外転位となり、大結節が肩峰や関節上結節のエッジに衝突して発生する（図 8-3）。
　そのため、肩峰下を走行する腱板および肩峰下滑液包などの上方支持組織は、受傷時に損傷された可能性があることを念頭に置く必要がある[9]。治療経過の中で、頑固な肩関節痛や腱板機能不全を認めた場合は、MRIや超音波画像診断により腱板断裂や上腕二頭筋長頭腱障害など上方支持組織の病態の確認が必要となる[1)3)8)]。
　つまり大結節骨折においては、異なる2つの発生機序から治療戦略を考慮することが、円滑な運動療法を行うための条件となる。

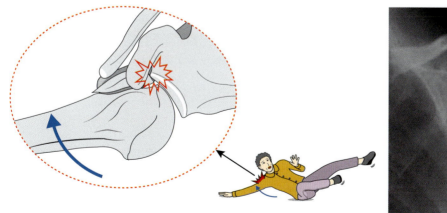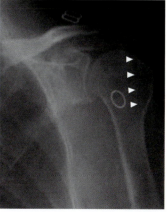

図 8-3 大結節の衝突骨折
転倒の際に肩関節が過外転位となることで、大結節が肩峰および関節上結節のエッジに衝突し発生する、縦割れ骨折である。

② 大結節骨折の分類と治療選択

大結節骨折の骨折型と転位について記述する。大結節骨折は大結節から連続する骨膜の損傷程度により転位量は異なり、損傷がないまたは軽傷であれば軽微ですむが、損傷が重症になると棘上筋や棘下筋の牽引により顕著となる。

この知見は剥離骨折例では特に重要であり、受傷時から骨折片が母床側から離解しているケースでは、その後の治療を慎重に対処する必要がある。そのため骨片の大きさ、予測される転位の方向、転位量についてを X 線像から詳細に評価し、保存療法や手術療法など、適切な治療戦略を組み立てる必要がある[10]。

また、衝突骨折は大結節の上面から下面にかけて縦割れ骨折するため、骨折面が広くなり骨癒合が有利となる。さらに、上面に付着する棘上筋の上方ベクトルと下面に付着する小円筋の下方ベクトルが相殺し、転位は軽微なことが多い。そのため、治療は保存療法が第一選択となる。

③ 分類

基本的に大結節骨折は、転位量により治療方針が分類されることが多い。McLaughlin は転位量と機能障害について着目し、5mm 以下であれば症状はないか軽微となるが、5〜10mm になると症状が顕在化し、さらに 10mm 以上では何らかの処置を加えない限り症状が残存するとしている[11]（表1）。Neer は転位量が 10mm 未満かつ 45 度未満であれば minimal displacement に分類され、保存療法の適応としている[12]。Park は軽微な転位の場合は保存療法を推奨している一方で、たとえ 3mm の転位だとしても、患者がアスリートや重労働者の場合は整復固定が必要と述べている[13]。また仲川は、10mm までの後方転位であれば保存療法の適応と述べている[14]。一方、篠田は 4mm 以上の上方転位は肩峰下インピンジメントを回避できないケースが散在するため、手術が必要であると述べている[15]。

以上のことから、大結節骨折においては転位量が軽微の場合は腱板の機能不全や肩峰下滑走機構障害をほとんど認めず、保存療法がよい適応となる。しかし、転位量が増大するにつれて上方支持組織の機能障害は顕在化する。症状の回復が得られないケースでは、ブロック注射や手術を含めた何らかの処置が必要とされている[16][17][18]。また、X 線を照射する角度や方向により大結節の転位量が変化することもあるため、過大評価や過小評価には十分注意する[19]。

転位量	機能障害
5mm以下	機能障害が少ない。
5〜10mm	機能障害を認めるケースが増加する。
10mm以上	機能障害が残存する。

表1 McLaughlin による転位量と機能障害の分類

2）大結節骨折の臨床像

① 特徴的な所見

　前述のごとく、大結節骨折は軽微な転位であれば機能障害をほとんど認めず、良好な治療成績を得られることが多い。しかし、Kim[1]によると、大結節骨折後に疼痛が改善せず鏡視下手術を行った23例の平均転位量は、わずか2.3mmだったとしている。このことは軽微な転位量の場合でも、疼痛や可動域制限などの機能障害が重篤化するケースが存在することを意味する。そのため、X線上では把握できない不顕性骨折や軽微な転位でも、腱板断裂などの合併例が存在することを念頭に置く必要がある[20)21)22)]。特に衝突骨折は転位が軽微にも関わらず、腱板および肩峰下滑液包などの上方支持組織の損傷により予後不良となるケースが散在する。そのため、大結節骨折後に肩関節の著明な疼痛や可動域制限を認める場合は、MRIや超音波画像診断を用いて、腱板および肩峰下滑液包に関する評価を詳細に行う必要がある（図8-4）。

　また、大結節骨折の治療を実施するにあたり、合併症に関する報告は重要な情報となる。前述したように前方脱臼の頻度が最も高いことはよく知られているが[4)]、外傷性の腕神経叢損傷の約半数に大結節骨折を認めたとする報告[23)]や、まれではあるが腋窩動静脈を中心とした血管損傷の報告もある[24)]。このことから、大結節骨折は決して単純な骨折ではないことが伺える。

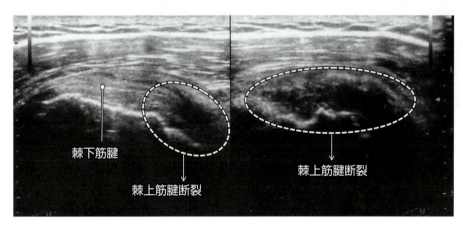

短軸像　　　　　　　　　　　長軸像

図8-4　腱板損傷の超音波画像
棘上筋腱の断裂を認める

② 治療の考え方

　大結節骨折は比較的良好に経過するケースが多いが、受傷機転と骨片の転位量や方向に応じ、予測される機能障害や合併症に配慮した治療戦略が求められる。

　剥離骨折においては、骨片に付着した各腱板の収縮および伸張操作は骨癒合が得られるまで極力防止し、転位の危険性の少ない他動的な外転運動から開始することで、安全かつ安定した関節運動が可能となる。また、治療経過の中で骨片の転位が進行するケースでは、三角巾を用いた筋緊張の緩和肢位を選択することも一つの方法である。いずれにせよ、上方転位したまま骨癒合すると、大結節は肩外転時（図8-5）や肩伸展・内旋時（図8-6）に烏口肩峰靭帯下でインピンジメントが生じることがある。

　衝突骨折では、修復過程における上方支持組織の癒着・瘢痕により著明な可動域制限を生じやすく、組織変性が進行した高齢者では、症状は重篤化する傾向にある。そのため、上方支持組織の癒着剥離操作を基盤とした関節操作が重要となる。

　このように大結節骨折は、予後不良となるケースも少数例ではあるが存在し、症例の骨折形態や転位量に応じた適切な治療戦略および柔軟な対応が、機能障害を最小限に抑止し安定した治療成績を獲得するためのコツとなる。

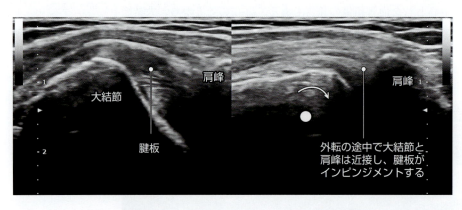

図 8-5　**大結節骨折後に肩峰下インピンジメントを呈した症例**
肩関節を外転すると大結節は肩峰と近接し、介在する腱板がインピンジメントする。

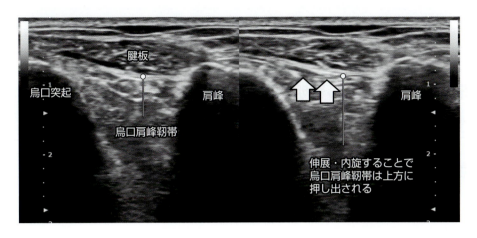

図 8-6　大結節骨折後に肩峰下インピンジメントを呈した症例
肩関節を伸展・内旋すると、大結節が烏口肩峰靭帯を上方に押し出しインピンジメントする。

大結節骨折

2. ケーススタディ
大結節骨折（縦割れ）を呈し著明な拘縮を呈した症例

1）本症例の概要

　本症例は大結節骨折後に保存療法が選択され、4週間の外固定を経てリハビリが開始された50代の女性である。受傷肢位は、上肢を挙上位とした転倒であった。レントゲン画像より大結節上面から長軸に沿った骨折線が確認されたため、肩峰下面と衝突して発生した大結節骨折と推測した。また、外固定除去後の可動域制限が顕著であったことから、受傷時に大結節と烏口肩峰アーチ下に介在する肩峰下滑液包や腱板が損傷された可能性は高いと考えられた。一般的に、変性した軟部組織は炎症が生じやすく、増悪することが分かっている。本症例は50代であったことから、腱板には器質的な変性を認めていたことも予測された。このような環境下で外固定を4週間施行されると、上方支持組織には著明な癒着・瘢痕が形成されることになる。その結果、上方支持組織の滑走性は著明に制限され、拘縮性疼痛を惹起したと考えられた。

　大結節骨折の骨片の形態や大きさは、骨折の発生機序により異なる。その中でも、衝突骨折は縦割れで骨片が大きいという特徴があり、本症例も同様であった。しかし、幸いなことに転位はほとんど認められず、外固定のみで骨癒合は得られていた。そのため、大結節に付着する軟部組織に張力を加えても安全と判断し、運動療法を実施することにした。

　運動療法は、上方支持組織の癒着・瘢痕を剥離する関節操作から開始した。特に上方支持組織は受傷により損傷され、その後の修復過程において著明な癒着・瘢痕が生じ、念入りな癒着剥離操作を求められた。また、癒着剥離操作全てに共通していることではあるが、これらは侵害刺激に対して過剰な反応を示しやすく、剥離操作自体が疼痛を助長するきっかけとなる。最悪の場合は、炎症が波及して腱板や肩峰下滑液包に浮腫や腫脹を生じさせ、運動療法が阻害されることもある。そのため、運動療法中および運動療法実施後に疼痛を認めない程度に止めておいた。

2）病歴と評価

① 症例

　50代の女性、職業は美容関係である。既往歴、家族歴に特記すべき事項はない。

② 現病歴

症例は仕事中に鉄板の上で滑り、上肢を挙上させたまま転倒して受傷した。他院を受診し、三角巾による外固定が4週間施行された。骨癒合は順調に得られたが著明な肩関節拘縮を呈したため、当院を受診し5週目より運動療法が開始された。

③ 運動療法開始時基本評価

a）問診

ⅰ 疼痛発症時期

受傷後から安静時痛を強く認めた。骨癒合が完成し三角巾が除去された5週目には安静時痛は軽減していた。しかし、著明な可動域制限や運動時痛が生じるようになった。

ⅱ 疼痛発症要因

癒着・瘢痕した上方支持組織に加わる侵害刺激が、疼痛の発症要因と推測した。

ⅲ 疼痛部位の示し方

肩関節の周囲を手掌で回すように表現した。

ⅳ 疼痛発現部位

肩関節の前面から外側面にかけて疼痛を認めた（図8-7）。

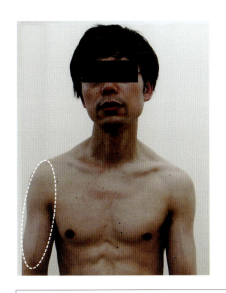

図8-7 疼痛発現部位
肩関節の前面から外側面部にかけて疼痛を認めた。

※ 上半身を露出した画像を使用するため、この後の写真も含め、症例とは別のモデルで撮影しています。

大結節骨折

v 夜間痛

　林の分類[25]：Type 2

> 夜間痛の程度を基準とした TYPE 分類
>
> TYPE1：夜間痛が全くない
>
> TYPE2：時々夜間痛があるが、目が覚めるほどではない
>
> TYPE3：毎日持続する夜間痛があり、一晩に2～3回は目が覚める
>
> TYPE4：毎日持続する夜間痛があり、明らかな睡眠障害を訴える

b）視診・観察

　肩甲骨は軽度外転・下方回旋・前傾位を呈し、上腕骨頭はやや前方位であった（図8-8）。

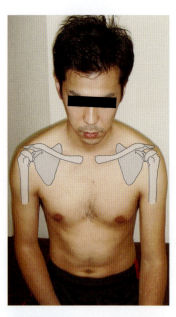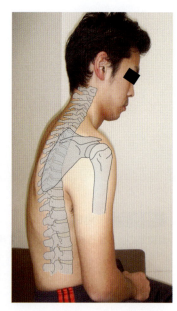

図8-8　本症例の姿勢

肩甲骨はやや外転・下方回旋・前傾位であり、上腕骨頭は前方位にあった。

c）触診

ⅰ 圧痛部位（図8-9）

　圧痛は大結節の上面から中面部にかけて認めた。

ⅱ 緊張部位（図8-10）

　緊張を認めた組織は、棘上筋前部線維、棘下筋上部・下部線維、肩甲下筋下部線維、小円筋、腱板疎部であった。

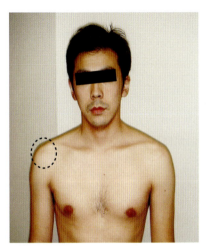
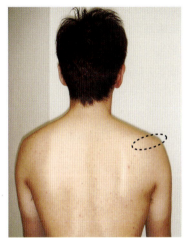

図8-9　圧痛が確認された部位

圧痛は、大結節の上面・中面部に認めた。

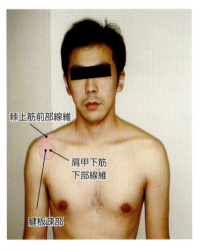
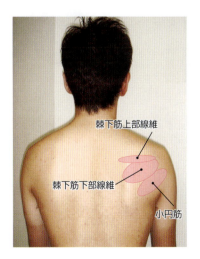

図8-10　緊張部位

緊張を認めた組織は、棘上筋前部線維、棘下筋上部・下部線維、肩甲下筋下部線維、小円筋、腱板疎部に認めた。

d）関節可動域

屈曲：105度　外転：95度
第1肢位外旋：20度　結帯動作：殿部外側レベル
第2肢位外旋：10度　第2肢位内旋：20度
第3肢位外旋：60度　第3肢位内旋：−30度

e）筋肉・靱帯・関節包の伸張テスト

ⅰ　第1肢位外旋制限：肩甲下筋上部線維、棘上筋前部線維、腱板疎部
ⅱ　第1肢位内旋制限：棘下筋上部線維、後上方関節包
ⅲ　第2肢位外旋制限：肩甲下筋下部線維、前下方関節包
ⅳ　第2肢位内旋制限：棘下筋下部線維、後方関節包
ⅴ　第3肢位外旋制限：前下方関節包
ⅵ　第3肢位内旋制限：小円筋、後下方関節包

f）前胸部柔軟性テスト

　結果は、4.5横指（健側：3.5横指）であった。肩峰床面距離は2.5横指（健側：2横指）であった（図8-11）。

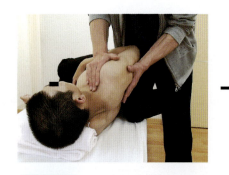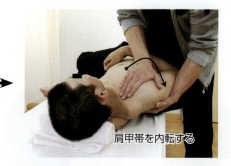

図8-11　前胸部柔軟性テスト
肩峰が床面に抵抗なく接触したら陰性とする。結果は、4.5横指（健側：3.5横指）であった。肩峰床面距離は2.5横指（健側：2横指）であった。

g）筋力

　腱板は4レベルであった。

h）整形外科テスト

　棘上筋テスト、肩峰下インピンジメントを診るNeerテスト、Hawkinsテスト、ペインフルアーク（painful arc sign）は陽性であった。

④ 症例の画像
a）X線所見（図 8-12）
ⅰ 正面像：大結節の骨折型は縦割れであり、上方転位はほとんど認めていない。
ⅱ 斜位像：大結節の上面から下面にかけて骨折線を認める。

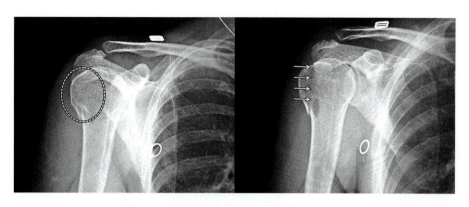

正面像　　　　　　　　　　　斜位像

図 8-12　大結節骨折（縦割れ）骨折時
大結節は長軸に骨折しており、受傷時に大結節と肩峰が強く圧迫して骨折したことが伺える。

3）運動療法の実際

① 上方支持組織の癒着・瘢痕に対する剥離操作

　開始肢位は背臥位とした（図 8-13）。三角筋や大胸筋の緊張は、関節操作を阻害する要因となるため、力を抜くことを指示した。また、棘上筋や棘下筋の収縮力は三角筋が活動しない程度に留めた。治療の目標は、肩甲骨固定下で上肢が体側に接触するまでとした。

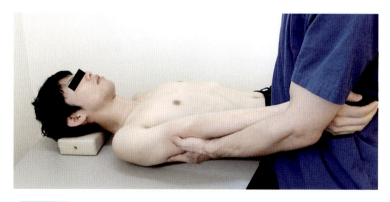

図 8-13　開始肢位

a）棘上筋腱と肩峰下滑液包との癒着に対する剥離操作

　一方の手は上肢を把持し、他方の手は大結節（上面部）に合わせたまま棘上筋腱を触知する。

　前部線維は、一方の手で軽度外旋位から肩甲骨面上で内転させ、他方の手は大結節を烏口肩峰アーチから引き出すことで遠位方向への滑走刺激を加える。その後、軽度内旋位から肩甲骨面上で外転方向に筋収縮させ、近位方向への滑走刺激を加える（図8-14）。

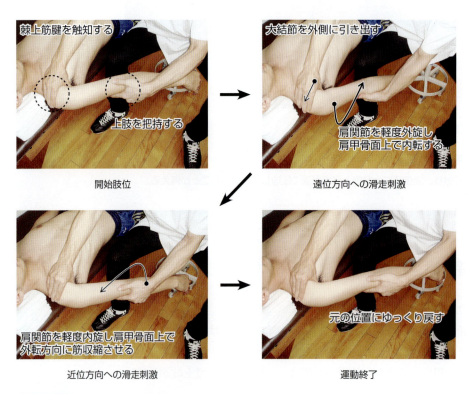

図8-14　棘上筋前部線維と肩峰下滑液包との癒着に対する剥離操作

後部線維は、一方の手で軽度内旋位から肩甲骨面上で内転させ、他方の手は大結節を烏口肩峰アーチから引き出すことで遠位方向への滑走刺激を加える。その後、軽度外旋位から肩甲骨面上で外転方向に筋収縮させ、近位方向への滑走刺激を加える（図8-15）。この操作は、大結節の滑走性が改善するまで繰り返し実施する。

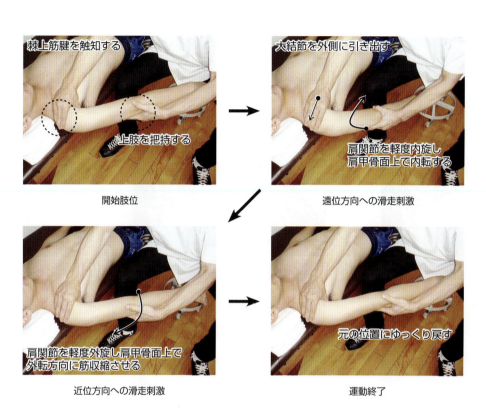

図8-15　棘上筋後部線維と肩峰下滑液包との癒着に対する剥離操作

b）棘下筋腱と肩峰下滑液包との癒着に対する剥離操作

　一方の手は上肢を把持し、他方の手は大結節中面部に合わせたまま棘下筋腱を触知する。続いて、一方の手で肩関節を伸展・内転・内旋させ、他方の手は大結節を烏口肩峰アーチから引き出すことで遠位方向への滑走刺激を加える。その後、肩関節を屈曲・外転・外旋方向に筋収縮させ、近位方向への滑走刺激を加える（図8-16）。この操作は、大結節の滑走性が改善するまで繰り返し実施する。

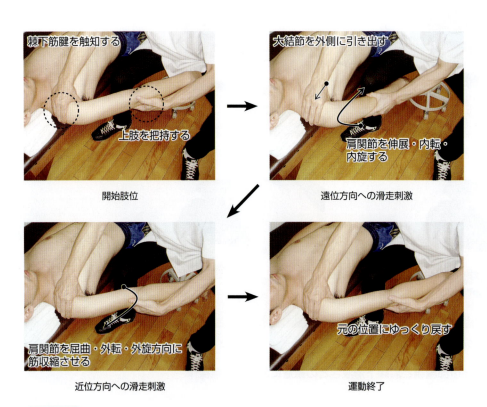

図8-16　棘下筋腱と肩峰下滑液包との癒着に対する剥離操作

c）肩甲下筋腱と肩峰下滑液包との癒着に対する剥離操作

　一方の手は上肢を把持し、他方の手は小結節に合わせたまま肩甲下筋腱を触知する。続いて、一方の手で肩関節を伸展・内転・外旋させ、他方の手は小結節を烏口肩峰アーチから引き出すことで遠位方向への滑走刺激を加える。その後、肩関節を屈曲・外転・内旋方向に筋収縮させ、近位方向への滑走刺激を加える（図 8-17）。この操作は、小結節の滑走性が改善するまで繰り返し実施する。

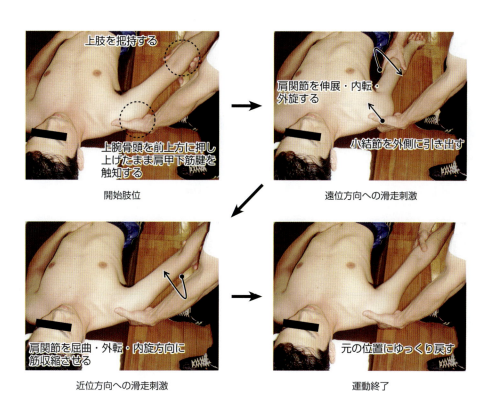

図 8-17　肩甲下筋腱と肩峰下滑液包との癒着に対する剥離操作

d）烏口上腕靱帯（腱板疎部）周辺の癒着に対する剥離操作

　一方の手は上肢を把持し、他方の手は大・小結節に付着する烏口上腕靱帯を触知する。続いて、一方の手で肩関節を伸展・内転・外旋を組み合わせた運動を行い、他方の手は大・小結節を烏口突起から遠ざけることで伸張刺激を加える。その後、肩関節を屈曲・外転・内旋方向に誘導することで緊張を緩和させる（図 8-18）。この操作は、烏口上腕靱帯の緊張が緩和するまで繰り返し実施する。

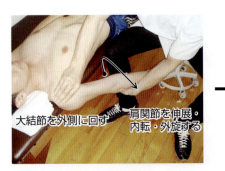

図 8-18　烏口上腕靱帯（腱板疎部）周辺の癒着に対する剥離操作

> **ワンポイント・アドバイス**
>
> 「① 上方支持組織の癒着・瘢痕に対する剥離操作」を実施したことで、上方支持組織の癒着・瘢痕は改善した。その結果、第 1 肢位での外旋は 25 度、結帯動作は第 3 腰椎レベルとなった。また、肩甲骨面上の内転可動域は増大し、肩甲骨固定下で上肢が体側に接触した（いわゆる 0 度獲得）。
> この運動療法のポイントは、対象となる筋の筋腹と停止腱（腱板）の緊張度を、触診しながら進めることである。たとえば、肩関節を伸展・内転させた際に筋腹よりも腱板の方が強く緊張している場合は、腱板周辺の癒着・瘢痕が現時点での制限因子と判断する。
> 一方、この運動療法の実施で腱板周辺の癒着が剥離されると、筋腹の緊張が目立つようになる。この場合は、筋の短縮が現時点での制限因子と判断する。すなわち、運動療法では肩関節の内転制限因子が腱板周辺の癒着・瘢痕から筋の短縮に移行する様子を、触診で捉えながら進めることがコツである。

本症例は後上方支持組織の拘縮が強く、肩関節に伸展や内旋強制をすると、上腕骨頭はobligate translationにより前方偏位し、腱板疎部を中心とした前上方支持組織に侵害刺激が加わることになる。その結果としての運動時痛や可動域制限といった機能障害が著明に認められたため、運動療法においては、肩関節後上方支持組織の拘縮に対する伸張性と柔軟性を改善する必要があった。また、棘下筋や後上方関節包に対し適切な伸張刺激を加える必要があるため、この治療は腱板周辺の癒着・瘢痕を十分に剥離してから開始するとよい。

② 後上方支持組織の拘縮に対する運動療法

　開始肢位は座位とした（図8-19）。この時点では、上方支持組織の癒着・瘢痕が剥離されているため、関節操作により各組織に対する伸張刺激を加えることができる。治療の目標は、obligate translationの改善により、結帯動作時に生じる疼痛が腱板疎部（肩前面部痛）から棘下筋の伸張痛（肩後方部痛）に切り替わるまでとした。

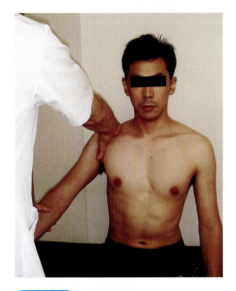

図8-19　開始肢位

a）棘下筋上部線維の短縮に対するストレッチング

　一方の手は上腕骨頭を前方から固定する形で肩峰の把持と棘下筋上部線維を触知し、他方の手は上肢を把持する。続いて、一方の手で肩甲骨を固定したまま上腕骨頭を後方へ押し込み、他方の手は肩関節を伸展・内転・内旋させて適度な伸張刺激を加える。この操作後、肩関節を屈曲・外転・外旋方向に等尺性収縮（2～3秒、10%程度の収縮力）させ、その後ストレッチングを行う。これを一連の運動として、筋肉の抵抗感や緊張が減少するまで繰り返し実施する（図8-20）。

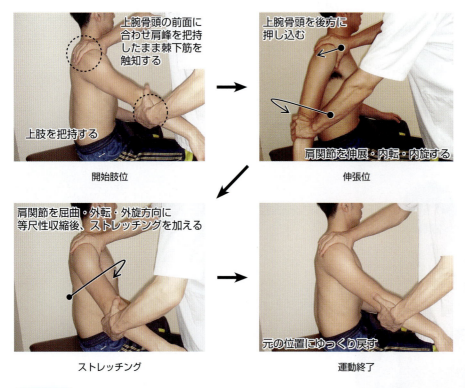

図8-20　棘下筋上部線維の短縮に対するストレッチング

b）後上方関節包の硬さに対するストレッチング

　一方の手は上腕骨頭の前方から固定する形で肩峰を把持し、他方の手は上肢を把持する。続いて、一方の手で肩甲骨を固定したまま上腕骨頭を後方に押し込み、他方の手は肩関節を伸展・内転・内旋し、適度な伸張刺激を加えたまま2〜3秒保持する。この操作後、肩関節を屈曲・外転・外旋方向に戻すことで緊張を緩和させる。これを一連の運動として、上腕骨頭を後方へ押し込む量と肩関節の伸展・内旋角度とを調節しながら、徐々に後上方関節包を拡張していく（図8-21）。

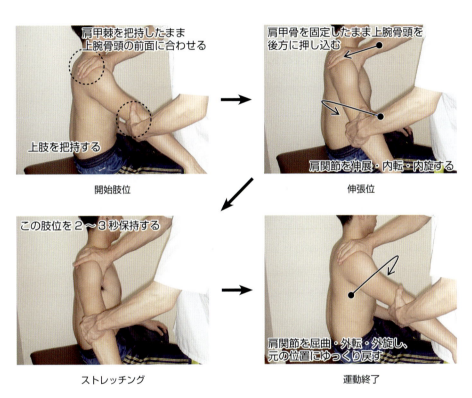

図8-21　後上方関節包の硬さに対するストレッチング

大結節骨折

> **ワンポイント・アドバイス**
>
> 「② 後上方支持組織の拘縮に対する運動療法」を実施したことで、肩関節の後上方支持組織の伸張性や柔軟性は改善された。その結果、肩関節に伸展・内転・内旋運動を加えても上腕骨頭の前方偏位量は軽減したため、肩関節の前方部痛は消失した。併せて、結帯動作は第12胸椎レベルまで改善した。
>
> この運動療法のポイントは、関節操作により発する疼痛部位を確認しながら実施することである。肩関節前方部痛を有する場合は、上腕骨頭が前方偏位して腱板疎部などに侵害刺激が加わっている可能性が高い。一方、肩関節後面部痛を有する場合は、棘下筋や後上方関節包に適切な伸張刺激が加わっている可能性が高い。これらに留意して、上腕骨頭の操作は前方偏位を抑止したまま、上腕骨長軸上に回転させることが運動療法のコツである。

続いて、本症例は肩峰下インピンジメントにより、肩関節の挙上時痛と可動域制限を生じていた。そのため、肩峰下インピンジメントの要因を的確に分析し、症状を回復させる必要性があった。

大結節骨折が上方転位したまま骨癒合すると、肩峰下滑走機構障害を引き起こす要因となる。本症例は大結節骨折の上方転位量は軽微であったが、骨折型は衝突骨折であり、腱板と肩峰下滑液包を中心に瘢痕し、肥厚していたと推測した。そのため、肩峰下腔のスペースは減少する。さらに受傷後に4週間の外固定を実施したことで下方支持組織は拘縮し、肩関節の挙上時に obligate translation して上腕骨頭は上方偏位する。これらが本症例で認めた肩峰下インピンジメントの発生要因と推測した。

運動療法では、まずは上方支持組織の癒着・瘢痕を剥離しつつ近位方向への滑走性を改善させ、大結節が烏口肩峰アーチ下を通過しやすい環境に整えた。

③ 上方支持組織の滑走性を目的とした肩峰下インピンジメントに対する運動療法

開始肢位は背臥位とした（図8-22）。健常者であれば、肩関節を他動的に挙上すると上方の腱板は弛緩するが、本症例はむしろ緊張した。この要因は、烏口肩峰アーチ下に腱板が適切に滑走できず、挟み込んでいるためと推測した。そのため治療の目標は、肩関節挙上時における腱板の近位方向への滑走性が改善し、烏口肩峰アーチ下でみられた腱板の緊張が消失するまでとした。

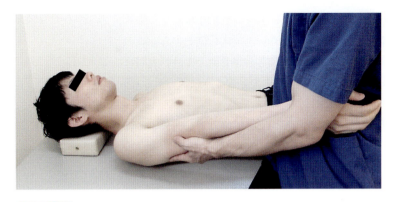

図 8-22　開始肢位

a）棘上筋腱と肩峰下滑液包における近位方向への滑走運動

　一方の手は上腕骨頭を上方から固定する形で大結節上面部に付着する棘上筋腱を触知し、他方の手は上肢を把持する。

　前部線維では、一方の手は上腕骨頭を下方に押し下げることで肩峰下腔とのスペースを確保し、他方の手で肩関節を軽度外旋し肩甲骨面上で内転位とする。この操作後、他方の手による軽い抵抗下で肩関節を軽度内旋し肩甲骨面上で外転方向に筋収縮させ、一方の手で大結節が烏口肩峰アーチ下を滑走できるように誘導する（図8-23）。

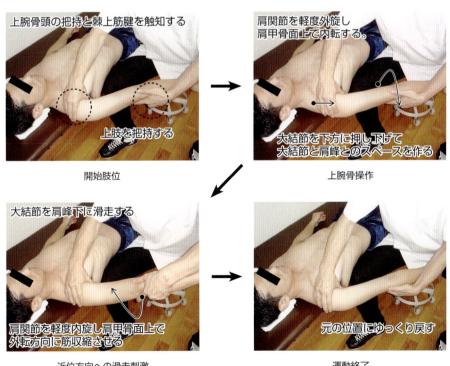

図 8-23　棘上筋前部線維と肩峰下滑液包における近位方向への滑走運動

大結節骨折

後部線維では、一方の手は上腕骨頭を下方に押し下げることで肩峰下腔とのスペースを確保し、他方の手で肩関節を軽度内旋と肩甲骨面上で内転位とする。この操作後、他方の手による軽い抵抗下で肩関節を軽度外旋し肩甲骨面上で外転方向に筋収縮させ、一方の手で大結節が烏口肩峰アーチ下を滑走できるように誘導する（図8-24）。

　この操作は、棘上筋腱の近位方向への滑走性が改善するまで繰り返し実施する。

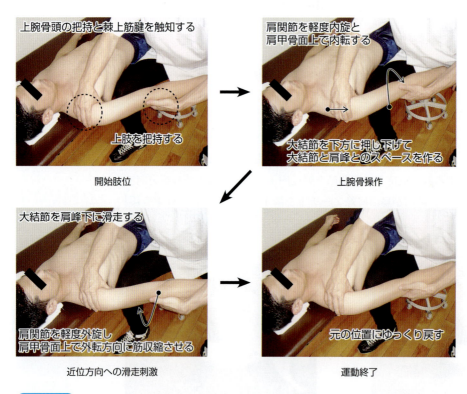

図 8-24　棘上筋後部線維と肩峰下滑液包における近位方向への滑走運動

b）棘下筋腱と肩峰下滑液包における近位方向への滑走運動

　一方の手は上腕骨頭を上方から把持する形で大結節中面部に付着する棘下筋腱を触知し、他方の手は上肢を把持する。続いて、一方の手は上腕骨頭を下方に押し下げることで肩峰下腔とのスペースを確保し、他方の手で肩関節を伸展・内転・内旋位とする。この操作後、他方の手による軽い抵抗下で肩関節を屈曲・外転・外旋方向に筋収縮させ、一方の手で大結節が烏口肩峰アーチ下を滑走できるように誘導する。この操作は、棘下筋腱の近位方向への滑走性が改善するまで繰り返し実施する（図 8-25）。

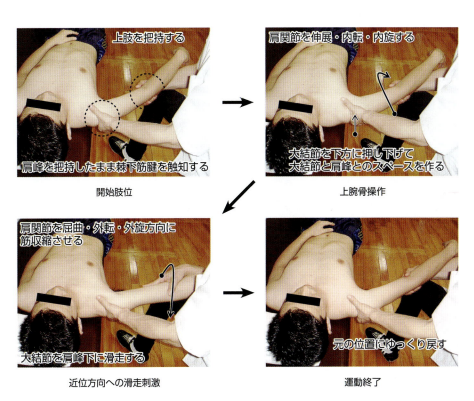

図 8-25　棘下筋腱と肩峰下滑液包における近位方向への滑走運動

大結節骨折

> **ワンポイント・アドバイス**
>
> 「③ 上方支持組織の滑走性を目的とした肩峰下インピンジメントに対する運動療法」を実施したことで、腱板の近位方向への滑走性は回復し、肩関節挙上時に烏口肩峰アーチ下でみられた腱板の緊張は消失した。その結果、肩峰下インピンジメントに起因する疼痛は軽減し、肩関節の屈曲は150度、外転は130度となった。
>
> この運動療法のポイントは、大結節が烏口肩峰アーチ下に滑り込む際に、腱板の緊張を触診下で捉えた上で実施することである。烏口肩峰アーチ下の滑走性が妨げられたまま肩関節を挙上すると、烏口肩峰靭帯に圧が加わり肩峰下インピンジメントを引き起こす。その一方で、腱板の近位方向への滑走性が改善すると、肩関節を挙上しても肩峰下インピンジメントは発生しなくなる。

　上方支持組織の滑走性回復後は、下方支持組織の拘縮に対する治療へと繋げた。運動療法では、肩関節挙上時に obligate translation により上腕骨頭が上方偏位しないだけの下方支持組織のゆとりを作ることが目的となる。本症例は明らかな筋性拘縮を認めていたため、まずは筋肉由来と考え、運動療法により柔軟性と伸張性を獲得する必要があった。

④ 下方支持組織の拘縮除去を目的とした肩峰下インピンジメントに対する運動療法

　開始肢位は背臥位とした（図 8-26）。肩関節の挙上に伴い緊張してくる下方支持組織を明確にし、優先順位をつけて進めると、順調な回復が得られやすい。治療の目標は、下方支持組織の伸張性・滑走性を改善、第2肢位と第3肢位での内外旋可動域の増大、肩峰下インピンジメントの消失である。

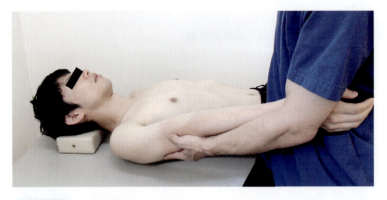

図 8-26　開始肢位

a) 肩甲下筋下部線維の短縮に対するストレッチング

　一方の手は上腕骨頭を後上方から固定する形で小結節に付着する肩甲下筋下部線維を触知し肩峰を把持、他方の手は上肢を把持する。続いて、一方の手で肩甲骨を固定したまま上腕骨頭を前下方に押し込みながら、他方の手で肩関節を外転・外旋させて適度な伸張刺激を加える。この操作後、肩関節を内転・内旋方向に等尺性収縮（2〜3秒、10%程度の収縮力）させて、その後ストレッチングを行う。これを一連の運動として、筋肉の抵抗感や緊張が減少するまで繰り返し実施する（図8-27）。

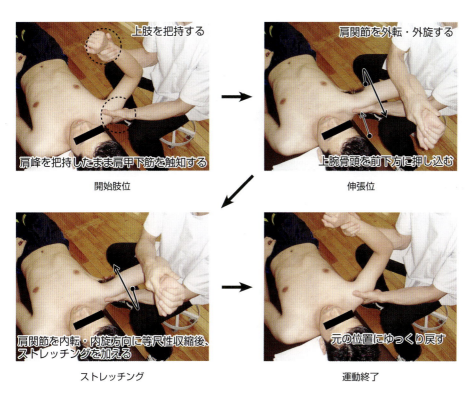

図8-27　肩甲下筋下部線維の短縮に対するストレッチング

b）棘下筋下部線維の短縮に対するストレッチング

　一方の手は上腕骨頭を前上方から固定する形で大結節中面部に付着する棘下筋下部線維を触知し肩峰を把持、他方の手は上肢を把持する。続いて、一方の手で肩甲骨を固定したまま上腕骨頭を後下方に押し込み、他方の手で肩関節を外転・内旋させて適度な伸張刺激を加える。この操作後、肩関節を内転・外旋方向に等尺性収縮（2〜3秒、10％程度の収縮力）させて、その後ストレッチングを行う。これを一連の運動として、筋肉の抵抗感や緊張が減少するまで繰り返し実施する（図8-28）。

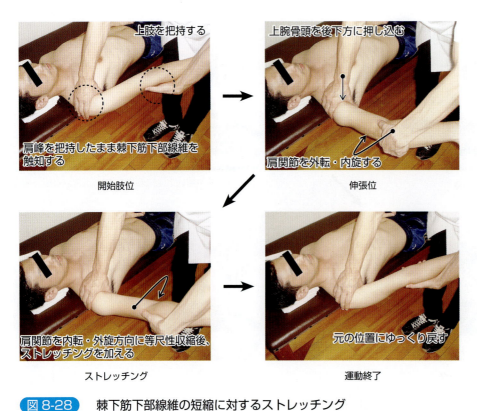

図 8-28　棘下筋下部線維の短縮に対するストレッチング

c）小円筋の短縮に対するストレッチング

　一方の手は上腕骨頭を前上方から固定する形で大結節下面部に付着する小円筋を触知し肩峰を把持、他方の手は上肢を把持する。続いて、一方の手で肩甲骨を固定したまま上腕骨頭を後下方に押し込み、他方の手は肩関節を屈曲・内旋させて適度な伸張刺激を加える。この操作後、肩関節を伸展・外旋方向に等尺性収縮（2～3秒、10%程度の収縮力）させて、その後ストレッチングを行う。これを一連の運動として、筋肉の抵抗感や緊張が減少するまで繰り返し実施する（図 8-29）。

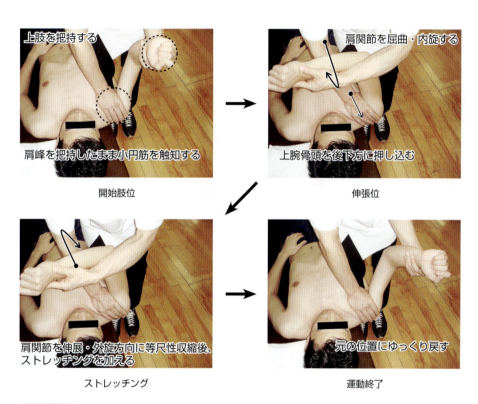

図 8-29　小円筋の短縮に対するストレッチング

d) 大胸筋を用いた下方支持組織のストレッチング

　一方の手は上腕骨頭を上方から固定する形で大胸筋の触知と肩峰を把持し、他方の手は肘頭を把持したまま肩関節を外転・外旋位に保持する。その後、肘頭を固定した位置で肩関節を内転方向に等尺性収縮（2〜3秒、20%程度の収縮力）を行うことで大胸筋の張力を上腕骨頭が下方に偏位するベクトルに変換させ、一方の手で上腕骨頭をさらに下方へ押し込み、下方関節包に適度な伸張刺激を加える。この操作により下方支持組織のゆとりを作りつつ、肩関節は外転・外旋角度を増大させていく（図8-30）。

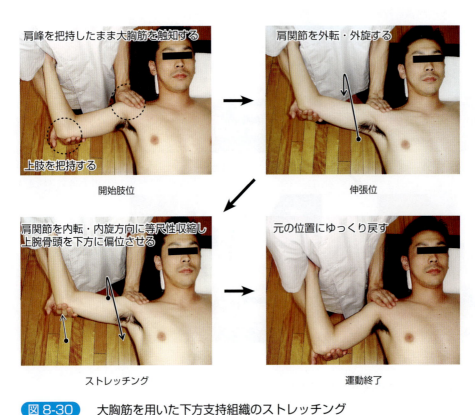

図8-30　大胸筋を用いた下方支持組織のストレッチング

ワンポイント・アドバイス

「④ 下方支持組織の拘縮除去を目的とした肩峰下インピンジメントに対する運動療法」を実施したことで、下方支持組織の伸張性や柔軟性は改善された。その結果、肩関節可動域は屈曲 170 度・外転 155 度、第 2 肢位では外旋は 70 度・内旋は 60 度、第 3 肢位では外旋は 85 度・内旋 10 度となり、肩峰下インピンジメントも消失した。

この運動療法のポイントは、肩峰下インピンンジメントを認める手前で治療操作を行い、上腕骨頭が下方に滑るだけのゆとりを作ることである。この治療展開が適切に実施されると、大結節と烏口肩峰アーチとのスペースは確保され、肩峰下インピンジメントが消失することになる。

また、肩関節内旋を伴う外転運動では、大結節と烏口肩峰アーチとが最も近接することが分かっている。そのため、この方向からの関節運動は下方支持組織のゆとりが十分確保されるまで回避しておくことも、一つの対策として有効である。また、大結節骨折片の上方転位量によっては肩峰下インピンジメントが必発し、肩関節外転運動が阻害されるケースも存在する。その場合は、外転運動や水平伸展運動を制限し、肩峰下インピンジメントが生じない運動域を指導する必要がある。幸いにも本症例は上方転位量が軽微であったため、外転運動や水平伸展運動により肩峰下インピンジメントを引き起こすことはなく、肩関節の機能回復が得られた。

大結節の衝突骨折型は、上方支持組織の高度な癒着・瘢痕を形成することが多く、拘縮を中心とした肩関節の機能障害が生じやすい。その結果、運動療法に難渋して治療期間が延長することになる。このような骨折形態では、的確に所見をとる技術と確実な関節操作を行う技術との双方が求められる。これらを組み合わせることで、良好で安定した治療成績を出せるようになる。

まとめ

　大結節骨折は 2 つの異なる骨折形態が存在する。剥離骨折では、骨癒合が得られるまで骨折片に付着する腱板筋の収縮や伸張操作は極力防止し、転位の危険性が少ない他動的な外転運動から開始することが重要となる。衝突骨折では、修復過程における上方支持組織の癒着・瘢痕により著明な可動域制限を認めやすく、早期より癒着剥離操作を取り入れる治療戦略が重要となる。

参考文献

1) Kim SH, et al：Arthroscopy. The Journal of Arthroscopic & Related Surgery Online 16（7）：695-700, 2000.

2) Chun JM, et al：Two-part fractures of the proximal humerus. J Shoulder Elbow Surg 3：273-287, 1994.

3) Green A, et al：Isolated fractures of the greater tuberosity of the proximal humerus. J shoulder Elbow Surg 12（6）：641-649, 2003.

4) Rowe CR：Acute and recurrent anterior dislocation of the shoulder. Orthop Clin North Am 11：253-270, 1980.

5) Rowe CR, et al：Prognosis in dislocations of the shoulder. J Bone Joint Surg 38-A：957-977, 1956.

6) Rowe CR, et al：Factors related to recurrences of anterior dislocations of the shoulder. Clin Orthop 20：40-47, 1961.

7) 保坂正人, 他：上腕骨近位端骨折変形治癒後の impingement syndrome に対する大結節矯正骨切り術の経験. 中部整災誌 30：1636-1641, 1987.

8) Kaspar S, et al：Acromial impression fracture of the greater tuberosity with rotator cuff avulsion due to hyperabduction injury of the shoulder. J Shoulder Elbow Surg 13（1）：112-114, 2004.

9) Depalma AF：Surgery of the shoulder. 3rd ed. , JB Lippincott, Philadelphia, 387-390, 1983.

10) 大沢敏久：大結節 2-part 骨折に対する治療方針の立て方. 関節外科 27（10）：53-55, 2008.

11) McLaughlin HL：Dislocation of the shoulder with tuberosity fracture. Surg Clin North America 43：1615-1620, 1963.

12) Neer CS Ⅱ：Displaced proximal humeral fracture Part1. Classification and evaluation. J Bone Joint Surg 52-A：1077-1089, 1970.

13) Park TS, et al：A new suggestion for the treatment of minimally displaced fractures of the greater tuberosity of the proximal humerus. Bull Hosp Jt Dis 56：171-176, 1997.

14) 仲川喜之, 他：上腕骨大結節骨折. MB Orthop 10（7）：51-59, 1997.

15) 篠田毅, 他：当院における上腕骨大結節骨折の治療方針. 整・災外 53：857-860, 2004.

16) 衛藤正雄：上腕骨近位端骨折の診療. 分類法の歴史と治療法の変遷. MB Orthop 10（7）：1-10, 1997

17) 仲川善之：上腕骨近位端骨折の診療. 上腕骨大結節骨折. MB Orthop 10（7）：51-59, 1997.

18) 杉田光, 他：上腕骨大結節骨折に対する interfragmentary suture 法の治療

成績. 中部整災誌 44（1）：197-198, 2001.

19) Parsons BO, et al：Reliability and reproducibility of radiographs of greater tuberosity displacement. J Bone Joint Surg 87-A：58-65, 2005.

20) 松村明, 他：上腕骨大結節骨折不顕性骨折の経験. 東日本整災誌 13（4）：423-427, 2001.

21) Keene JS, et al：Proximal humerus fractures. A correlation of residual deformity with long-term function. Orthopedics 6：173-178, 1983.

22) Reinus WR, et al：Fractures of the greater tuberosity presenting as rotator cuff abnormality：Magnetic resonance demonstration. J Trauma 44：670-675, 1998.

23) Reffert RD, et al：Infraclavicular brachial plexus injuries. J Bone Joint Surg 47-B：9-22, 1965.

24) Zuckerman JD, et al：Axillary artery injury has a complication of proximal humerus fractures. Clin Orthop 189：234-237, 1984.

25) 林典雄, 他：夜間痛を合併する片関節周囲炎の可動域制限の特徴とX線学的検討〜運動療法への展開〜. The journal of Clinical Physical Therapy 7：1-5, 2004.

大結節骨折

大結節骨折

第９章

上腕骨近位端骨折に
対する運動療法

1. 上腕骨近位端骨折の概要と臨床との接点

1）上腕骨近位端骨折を把握するための基礎知識

① 上腕骨近位端骨折とは

　上腕骨近位端骨折は、大腿骨近位端骨折・橈骨遠位端骨折・脊椎圧迫骨折と並び、高齢者に頻発する「四大骨折」の一つとしても知られ、全骨折の5〜10％の頻度とされる（図9-1）[1) 2)]。本骨折は、転倒などにより「肩や上腕を直接強打すること」もしくは「上肢を伸展した状態で床に手をつくこと」で受傷することが多い。

　高齢者に集中することから、受傷後長期間を経過しても可動域制限や疼痛などの症状を残すことが多いのも本骨折の特徴である。

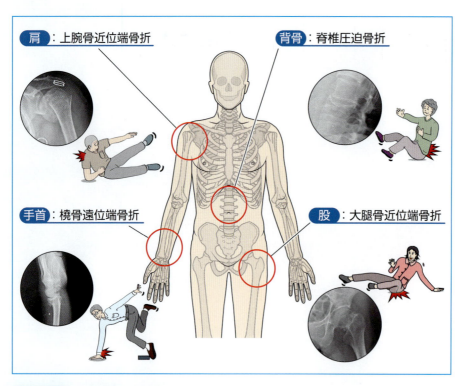

図9-1　高齢者に頻発する「四大骨折」

上腕骨近位端とは上腕骨頭から外科頸付近までの部位を指す。上腕骨頸部には、解剖頸と外科頸とがある。解剖頸は骨頭軟骨を取り囲むように位置し、ここには関節包が付着する。解剖頸で骨折をすることは非常にまれである。一方、外科頸は大結節・小結節の遠位に位置し、上腕骨近位端骨折の多くがここで発生する（図9-2）。

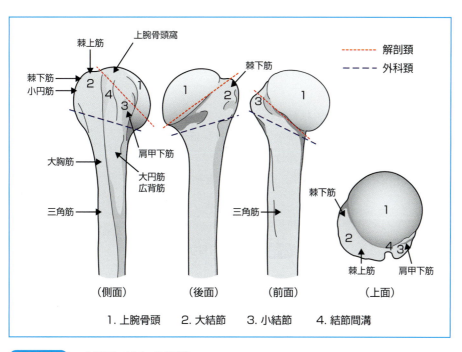

図9-2　上腕骨（右）の解剖

本骨折は、その部位・転位・骨片の数などにより骨頭への血流経路が影響を受けるため、そのタイプによって予後が異なる。このため、X線所見からタイプ分類を行っておくことが、治療計画を立てる上で重要となる。本骨折のタイプ分類には、一般的に Neer 分類が用いられる（図 9-3）。この分類は、上腕骨近位部を「上腕骨頭（解剖頚）」「外科頚」「大結節」「小結節」の 4 つの部位に分けて骨折線を把握するものであり、それぞれを組み合わせてタイプ分類を行う。1cm 以上の骨片間の転位もしくは 45 度以上の角状変形した場合を基準とし[3]、例えば、転位の数が 1 つで 2-part、2 つで 3-part、3 つで 4-part と表記する。その一方で、基準値に達しない転位は minimum displacement とし、安定型として取り扱う。また、脱臼は、その方向により前方脱臼骨折と後方脱臼骨折とに分類する。

② 保存療法と手術療法の選択

Neer 分類の定義に従えば、本骨折の約 80% は転位の少ない安定型に分類されることになる。同様に、転位の少ない大結節骨折や接触面の広い外科頚骨折も保存療法のよい適応となり、適切な治療を行えば治療成績は良好とされている。特に高齢者では、日常生活動作（ADL）や生活の質（QOL）の面から保存療法を第一選択とされることが多い[4]。

骨粗鬆症により骨が脆弱している場合は粉砕骨折に陥りやすく、骨癒合するまでに長期間を要することがしばしばある。そのため、骨片が母床から離解して接触面が得られていない例や整復位の保持が困難な例では、全身状態を考慮して手術療法が選択される[5]。

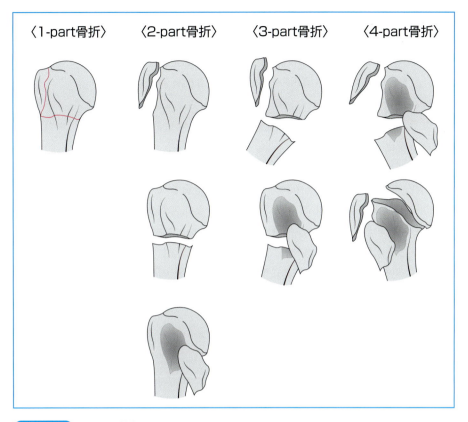

図 9-3　Neer 分類

「解剖頸」「外科頸」「大結節」「小結節」の 4 つの部位に分け、それぞれの転位の有無および組み合わせで分類するものである。特徴として、骨頭への血流の予後に影響を与える因子を判定するのに優れているとされる。
この 4 つの部位では、相互に 1cm 以上離開するか、45 度以上回旋転位した場合に転位骨片と認められる。
【1-part 骨折】
骨片が転位していない場合であり、比較的予後は良好で、保存療法が適応となる場合が多い。
【2/3-part 骨折】
プレート固定術や髄内釘固定術などの手術療法が選択される場合が多い。1 つまたは 2 つの骨片が転位している場合であり、血行障害や骨頭壊死などの合併症のリスクがある。
小結節が骨折していると、4-part 骨折に分類され、骨頭壊死の可能性が高いとされる。
【4-part 骨折】
3 つの骨片が転位している場合であり、骨頭が粉砕上で整復が困難なことが多いため、人工骨頭置換術が適応となる場合が多い。術後の挙上困難を予防するために、外転装具を使用することが推奨されている。

上腕骨近位端骨折

③ 手術療法

手術療法では、骨頭壊死のリスクに応じて治療目的が異なる。骨頭壊死の危険性が少ない2-part骨折や3-part骨折では、プレート内固定術や髄内釘固定術が第一選択となる（図9-4a・b）。その一方で、骨頭壊死の危険性の高い3-part脱臼骨折や4-part骨折では、人工骨頭置換術も視野に入れた治療戦略が必要とされている（図9-4c）。また、3-part骨折でも、内固定では十分な安定性の得られない症例では、人工骨頭置換術が適応となる場合もある[6]。

様々な手術方法が報告されている中で、最近では従来型プレート（conventional plate）よりも固定力や角度安定性に優れたロッキングプレートが開発されたことで、治療成績はこれまでよりも飛躍的に向上している[7)8)9]。良好な報告例が多い一方で、ロッキングプレートやスクリューが適切な位置で固定されなかった場合は、整復位の損失やカットアウトの危険性があり、後療法ではそのことを留意して対応しなければならない[10]。特に脱臼骨折例では、器具に関わらず骨頭壊死の発生率が高くなるため、継時的にX線撮影をおこない、主治医との密な連携のもとに慎重かつ適切な後療法の実施が求められる[11]。

骨粗鬆症例では、外科頚と大結節の骨密度も当然低いため[12]、その固定力を過信せず術者が手術中に感じたスクリューの効き具合も確認するとよい。つまり、主治医との密なコミュニケーションが、その後の経過を左右する。

どのプレート固定にも共通することではあるが、可動域運動中の肩峰下インピンジメントには常に留意すべきである。

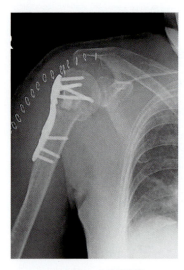 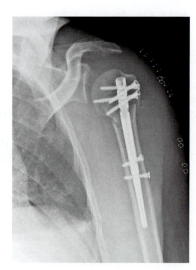 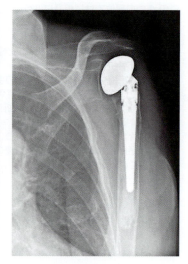

a：プレート内固定術　　　b：髄内釘固定術　　　c：人工骨頭置換術

図9-4 上腕骨近位端骨折の手術療法

2）上腕骨近位端骨折の臨床像

① 特徴的な所見
上腕骨近位端骨折では、骨折部位ごとに次のような特徴がある。

a）解剖頚骨折
上腕骨近位端骨折の中では極めて少ない。しかし、関節内骨折のため骨癒合が得られにくく、たとえ骨癒合が得られても拘縮を中心とした機能障害が顕著となる。血流障害により骨頭の壊死が懸念された場合は、人工骨頭置換術が適応となる。

b）外科頚骨折
本骨折の中で最も多く発生し、回旋転位や角状転位を残したまま骨癒合すると、その後の肩関節可動域にも影響するため注意が必要である（図 9-5）。外旋変形は外旋角度の増大と内旋角度の減少が、内旋変形は内旋角度の増大と外旋角度の減少が生じる。また、外反変形は外転角度の増大と内転角度の減少が、内反変形は内転角度の増大と外転角度の減少が生じる。肩関節の挙上角度が 90 度まで達しない症例は外反変形の 16% に対し、内反変形では 49% が存在するとされている[2]。

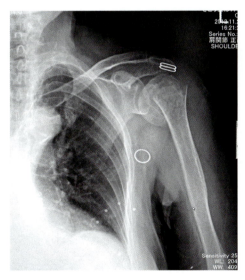

図 9-5 上腕骨外科頚骨折
外科頚は大結節と小結節の下方で力学的に骨折を生じやすく、上腕骨近位端骨折の中では外科頚骨折が最も多く発生する。

c）大結節骨折

　上腕骨近位端骨折の中で、外科頸に続いて2番目に多い。骨癒合後のX線像における大結節の位置を、低位置（いわゆる正常肩であり、骨頭よりも尾側に位置するもの）、等位置（骨頭とほぼ同じ高さにあるもの）、高位置（骨頭よりも頭側に位置するもの）に分類すると腱板機能との関連が予想しやすい（図 9-6）。大結節が高位置で癒合した場合、腱板（特に棘上筋）の作用効率が低下するだけでなく、肩峰下インピンジメントのリスクが高くなり、肩関節の挙上角度が90度まで達しない症例が57％存在する[13]。

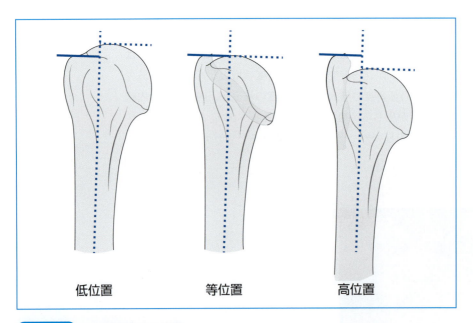

図 9-6　大結節骨折の分類

骨癒合後のX線像における大結節の位置を、低位置（いわゆる正常肩であり、骨頭よりも尾側に位置するもの）、等位置（骨頭とほぼ同じ高さにあるもの）、高位置（骨頭よりも頭側に位置するもの）に分類する。

d）小結節骨折

　転位の大きさに応じて肩関節の機能障害が高まるため、注意が必要な骨折である。小結節には肩甲下筋が付着しているため（図 9-7）、転位のある小結節骨折では、前方動揺性、フォースカップルの破綻に伴う求心位の低下、上腕二頭筋長頭（LHB）の不安定症といった、肩甲下筋の機能不全に伴う諸症状を引き起こす。

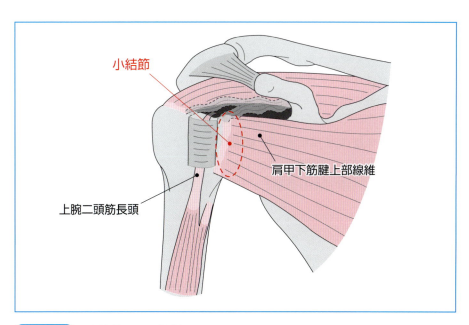

図 9-7　小結節周囲の解剖

② 治療の考え方

　上腕骨近位端骨折後の運動療法では、骨折のタイプ分類、手術方法や器具、損傷された軟部組織などを考慮した上で、治療展開することが重要となる。

　上腕骨近位端骨折の発症後もしくは術後の早期運動療法では、肩甲上腕関節の可動域維持を目的としたstoopingエクササイズが有効な手段となる（図9-8）。炎症や疼痛が軽減した時期から開始するとよいが、骨折部や損傷した軟部組織に侵害刺激を加えると疼痛は増悪し、筋緊張を高めてしまう。そのため、可動域制限がさらに顕著となり、その後の治療成績は不良となる。可能な限り疼痛を与えることのない愛護的な操作が求められる。

　骨癒合後の運動療法では、損傷に伴い癒着・瘢痕した軟部組織の伸張性と滑走性を改善させていき、関節機能を回復させることが目的となる。そのためには、受傷機転、画像所見、手術侵襲、軟部組織の損傷部位などを明確にして、治療戦略を立てることが重要となる。

　また、骨頭中心から大結節までの距離（近位端横径）は、腱板のレバーアームと相関する。このため、上腕骨近位端骨折後にこの距離が減少すると（レバーアームの短縮）、腱板は機能不全を引き起こし、肩関節の自動挙上が困難となりやすい[13]。

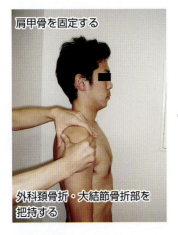
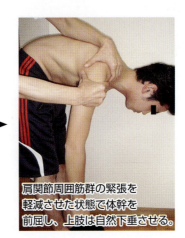

図9-8　stoopingエクササイズ

重力を利用することで肩関節を屈曲させ、肩関節周囲の筋スパズム除去と支持組織の伸張性拡大を図るために行われるエクササイズ。1934年にcodmanが発表した運動理論を元に考案された。

2. ケーススタディ
上腕骨近位端骨折（3-part）術後に著明な拘縮を呈した症例

1）本症例の概要

　本骨折は階段から転落したことで肩を直接強打し、上腕骨近位端骨折を受傷した症例である。骨折は外科頸と大結節に生じ、Neer分類における3-part骨折であった。

　治療は手術療法が選択された。術後4週目から肘関節の運動療法が許可され、骨癒合が安定した6週目からは肩関節の運動療法が許可された。また、安静時痛や自発痛はなかったが、肩関節の運動時痛と著明な可動域制限を認め、拘縮性疼痛を中心とした肩関節の機能障害を呈していた。

　骨折全般に共通することであるが、受傷機転から軟部組織の損傷部位や程度を推測することは重要である。床に手をついて受傷する介達外力は、軟部組織の損傷が骨折部周辺に集中することが多い。一方、本症例のような直達外力は、骨折部周辺の軟部組織が圧挫され、表層部から深層部までが広く損傷される形となる。また、深層に位置する筋区画内の圧力は上昇しやすく、コンパートメント症候群様の症状を呈することがある。そのため、骨折部周辺に位置する三角筋、腱板、靭帯などの軟部組織に対しては、圧痛を中心とした評価を早めに行うべきである。

　またX線所見を観察すると、受傷時の外力は、上腕骨外科頸の外側から内側へ向かうベクトルと、上方へ向かうベクトルとが作用したことが予測された。外科頸が内側に偏位すると、関節窩の下縁と衝突して横骨折が生じる。外科頸には肩甲下筋腱や小円筋（下部筋束）が付着するため、これらの筋には骨折に伴う損傷が懸念される。また、上腕骨が上方に偏位すると、大結節は肩峰と衝突して縦割れ骨折が生じる。このため、上方支持組織の棘上筋腱・棘下筋腱、肩峰下滑液包は、圧挫によって損傷された可能性が高い。このように、X線所見から損傷される軟部組織を推測することは、その後の運動療法を展開する上で重要な情報となる。

　また本症例の術式は、前方進入法（deltopectoral approach）で髄内釘固定術が施行された。手術療法全てに共通するが、皮膚切開した部位は、術後に皮膚と皮下組織が癒着・瘢痕する。また、皮膚の生理的な伸張性や滑走性が失われると、肩関節の運動時に皮膚性疼痛が生じやすくなる。このため、皮膚と皮下組織の癒着を残したまま深層組織に対する治療を行うと、皮膚性疼痛が引き起こされ、肩関節の可動域が停滞する原因となる。

　つまり6週経過した後に運動療法が開始された本症例では、皮膚性疼痛の評価とともに皮膚・皮下組織の癒着剥離操作から進めていくことが、治療の第一歩となる。その上で、順序立てた運動療法の実施が、骨折後の治療において重要となる。

上腕骨近位端骨折

277

以上を踏まえ、本症例の運動療法では肩関節の機能回復を円滑に実施することを目的に、まずは皮膚と皮下組織の滑走性を改善することから開始した。

2) 病歴と評価

① 症例

50代の女性、事務職である。既往歴、家族歴に特記すべき事項はない。

② 現病歴

仕事中に階段を踏み外して受傷した。上腕骨近位端骨折（3-part）の診断で、他院にて髄内釘固定術が施行された。手術後は当院を紹介された。三角巾による外固定を5週間行い、骨癒合が安定してきた6週目より肩関節の運動療法が開始された。

③ 運動療法開始時基本評価

a）問診

ⅰ 疼痛発症時期

受傷後および術後は安静時痛・自発痛を強く認めていたが、運動療法を開始する頃には安静時痛・自発痛は認めず運動時痛が主体であった。

ⅱ 疼痛発症要因

運動時痛は、癒着・瘢痕した上腕骨近位端骨折周辺組織に侵害刺激が加わったことが要因と考えられた。

ⅲ 疼痛部位の示し方

手掌で肩関節周辺を示した。

ⅳ 疼痛発現部位

運動に伴う肩関節の前面から外側面部、上腕の前面部にかけて疼痛を認めた（図9-9）。

ⅴ 夜間痛

林の分類[14]：Type 1（夜間痛が全くない）

夜間痛の程度を基準とした TYPE 分類

TYPE1：夜間痛が全くない

TYPE2：時々夜間痛があるが、目が覚めるほどではない

TYPE3：毎日持続する夜間痛があり、一晩に2～3回は目が覚める

TYPE4：毎日持続する夜間痛があり、明らかな睡眠障害を訴える

上腕骨近位端骨折

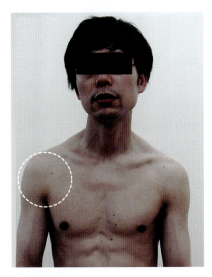

※ 上半身を露出した画像を使用するため、この後の写真も含め、症例とは別のモデルで撮影しています。

図 9-9 疼痛発現部位
肩関節の前面から外側面部、上腕の前面部に疼痛を認めた。

b）視診・観察

肩甲骨は外転・下方回旋・前傾し、胸椎は過後弯していた（図 9-10）。

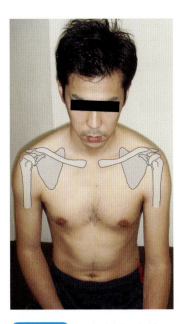 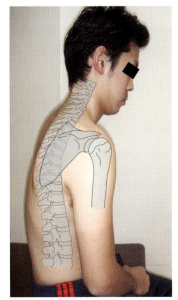

図 9-10 本症例の姿勢
肩甲骨は外転・下方回旋・前傾位、胸椎は過後弯位であった。

上腕骨近位端骨折

279

c）触診

ⅰ 圧痛部位（図 9-11）

　圧痛は、棘上筋前部・後部線維、棘下筋上部・下部線維、肩甲下筋上部・下部線維、小円筋上部・下部線維、腱板疎部、三角筋、手術侵襲部の皮膚に認めた。

ⅱ 緊張部位（図 9-12）

　緊張が亢進していた筋肉は、三角筋前部・中部・後部線維、棘上筋前部・後部線維、棘下筋上部・下部線維、肩甲下筋上部・下部線維、小円筋上部・下部線維、腱板疎部であった。

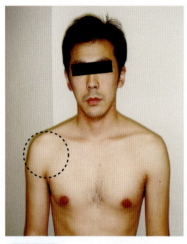
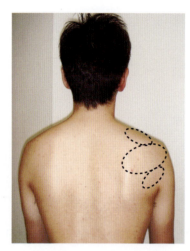

図 9-11　圧痛が確認された部位

圧痛は、棘上筋前部・後部線維、棘下筋上部・下部線維、肩甲下筋上部・下部線維、小円筋上部・下部線維、腱板疎部、三角筋、手術侵襲部の皮膚に認めた。

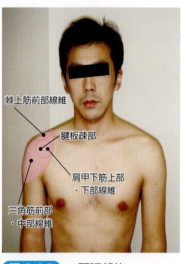
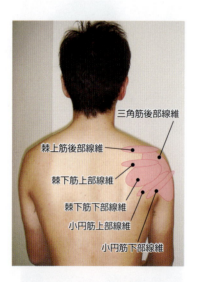

図 9-12　緊張部位

緊張を認めた組織は、三角筋前部・中部・後部線維、棘上筋前部・後部線維、棘下筋上部・下部線維、肩甲下筋上部・下部線維、小円筋上部・下部線維、腱板疎部であった。

d) 関節可動域

屈曲：60度　外転：40度
第1肢位外旋：-15度　結帯動作：殿部外側レベル
第2肢位外旋、内旋：挙上可動域不足のため計測不可能
第3肢位外旋、内旋：挙上可動域不足のため計測不可能

e) 筋肉・靱帯・関節包の伸張テスト

各種伸張テストの状況から、制限因子を以下のように考えた。
i　第1肢位外旋制限：三角筋前部線維、棘上筋前部線維、肩甲下筋上部線維
ii　第1肢位内旋制限：三角筋後部線維、棘下筋上部線維
iii　第2肢位外旋制限：肩甲下筋下部線維、腋窩陥凹（前部線維）
iv　第2肢位内旋制限：棘下筋下部線維、腋窩陥凹（後部線維）
v　第3肢位外旋制限：腋窩陥凹（前部線維）
vi　第3肢位内旋制限：小円筋、腋窩陥凹（後部線維）

f) 前胸部柔軟性テスト

結果は床から5.5横指（健側：3.5横指）であった。背臥位姿勢での肩峰床面距離は3横指（健側：2横指）であり、肩鎖関節・胸鎖関節・胸椎・胸郭の柔軟性低下が疑われた（図9-13）。

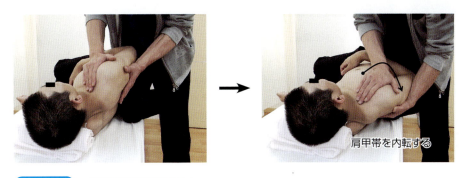

図9-13　前胸部柔軟性テスト

肩峰が床面に抵抗なく接触したら陰性とする。結果は、床から5.5横指（健側：3.5横指）であった。背臥位姿勢での肩峰床面距離は3横指（健側：2横指）であった。

g) 筋力

肩関節屈曲3レベル、外転2レベル、外旋3レベル、内旋3レベルであった。

h）その他の特異的所見

手術侵襲部の皮膚は、皮膚と皮下組織が著明に癒着しており、皮膚性疼痛により肩関節操作は困難であった。

小円筋の下部筋束や肩甲下筋の下部線維は骨折とともに損傷された可能性が高く、頑固に硬結していた。

④ 症例の画像
a）X線所見
ⅰ 受傷時：大結節・外科頸骨折（3-part 骨折）を認める（図 9-14）。
ⅱ 術直後：大結節骨折はスクリュー、外科頸骨折は髄内釘によって固定されている（図 9-15）。

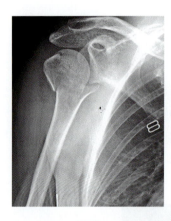

正面像　　　　　　　　斜位像

図 9-14 上腕骨近位端骨折受傷時
大結節と外科頸に骨折を認める 3-part 骨折である。

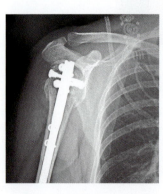 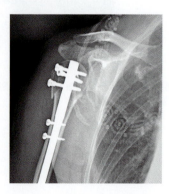

正面像　　　　　　　　斜位像

図 9-15 上腕骨近位端骨折術直後
大結節骨折はスクリュー、外科頸骨折は髄内釘により固定がされている。

3）運動療法の実際

① 皮膚・皮下組織の癒着・瘢痕に対する剥離操作

　開始肢位は座位とした（図 9-16）。三角筋や大胸筋などの表層筋に力が入ると術創部の癒着・瘢痕に対する剥離操作が困難となるため、脱力を指示した。運動療法は、関節操作に伴い皮膚性疼痛がないこと、また、運動に伴う皮膚の蒼白化現象が生じないことに注意しながら進めた。剥離操作中にこれら皮膚症状がみられた場合は、それ以上の刺激を加えないように配慮した。治療の目標は、皮膚の伸張性や滑走性に伴う疼痛が消失するまでとした。

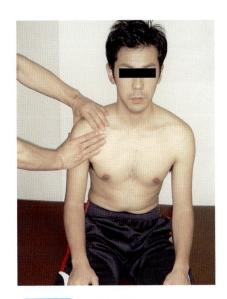

図 9-16　開始肢位

a）皮膚の伸張性・滑走性を改善させるためのアプローチ

術創部に直接触れることなく、その周囲を両手で把持する。続いて、皮膚を軽く持ち上げたまま、頭尾側および内外側方向へと片方ずつゆっくり動かす。この操作を繰り返し行うことで皮膚の伸張性や滑走性が改善してきたら、持ち上げる量や動かす範囲を徐々に大きく反復する（図 9-17）。

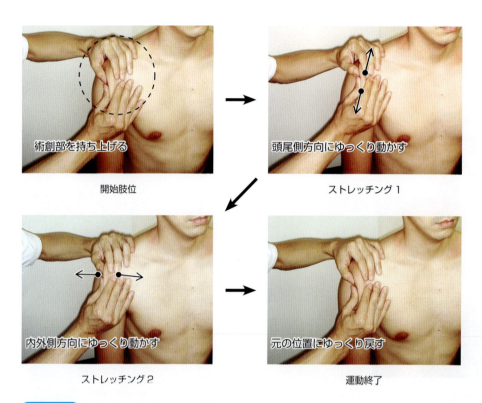

図 9-17 皮膚の伸張性・滑走性を改善させるためのアプローチ

b）関節操作に伴う皮膚の伸張性・滑走性を改善させるためのアプローチ

　一方の手は術創部の周囲を把持し、他方の手は上肢を把持する。一方の手で皮膚を持ち上げたまま、他方の手は肩関節を伸展・内転・外旋方向にゆっくりと動かす。続けて、肩関節を屈曲・内転・内旋方向にゆっくりと動かし、皮膚の伸張性や滑走性を改善させる。これを一連の運動とし、皮膚性疼痛が改善するのを確認しながら、肩関節の可動範囲を徐々に大きく反復する（図9-18）。

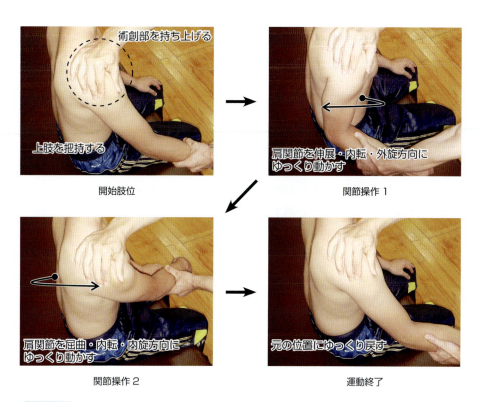

図9-18　関節操作に伴う皮膚の伸張性・滑走性を改善させるためのアプローチ

> **ワンポイント・アドバイス**
> 「① 皮膚・皮下組織の癒着・瘢痕に対する剥離操作」を実施することで、術創部の圧痛や皮膚の伸張性・滑走性が改善され、肩関節の関節操作は行いやすくなる。また、皮膚切開部周辺組織の疼痛が軽減すると上腕骨頭を把持しやすくなるため、その後に続く運動療法が一段と行いやすくなる。これらの運動療法を行う際のポイントは、関節運動を阻害しないだけの皮膚・皮下組織の余裕を作ることから開始することである。

続いて、表層筋の癒着・瘢痕に対する剥離操作を行った。上腕骨近位端骨折後では三角筋などの表層筋は深層に位置する組織と癒着・瘢痕していることが多く、これらの組織間の滑走性は阻害されることになる。すると、深層組織に対する伸張操作を行っても、組織間の癒着・瘢痕によってブロックされてしまい、適切な治療ができなくなる。そのため、表層筋の癒着・瘢痕の剥離操作は、これらの治療の前段階として重要となる。

② 表層筋の癒着・瘢痕に対する剥離操作

術創部の圧痛や皮膚の伸張性・滑走性が得られたら、続いては筋性拘縮について着目した。肩関節の屈曲・内転運動および伸展・内転運動を行うと、三角筋に伸張時痛が生じて可動域は制限されていた。受傷機転から考慮すると、三角筋は圧挫により損傷された可能性が高い。また、三角筋に伸張刺激を加えると大結節付近に疼痛を認めたことから、三角筋とその深層に位置する三角筋下滑液包とが癒着・瘢痕していたと考えられた。

そのため運動療法では、三角筋と三角筋下滑液包との伸張性・滑走性を改善させることを目的に、癒着剥離操作を実施した。

開始肢位は座位とした(図9-19)。治療の目標は、肩関節の屈曲・内転運動と伸展・内転運動に伴い、三角筋の大結節付近での伸張痛が消失するまでとした。

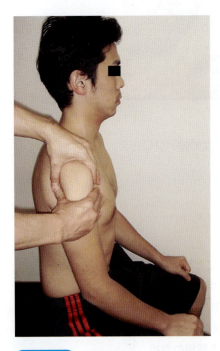

図9-19　開始肢位

a）三角筋を直接滑走するためのアプローチ

一方の手は前部・中部線維に合わせ、他方の手は後部・中部線維に合わせる。続いて、上腕骨頭から引き離す形で三角筋を持ち上げ、この肢位から運動を開始する。まずは前部・中部線維を上腕骨頭の後方に向かって滑走させ、抵抗感が得られるまで続ける。次に後部・中部線維を上腕骨頭の前方に向かって滑走させ、抵抗感が得られるまで続ける。これを一連の運動として、滑走性が改善するまで繰り返し実施する（図9-20）。

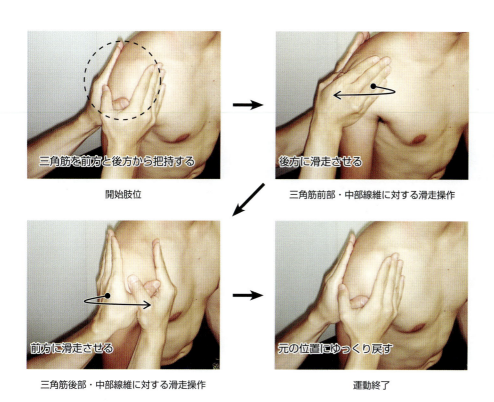

図 9-20　三角筋を直接滑走するためのアプローチ

b）関節操作に伴う三角筋を滑走するためのアプローチ

〈前部・中部線維〉

　一方の手は前部・中部線維を把持し、他方の手は上肢を把持する。続いて、一方の手で前部・中部線維を持ち上げたまま、他方の手はゆっくりと肩関節を伸展・内転・外旋することで、前部線維と三角筋下滑液包間に滑走刺激を加える。伸張感が得られたら、肩関節を屈曲・外転・内旋方向に戻し、滑走刺激を緩和させる（図9-21）。

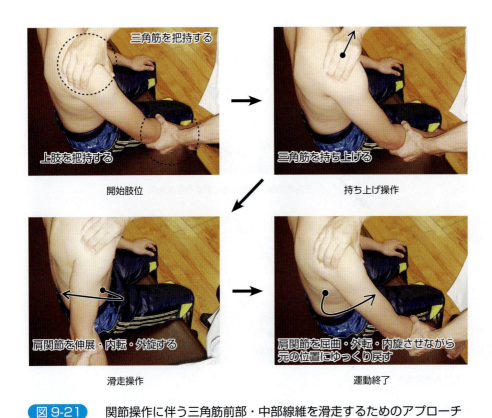

図 9-21　関節操作に伴う三角筋前部・中部線維を滑走するためのアプローチ

〈後部・中部線維〉

　一方の手は後部・中部線維を把持し、他方の手は上肢を把持する。続いて、一方の手で後部・中部線維を持ち上げたまま、他方の手はゆっくりと肩関節を屈曲・内転・内旋することで、後部線維と三角筋下滑液包間に滑走刺激を加える。伸張感が得られたら、肩関節を伸展・外転・外旋方向に戻し、滑走刺激を緩和させる（図9-22）。

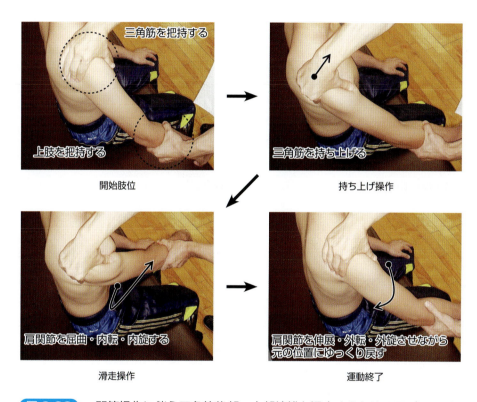

図9-22　関節操作に伴う三角筋後部・中部線維を滑走するためのアプローチ

ワンポイント・アドバイス

「② 表層筋の癒着・瘢痕に対する剥離操作」を実施することで、三角筋と三角筋下滑液包との滑走性は改善し、肩関節操作が行いやすくなる。その結果、第1肢位での外旋は20度、結帯動作は第3腰椎レベルとなった。
三角筋は厚みのある筋肉であることから、表層線維から深層線維までを一塊として把持し、その上で関節操作を用いた滑走刺激を適宜加えることが、この運動療法のポイントである。

続いて、上方支持組織の拘縮に対する治療を行った。転倒により発症した上腕骨近位端骨折の多くは上腕骨頭が上方に突き上げて受傷するため、棘上筋腱を中心に上方支持組織は損傷されている。腱板と関節包は生理的に結合しているが、本骨折後では頑固に癒着・瘢痕し、疼痛や可動域制限といった機能障害を引き起こす要因となる。そのため、上方支持組織に生じた癒着・瘢痕の剥離操作は重要であるが、的確な治療効果を得るためには慎重な関節操作が必要となる。

③ 上方支持組織の拘縮に対する運動療法

　上腕骨近位端骨折（外科頸・大結節）では、腱板や関節包といった深層に位置する軟部組織は癒着・瘢痕していることが多い。そのため、触診により瘢痕組織を正確に捉え、そこに適切な癒着剥離刺激を繰り返し加える技術が重要となる。

　また、上方支持組織の伸展性の欠如は、肩関節の内転制限を引き起こし、肩甲骨の下方回旋位を誘発する。その結果、肩甲骨を懸垂する肩甲帯周囲筋群の緊張は増大し肩甲上腕リズムを乱すため、肩峰下インピンジメントを中心とした機能障害を引き起こすきっかけとなる。そのため運動療法では、上方支持組織の拘縮を先に回復させ、二次的に生じる肩甲上腕リズムの乱れを抑止することにした。

　開始肢位は背臥位とした（図 9-23）。治療の目標は、下垂位での外旋角度が60度以上、結帯動作が第12胸椎レベル以上とした。

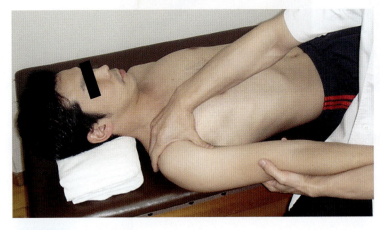

図 9-23　開始肢位

a）棘上筋の癒着に対する剥離操作

　一方の手は上腕骨頭を上方に押し上げたまま棘上筋腱を触知し、他方の手は上肢を把持する。

　続いて、前部線維は、一方の手で関節軸がブレないように適合させながら、他方の手は肩関節を軽度外旋位のまま肩甲骨面上で内転させて棘上筋腱を遠位方向へ滑走させる。その後、肩関節の軽度内旋し肩甲骨面上で外転方向に棘上筋の収縮を同期させ、棘上筋腱を近位方向へ滑走させる（図 9-24）。

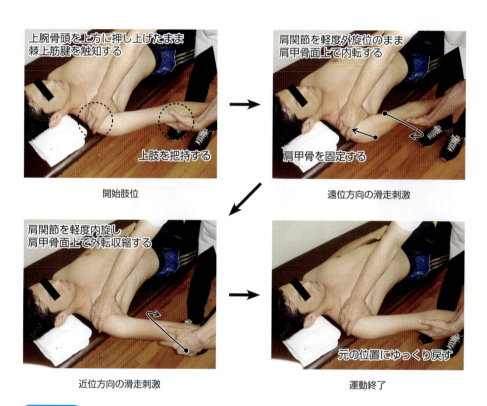

図 9-24　棘上筋前部線維の癒着に対する剥離操作

後部線維は、一方の手で関節軸がブレないように適合させながら、他方の手は肩関節を軽度内旋位のまま肩甲骨面上で内転させて棘上筋腱を遠位方向へ滑走させる。その後、肩関節の軽度外旋し肩甲骨面上で外転方向に棘上筋の収縮を同期させ、棘上筋腱を近位方向へ滑走させる（図 9-25）。

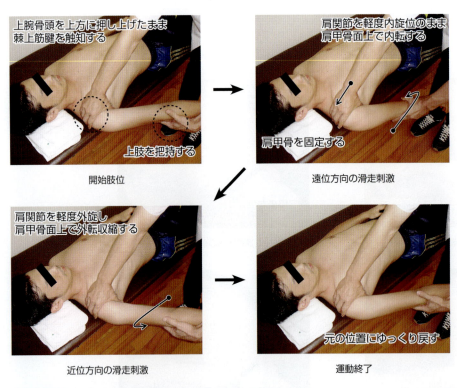

図 9-25　棘上筋後部線維の癒着に対する剥離操作

b) 棘下筋上部線維の癒着に対する剥離操作

　一方の手は上腕骨頭を後上方に押し上げたまま棘下筋腱を触知し、他方の手は上肢を把持する。続いて、一方の手で関節軸がブレないよう適合させながら、他方の手は肩関節を内旋・伸展・内転させて棘上筋腱を遠位方向へ滑走させる。その後、肩関節の外旋・屈曲・外転方向に棘上筋の収縮を同期させ、棘下筋腱を近位方向へ滑走させる（図 9-26）。

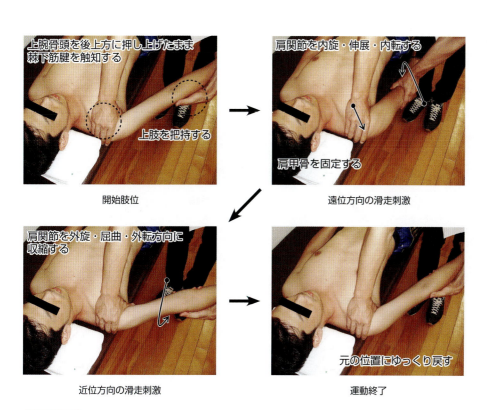

図 9-26　棘下筋上部線維の癒着に対する剥離操作

c）肩甲下筋上部線維の癒着に対する剥離操作

　一方の手は上腕骨頭を前上方に押し上げたまま肩甲下筋腱を触知し、他方の手は上肢を把持する。続いて、一方の手で関節軸がブレないように適合させながら、他方の手は肩関節を外旋・伸展・内転させて肩甲下筋腱を遠位方向へ滑走させる。その後、肩関節の内旋・屈曲・外転方向に肩甲下筋の収縮を同期させ、肩甲下筋腱を近位方向へ滑走させる（図 9-27）。

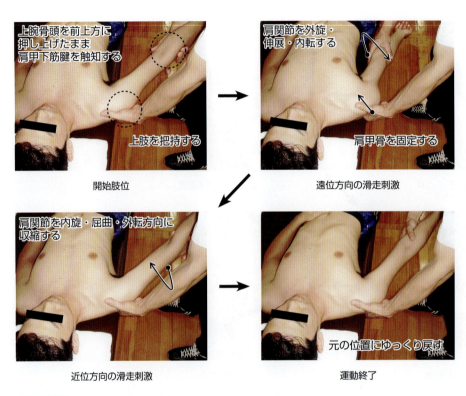

図 9-27　肩甲下筋上部線維の癒着に対する剥離操作

ワンポイント・アドバイス

「③ 上方支持組織の拘縮に対する運動療法」を実施することで、伸張性や滑走性は順調に改善し、下垂位での外旋は60度、結帯動作は第12胸椎レベルとなった。

この運動療法を行う際のポイントは、対象となる組織に的確な伸張および滑走刺激を加えていき、緊張が高まる様子を確実に触診することである。過度な緊張刺激は疼痛を引き起こすきっかけとなるので注意する。

遠位方向への滑走操作では、疼痛を確認しながら徐々に可動範囲を拡げていき、大結節が烏口肩峰アーチからどの程度引き出されてくるかを評価することがコツである。

近位方向への滑走操作では、大結節が烏口肩峰アーチ下を滑走する様子を評価することがコツである。また、筋収縮の強さは、三角筋や大胸筋などの表層筋が関節運動に参加しない程度に留めておくことも重要である。

　続いて、下方支持組織の拘縮に対する治療を行った。外科頚骨折は上腕骨頚部の遠位側で生じる骨折であるが、この部位には肩甲下筋下部線維や小円筋下部筋束といった筋肉が付着している。そのため、これらの筋肉は損傷され、癒着・瘢痕していることが多い。骨癒合後に外科頚骨折周辺を触診すると、これらの筋肉の組織硬度は高くなっているが、癒着・瘢痕の剥離操作を加えると、組織硬度が段階的に低下していく様子が確認できる。この知見を念頭に治療を展開するとよい。

上腕骨近位端骨折

④ **下方支持組織の拘縮に対する運動療法**

　受傷時のX線を観察すると、外科頸は転位を伴う骨折を呈しており、ここに付着する小円筋下部筋束および肩甲下筋下部線維は骨折に伴う損傷により癒着・瘢痕していることが懸念された。そのため、これらの組織に対する癒着剥離操作が求められた。

　開始肢位は背臥位とした（図9-28）。治療法の目標は、第2肢位での外旋可動域60度、第3肢位での内旋角度0度とした。

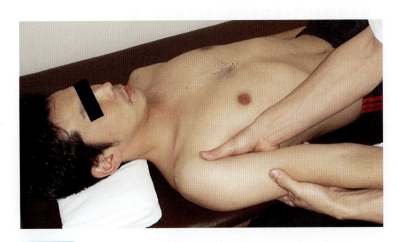

図9-28　開始肢位

a）肩甲下筋下部線維の癒着に対する剥離操作

　一方の手は上腕骨頭を前下方に押し下げたまま上肢を把持し、他方の手は肩甲下筋下部線維を触知する。続いて、一方の手で関節軸がブレないように適合させながら、肩関節を外転・外旋させ、遠位方向への筋滑走を改善させ、同時に他方の手でその伸張感を確認する。その後、肩関節を内転・内旋方向に筋収縮させて近位方向への滑走刺激を加える（図 9-29）。

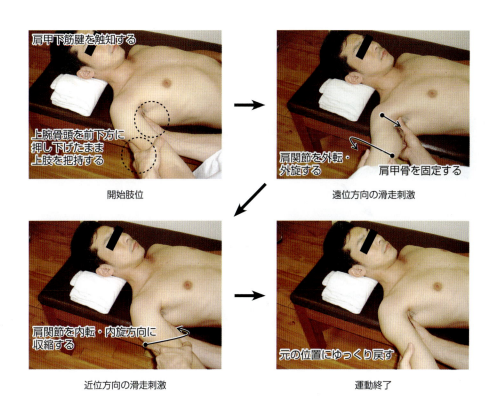

図 9-29　肩甲下筋下部線維の癒着に対する剥離操作

b）棘下筋下部線維の癒着に対する剝離操作

　一方の手は上腕骨頭を後下方に押し下げたまま上肢を把持し、他方の手は棘下筋下部線維を触知する。続いて、一方の手で関節軸がブレないように適合させながら、肩関節を外転・内旋させて遠位方向への筋滑走を改善させ、同時に他方の手で伸張感を確認する。その後、肩関節を内転・外旋方向に筋収縮させて近位方向への滑走刺激を加える（図 9-30）。

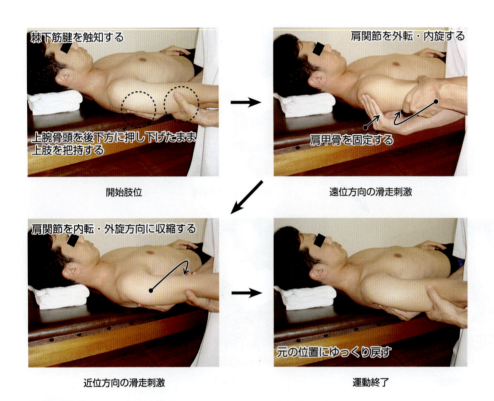

図 9-30　棘下筋下部線維の癒着に対する剝離操作

c）小円筋の癒着に対する剥離操作

　一方の手は上腕骨頭を後下方に押し下げたまま上肢を把持し、他方の手は小円筋を触知する。続いて、一方の手で関節軸がブレないように適合させながら肩関節を屈曲・内旋させて遠位方向への筋滑走を改善させ、同時に他方の手で伸張感を確認する。その後、肩関節を伸展・外旋方向に筋収縮させて、近位方向への滑走刺激を加える（図9-31）。

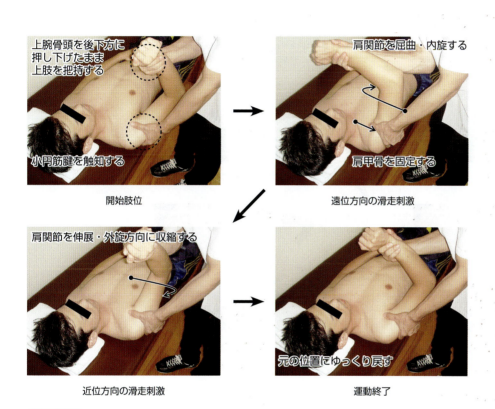

図 9-31　小円筋の癒着に対する剥離操作

d）肩甲下筋下部線維・小円筋の癒着に対する剥離操作

一方の手は肩甲下筋下部線維を、他方の手は小円筋を把持し、さらに両手で外科頚骨折を包み込む。続いて、肩甲下筋下部線維の付着部を剥離する形で筋腹を持ち上げながら後方へ牽引する。その後、小円筋の付着部を剥離する形で筋腹を持ち上げながら前方へ牽引する（図 9-32）。

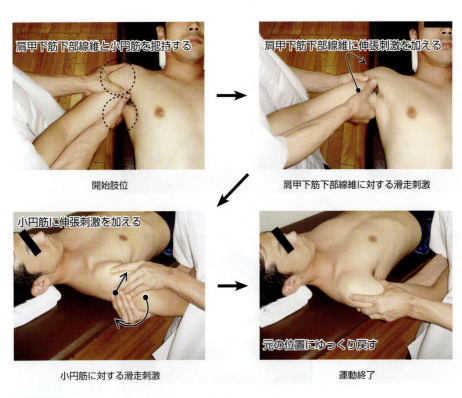

図 9-32　肩甲下筋下部線維・小円筋の癒着に対する剥離操作

> **ワンポイント・アドバイス**
> 「④ 下方支持組織の拘縮に対する運動療法」を実施することで、伸張性や滑走性は順調に改善し、肩関節可動域は第2肢位では外旋60度、第3肢位では内旋0度となった。
> この運動療法を行う際に、下方支持組織の伸張性・柔軟性が十分に得られていない段階で肩関節の挙上可動域を拡大していくと、肩峰下インピンジメントを引き起こす。そのため、疼痛を確認しながら挙上角度を求めていくことが重要となる。
> また、本症例のように癒着・瘢痕が頑固なケースでは、滑走操作や剥離操作を直接加えることが重要である。これらの操作は、抵抗感が軽減するまで繰り返し実施した。

　続いて、腱板疎部と腋窩陥凹の拘縮に対する治療を行った。この部位の関節包には腱板が生理的に結合していない。そのため、癒着・瘢痕した場合は、上腕骨頭を目的とする関節包の方向へと押し込むことで関節包に伸張刺激を加え、伸張位を獲得する必要がある。そのためには、上腕骨頭と関節窩の位置関係を三次元的にイメージできなければならない。この操作は腱板筋の緊張度が高いと的確に実施できないため、腱板筋の緊張がないことを確認した上で治療をすることが原則となる。

⑤ 腱板疎部と腋窩陥凹の拘縮に対する伸張操作

　この時点で肩関節の可動域は順調に拡大し、関節運動に伴う疼痛も回復してきた。しかし、腱板疎部と腋窩陥凹の拘縮により、それ以上の可動域を求めることは困難であった。そのため、腱板疎部や腋窩陥凹に対する治療を実施した。

　開始肢位は背臥位とした（図9-33）。治療の目標は、第2肢位での外旋可動域80度、第3肢位での内旋角度10度とした。

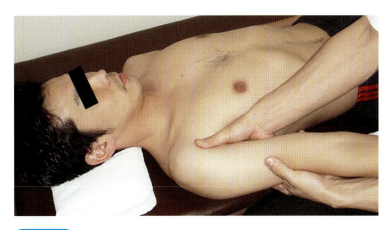

図9-33　開始肢位

a) 腱板疎部の拘縮に対するストレッチング

　一方の手は肩峰を把持したまま上腕骨頭の後方に合わせ、他方の手は上肢を把持したまま下垂位に保持する。続いて、一方の手で肩甲骨を固定したまま上腕骨頭を前方に押し上げ、他方の手は肩関節を伸展・内転・外旋させて、適度な伸張刺激を加える。この操作は抵抗感を感じたら、すぐに弛めることが大切である（図9-34）。

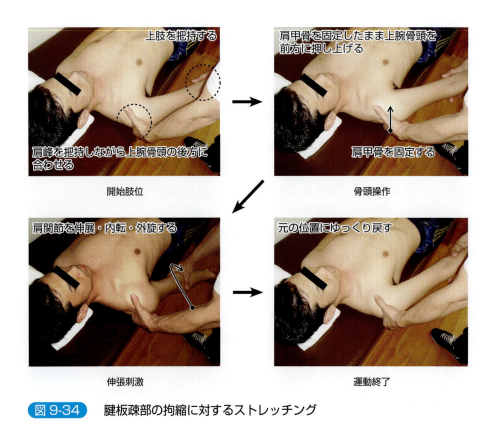

図9-34　腱板疎部の拘縮に対するストレッチング

b) 腋窩陥凹の拘縮に対するストレッチング

　一方の手は肩峰を把持したまま上腕骨頭の上方に合わせ、他方の手は上肢を把持したまま肩甲骨面上で90度外転位に保持する。

　続いて、前部線維は一方の手で肩甲骨を固定したまま上腕骨頭を下方に押し下げ、他方の手は肩関節を外転・外旋させて、適度な伸張刺激を加える（図9-35）。

　後部線維は一方の手で肩甲骨を固定したまま上腕骨頭を下方に押し下げ、他方の手は肩関節を屈曲・内旋させて、適度な伸張刺激を加える（図9-36）。

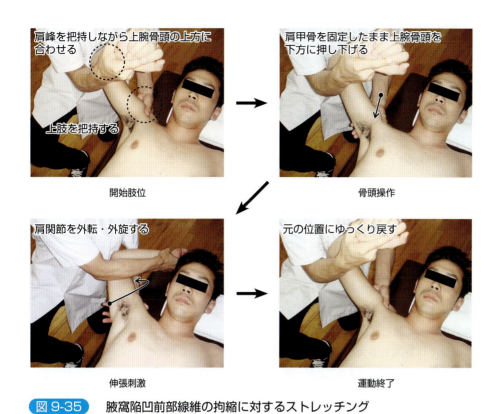

図 9-35　腋窩陥凹前部線維の拘縮に対するストレッチング

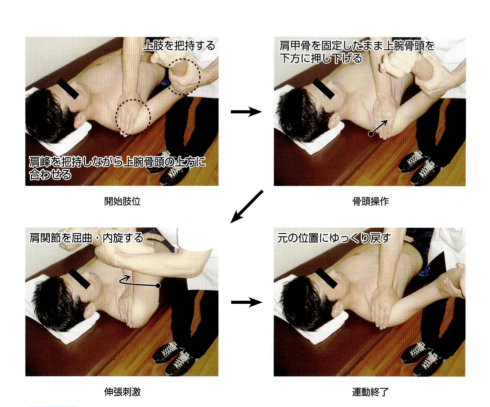

図 9-36　腋窩陥凹後部線維の拘縮に対するストレッチング

ワンポイント・アドバイス

「⑤腱板疎部と腋窩陥凹の拘縮に対する伸張操作」を実施することで、肩関節の可動域はさらに拡大し、屈曲170度・外転160度、第2肢位では外旋70度・内旋45度、第3肢位では外旋85度・内旋25度となった。

これらの運動療法を行う際のポイントは、関節包などの軟部組織の伸張操作を行っても、すぐに可動域に反映されるのではなく、まずは抵抗感が緩解しその上で可動域が拡大してくるというプロセスをたどることを理解しておくことである。また伸張操作は、関節に若干遊びがある程度の角度を設定した上で操作を行うことがコツである。

本骨折のように、高度な外力が加わって発生した外傷は、必然的に軟部組織の損傷も大きくなる。そのため、癒着・瘢痕によって、著明な可動域制限が生じるきっかけとなる。さらに、皮下組織の癒着・瘢痕が著しく強固になると、関節操作以前の皮膚性疼痛により効果が得られないこともしばしばある。しかし、癒着・瘢痕組織に、伸張と滑走刺激を適切に繰り返し加えることで、組織間の滑走性は徐々に改善し併せて可動域も拡大してくる。そのことを念頭に置き、拘縮病態に合わせて的確な運動療法を実施することが、良好な可動域を獲得するためのコツである。

まとめ

　上腕骨近位端骨折は、骨片の転位程度や身体機能などを考慮して保存療法や手術療法が選択される。手術療法では手術侵襲により、皮下組織は癒着・瘢痕していることが多い。また、骨折部とともに軟部組織は同時に損傷されており、骨折部周辺は癒着・瘢痕していることが多い。そのため上腕骨近位端骨折では、これらの拘縮が複雑に絡み合っていることが多く、これらを中心とした疼痛や可動域制限が生じていることに留意する。

　運動療法では、表層の組織から深層の組織へと順を追って治療展開すると、円滑に進行する。つまり、皮膚・皮下組織から開始し、筋膜、表層筋、深層筋へと進め、最後は関節包の治療を行うとよい。表層の組織の柔軟性や滑走性が十分に得られていない段階で、深層の組織に治療操作を加えても、表層の組織に緩衝されてしまい、目的とする結果が得られないためである。

　また、上腕骨近位端骨折は、外力の大きさや方向によって腱板断裂を伴うことが少なくない。その結果、求心位の乱れから肩関節の機能が低下することがある。しかし、画像所見から得られる情報から癒着・瘢痕しやすい軟部組織を明確化し、的確な運動療法を実施すれば良好な治療成績が得られると考えている。

参考文献

1) 石毛徳之：上腕骨近位端骨折分類の変換．関節外科 27：23-31, 2008.

2) 飯澤典茂, 他：多施設集計に基づく上腕骨近位端骨折データベースの分析．関節外科 27：1302-1309, 2008.

3) Neer CS：Displaced proximal humeral fractures. I. Classification and evaluation. J Bone Joint Surg Am 52：1077-1089, 1970.

4) 石黒隆, 他：上腕骨近位端骨折に対する保存療法．整・災外 50：325-332, 2007.

5) 米田英正, 他：高齢者の上腕骨近位部骨折に対する骨接合術の成績．別冊整形外科 58：101-105, 2010.

6) 井出淳二, 他：上腕骨近位端骨折に対する人工骨頭置換術．関節外科 27：133-135, 2008.

7) Seide K, et al：Locked vs. unlocked plate osteosynthesis of the proximal humerus；a biomechanical study. Clin Biomech 22：176-182, 2007.

8) Foruria AM, et al：Proximal humerus fracture rotational stability after fixation using a locking plate or a fixed-angle locked nail；the role of implant stiffness. Clin Biomech 25：307-311, 2010.

9) Sala LE, et al：Two-part surgical neck fracture of the proximal part of the humerus；a biomechanical evaluation of two fixation techniques. J Bone Joint Surg 88-A：2258-2264, 2006.

10) Thanasas C, et al：Treatment of proximal humerus fracture with locking plates；a systematic review. J Shoulder Elbow Surg 18：837-844, 2009.

11) Hente R, et al：Treatment of dislocated 3- and 4-part fracture of the proximal humerus with an angle-stabilizing fixation plate. Unfallchirurg 107：769-782, 2004.

12) 岡村圭佑, 他：上腕骨近位端の骨粗鬆症と骨折．関節外科 13：641-646, 1994.

13) Rietveld ABM, et al：The lever arm in glenohumeral abduction after hemiarthroplasty. J Bone Joint Surg 70-B：561-565, 1988.

14) 林典雄, 他：夜間痛を合併する片関節周囲炎の可動域制限の特徴とX線学的検討～運動療法への展開～. The journal of Clinical Physical Therapy 7：1-5, 2004.

上腕骨近位端骨折

第10章

外傷性頸部症候群に
対する運動療法

1. 外傷性頚部症候群の概要と臨床との接点

1）外傷性頚部症候群を把握するための基礎知識

① 外傷性頚部症候群とは

　外傷性頚部症候群（whiplash-associated disorders：WAD）とは、交通外傷をきっかけに頭部、頚部、背部、肩甲帯部周辺組織を損傷し、運動器および神経系の多彩な症状を呈する包括的な症候群と定義され[1]、一般的には「むち打ち症」と呼ばれている。「むち打ち症」の由来は、頭部に加わる強い衝撃により頚部が鞭のようなしなった動きに例えたものであり（図10-1）、自動車事故のほか労働災害やスポーツ障害などでも発症する。

　諸症状は、受傷直後ないし2〜3日経過した後に出現することが多く、特に頚椎や上位胸椎の椎間板や椎間関節を補強する滑膜、関節包、靭帯などの損傷が重症化すると、回復するまでに長期間を要する[2)3)4)]。

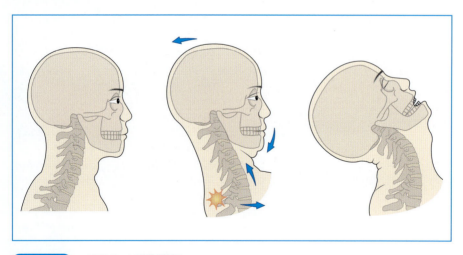

図10-1　WADの受傷機転

　WADは、自覚・他覚的所見に応じて5つのグレードに分類される。グレード0は他覚所見がないもの、グレードⅠは圧痛のみ認めるもの、グレードⅡは頚部痛があり骨・関節障害を認めるもの、グレードⅢはさらに神経学的異常所見を合併しているもの、グレードⅣは骨折・脱臼を認めるものとしている[5]。

ケベック報告による WAD 臨床分類（文献 5 より一部改変）
グレード 0：頚部の訴えがない。徴候がない。
グレード I：頚部の痛み・こわばり・圧痛のみが主訴、客観的徴候がない。
グレード II：頚部の主訴と ROM 制限・圧痛を含む筋・骨格徴候（頭・顔面・後頭部・肩・腕への非特異的広がり）
グレード III：頚部の主訴と腱反射減弱 or 消失・脱力・感覚障害を含む。神経学的徴候（神経学的徴候を含む ROM 制限）
グレード IV：頚部の主訴と骨折 or 脱臼

※すべてのグレードで出現しうる症状や障害には難聴、めまい、耳鳴り、頭痛、記憶喪失、嚥下障害、下顎関節痛などを含む。

外傷性頚部症候群

最近の臨床研究によると、WADでは頚椎・胸椎を支持する多裂筋の深層線維[6]や頭半棘筋[7]などの、特定の筋肉を中心に損傷されることが明らかになってきた（図10-2）。さらに、MRIを用いた継時的変化を検討した報告では、横断面積の減少および脂肪組織の浸潤化がみられると、症状は慢性化するとされている。

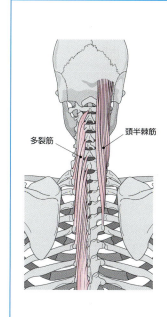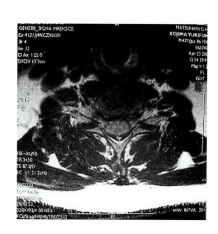

図10-2　WADの受傷機転

② 頸椎・胸椎の支持機構

　頸椎・胸椎を支持している多裂筋や頭半棘筋には、2つの重要な機能がある。1つは、重力に抗して頸椎と胸椎を支持する機能、もう1つは、椎間関節運動を円滑に行う機能である。何らかの理由でこれらの機能が損なわれると、頸椎の前弯は消失（ストレートネック）し、胸椎は過後弯化するため、胸椎における円滑な伸展・回旋運動が制限される（図10-3）。これに肋骨の機能的変形機能が制限されると、肩関節にも影響が及ぶことになる。

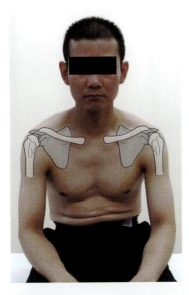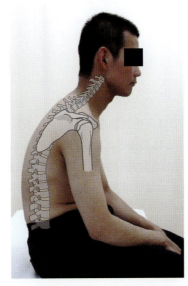

図 10-3　WAD の特徴的な姿勢
頸椎の前弯は消失し、胸椎は過後弯位となる。

　ここで、肩関節の運動と胸椎を中心とする胸郭との関連性について触れておきたい。肩関節の挙上運動の基礎研究によると、下垂位から160度まで挙上することで、第5肋骨を中心に各肋骨は約6mm挙上し、さらに後方回旋運動を伴うとされている[8]。また、胸椎は第6胸椎と第7胸椎を起点に約3度伸展し[9]、さらに同側の側屈と回旋運動が生じる[10) 11)]。この肋骨と胸椎の協調運動により、胸郭の前方は凸形に、後方は凹形へとしなることで、肩甲骨は内転・後傾・上方回旋が可能となる（図10-4）。一方、胸椎椎間関節や肋骨の運動が阻害された場合は、肩甲骨との協調性が乱れることになる。

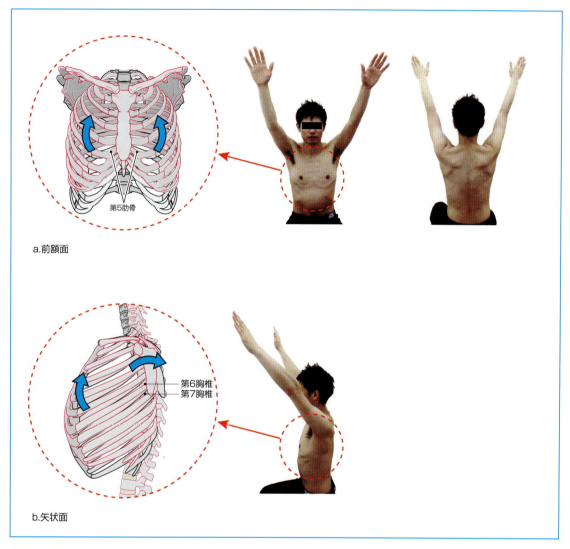

図 10-4　肩関節挙上に伴う胸郭の動き

③ 理学所見

　WADは、あくまでも症候群である。運動器および神経系の多彩な症状を呈する要因は1つではなく、複合的に評価する必要がある。特に、第2・3頸椎関節障害を起因とした頸椎の伸展時痛や側屈時痛、大後頭神経障害を起因とした後頭部痛などは、極めて頻度が高い症状である。また、明らかな神経根症状を認めた場合には、画像所見との整合性を確認すべきである。神経根症状と理学所見が一致すれば頸椎病変を、不一致であれば胸郭出口症候群を念頭に置いた病態考察が必要である。

2) 外傷性頚部症候群の臨床像

① 特徴的な所見

WAD 例に次に示す 3 つの所見があると、肩関節の機能障害を合併することが多い。

椎間関節障害に関連した過度な疼痛反応に伴う肩関節障害

WAD では椎間関節を構成している滑膜組織や脂肪組織が損傷されやすく、肩関節運動に連動した椎間関節の運動自体が疼痛の引き金となる。

胸椎の後弯化に伴う肩関節障害

WAD では胸椎の後弯・同側側屈・回旋といった疼痛回避姿勢が定着しやすく[12]、この姿勢を継続することで胸椎の後弯化が進み、肩甲骨運動が阻害される。

肩甲骨の前傾・外転・下方回旋肢位に伴う肩関節障害

後弯姿勢に伴い、肩甲骨は後傾、内転・上方回旋方向への運動域が制限される[13]。

これら 3 つの所見が互いに影響し合うことで、肩甲上腕リズムは破綻し、骨頭の求心性の低下とともに機能障害が前面にでてくる。

また WAD 症例の中には、受傷時に加わった強力な外力を、反射的に上肢で支えた場合、肩峰下滑液包や腱板が圧挫される。このような外傷に起因した炎症性病変については、頚部痛とは別に対応する必要がある。同部の炎症は、肩峰下滑液包周辺の癒着を形成し、肩峰下インピンジメントなどを続発する（図 10-5）。

② 治療の考え方

WAD 後の肩関節障害は、頚椎・胸椎支持機構や肩甲骨の位置異常（マルポジション；mal-position）に伴って生じる肩関節の機能障害である。肩峰下滑液包や腱板の炎症病変が存在する場合は、肩峰下滑走機構の癒着を主体とした病態が存在する。運動療法では、頚椎・胸椎・肩甲帯の可動域拡大、前胸部の拘縮の改善、肩甲上腕リズムおよび骨頭の求心性獲得をすることが、肩関節症状を回復させる第一歩となる。

このように WAD に続発した肩関節の機能障害に対する運動療法においては、機能障害を引き起こしている要因を明確化し、その上で治療戦略を立てるとよい。

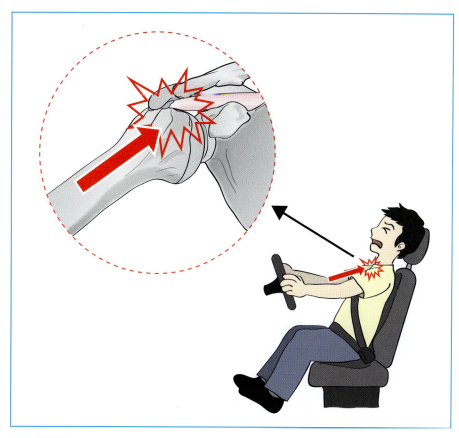

図 10-5　肩関節機能障害の機序

本疾患では肩甲骨運動の主軸となる胸椎や肩甲帯周囲組織が損傷している。このため、肩甲上腕リズムは著しく崩れる。またそれだけではなく、受傷時に上肢に長軸方向への強い外力が作用するため、肩峰下滑液包や腱板に圧挫が生じる。このため、肩峰下滑液包炎や腱板損傷などの肩関節の機能障害へと進展していく。

2. ケーススタディ
外傷性頚部症候群に合併した肩関節拘縮を呈した症例

1）本症例の概要

　本症例は、ハンドルを握ったままの状態で、後方から来た車に追突されて受傷した。受傷機転より、上腕骨頭の突き上げに起因した肩峰下滑液包炎や腱板炎の存在が推測された。当院を受診した最初の2ヶ月間は、消炎鎮痛剤の投与や物理療法による疼痛のコントロールが行われ、急性症状は順調に改善した。その後の経過とともに肩関節の上方支持組織の癒着症状が顕在化し、肩関節拘縮を基盤とした運動時痛を訴えるようになった。

　本症例は、棘上筋を中心に拘縮を認めており、下垂位では肩甲骨は棘上筋に引かれて下方回旋位となっていた。また、頭部は前方位にあり、頚椎はストレートネック、胸椎は過後弯位を呈していた。さらに、この不良姿勢が長期にわたり定着化したことで、肩甲骨と脊椎とを連結する筋群の機能が低下し、その結果、脊椎アライメント異常が肩甲帯の機能不全へとつながる、負のスパイラルを形成していた。

　運動療法では、脊椎アライメント異常や肩甲帯の機能不全により発生した筋肉の緊張緩和を目的に、リラクセーションを実施した。手順としては脊椎アライメントの矯正とともに胸椎の可動性を獲得し、その後、肩甲帯機能の治療へとつなげた。これは、胸椎の後弯の増減が肩甲骨の位置に影響するためであり、その手順が前後すると期待した効果が得られにくくなるからである。

2）病歴と評価

① 症例

　50代の女性で、職業は荷物運びである。既往歴、家族歴に特記すべき事項はない。

② 現病歴

　停車中に後方から追突されて受傷した。受傷直後の症状は軽かったものの、徐々に疼痛が悪化してきた。当院では、疼痛寛解目的に消炎鎮痛剤の投与とともに物理療法が2ヶ月間施行された。その後、頚部の疼痛は軽減したが、左肩関節拘縮を認めたため、治療が運動療法に変更された。

③ 運動療法開始時基本評価

a) 問診

ⅰ 疼痛発症時期

受傷から2〜3日かけて疼痛は増悪した。

ⅱ 疼痛発症要因

ハンドルを握ったまま受傷したことによる、肩峰下滑液包や腱板の損傷が示唆された。

ⅲ 疼痛部位の示し方

手掌で肩関節周辺を示した。

ⅳ 疼痛発現部位

肩関節から上腕にかけての前外側部痛、頚背部および肩甲骨周辺の疲労感、違和感、鈍痛を認めた（図10-6）。

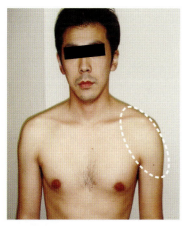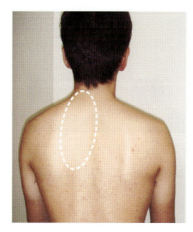

※ 上半身を露出した画像を使用するため、この後の写真も含め、症例とは別のモデルで撮影しています。

図 10-6 疼痛発現部位

肩関節から上腕にかけて、前外側面部痛、頚背部および肩甲骨背部の疲労感、違和感、鈍痛を認めた。

ⅴ 夜間痛

林の分類 Type 3 [14)]

夜間痛の程度を基準とした TYPE 分類

TYPE1：夜間痛が全くない

TYPE2：時々夜間痛があるが、目が覚めるほどではない

TYPE3：毎日持続する夜間痛があり、一晩に2〜3回は目が覚める

TYPE4：毎日持続する夜間痛があり、明らかな睡眠障害を訴える

b）視診・観察

頭部は前方位、頚部はストレートネック、胸椎は過後弯位、肩甲骨は過外転・下方回旋・前傾位を呈していた（図 10-7）。

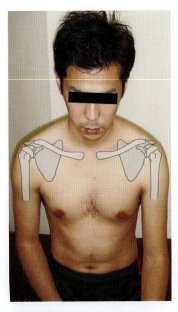
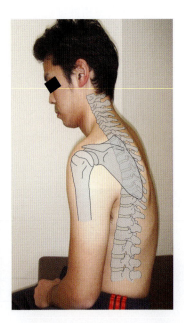

図 10-7　本症例の姿勢

頭部は前方位、頚部はストレートネック、胸椎は過後弯位、肩甲骨は過外転・下方回旋・前傾位を呈していた。

c）触診

ⅰ 圧痛部位（図 10-8）

圧痛は、頭半棘筋、胸部多裂筋、肩甲挙筋、大・小菱形筋、小胸筋、前鋸筋上部線維、広背筋、大胸筋胸肋部線維に認めた。

ⅱ 緊張部位（図 10-9）

緊張を認めた組織は、頭半棘筋、胸部多裂筋、肩甲挙筋、大・小菱形筋、前鋸筋上部線維、広背筋、大胸筋胸肋部線維であった。

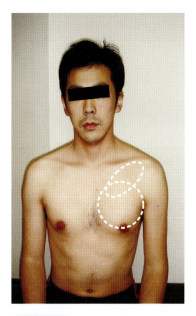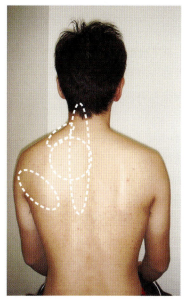

図 10-8　圧痛が確認された部位

圧痛は、頭半棘筋、胸部多裂筋、肩甲挙筋、大・小菱形筋、小胸筋、前鋸筋上部線維、広背筋、大胸筋胸肋部線維に認めた。

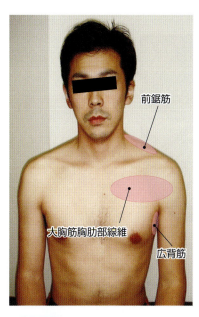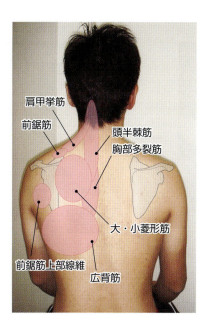

図 10-9　緊張部位

緊張を認めた組織は、頭半棘筋、胸部多裂筋、肩甲挙筋、大・小菱形筋、前鋸筋上部線維、広背筋、大胸筋胸肋部線維であった。

d）関節可動域

屈曲：145度　外転：100度
第1肢位外旋：20度　結帯動作：第7胸椎レベル
第2肢位外旋：20度　第2肢位内旋：70度
第3肢位外旋：65度　第3肢位内旋：30度

e）筋肉・靭帯・関節包の伸張テスト

ⅰ 第1肢位外旋制限：棘上筋前部線維
ⅱ 第1肢位内旋制限：棘上筋後部線維
ⅲ 第2肢位外旋制限：広背筋、大胸筋胸肋部線維、小胸筋、肩鎖靭帯、前胸鎖靭帯、
　　　　　　　　　　肋鎖靭帯
ⅳ 第2肢位内旋制限：明らかな制限因子なし
ⅴ 第3肢位外旋制限：広背筋、大胸筋胸肋部線維、肩鎖靭帯、前胸鎖靭帯、
　　　　　　　　　　肋鎖靭帯
ⅵ 第3肢位内旋制限：明らかな制限因子なし

f）前胸部拘縮テスト

　結果は、患側で床から7横指（健側：4横指）であり、明らかな前胸部の拘縮を認めていた（図10-10）。

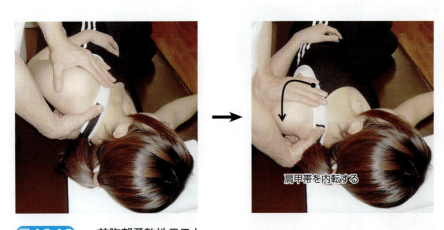

図10-10　前胸部柔軟性テスト
肩峰が床面に抵抗なく接触したら陰性とする。結果は患側で床から7横指（健側：4横指）であった。

g）整形外科テスト

WADの重症度分類はグレード2であった。バレリュー症候群※は認めなかった。肩峰下インピンジメントを診るNeerテストおよびHawkinsテストは陽性であった。

④ 症例の画像

a）X線所見（図10-11）

ⅰ 頚椎　　：頚椎は右に側屈している。
ⅱ 左肩関節：鎖骨は下制し、肩甲骨は外転・下方回旋位を呈している。

> ※ バレリュー（バレー・ルー）症候群
> 痛みに加えて、筋肉の凝り、耳鳴り、めまいなどの多彩な症状が認められるもの。首の損傷によって自律神経（主に交感神経）が直接的もしくは間接的に刺激を受けていることで発症していると考えられている。

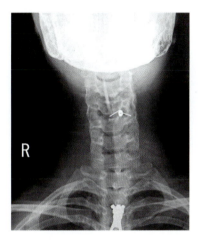 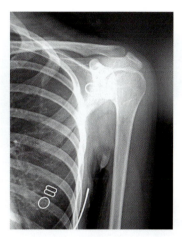

頚椎　　　　　　　　　肩関節

図 10-11　X線所見
頚椎は右に側屈し、鎖骨は下制して肩甲骨が外転・下方回旋位を呈している。

3）運動療法の実際

① 脊椎アライメント異常により緊張した筋群に対する運動療法

　開始肢位は半側臥位とし、肩関節は屈曲・外転位に保持した（図10-12）。このポジショニングで肩関節上方支持組織の緊張状態を触診し、弛緩していることを確認した。また、頭部が過度に側屈した肢位では、対象とする筋肉のリラクセーション効果が得られ難いため、枕の高さを調節して頭部を中間位に補正することが必要である。治療の目標は、脊椎アライメントを自己矯正できるまでとした。

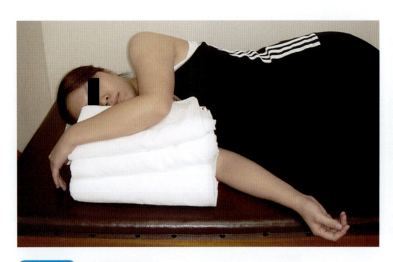

図 10-12　開始肢位

a）頭半棘筋の攣縮に対するリラクセーション

　一方の手は下顎骨を把持し、他方の手は上位胸椎棘突起に置く。一方の手で下顎骨を介して後頭骨を後方に押し、他方の手で上位胸椎を前方に押し戻す。抵抗感が得られたら、その肢位を2〜3秒軽く保持させ、その後下顎骨を上方に引きリラックスを命じる。これを一連の運動とし、他方の手は胸椎棘突起レベルを順次下げ、頭半棘筋が付着する第6胸椎棘突起まで進めていく。この操作を圧痛と筋緊張が改善するまで繰り返し行う（図 10-13）。

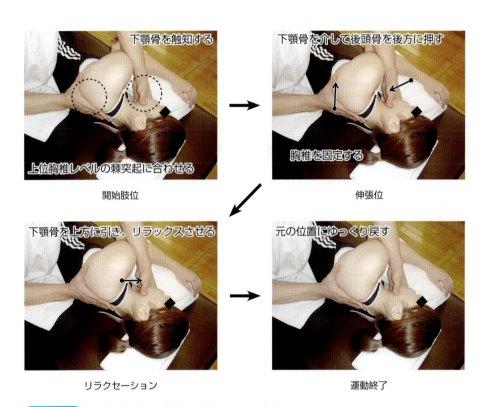

図 10-13　頭半棘筋の攣縮に対するリラクセーション

b）胸部多裂筋の攣縮に対するリラクセーション

　一方の手は第7頸椎棘突起に合わせ、他方の手は第7頸椎～第1胸椎椎間関節を触知する。一方の手で第7頸椎棘突起を多裂筋が伸張するように屈曲・右側屈し、その後、椎間関節で伸展、左側屈するように多裂筋を軽く収縮させる。これを一連の運動とし、同様な運動を胸部多裂筋が付着する第12胸椎棘突起まで順次下りながら進めていく。この操作は、圧痛と筋緊張が改善するまで繰り返し行う（図10-14）。

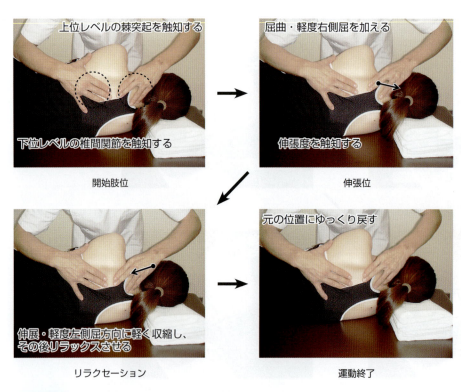

図10-14　胸部多裂筋の攣縮に対するリラクセーション

ワンポイント・アドバイス

「① 脊椎アライメント異常により緊張した筋群に対する運動療法」を実施する際は、対象となる筋肉の収縮を誘発することが大切である。そのためには骨を的確に触診し、正確な関節操作を行う技術が必要となる。このリラクセーション操作により、頸背部の疲労感、違和感、鈍痛は軽減した。同時に、胸椎の柔軟性と姿勢異常も改善され、脊椎アライメントを自己矯正できるようになった。
脊椎アライメントの自己矯正を簡便に行うコツとして、第7頸椎を引き下げながら胸を張る（胸椎の伸展）ように指示すると、ボディー・イメージが得やすい。

続いて、肩甲骨の位置異常の矯正を目的とした運動療法を実施した。治療の目標は、肩甲骨の位置が自己矯正できるまでとした。

② 肩甲骨の位置異常により緊張した筋群に対する運動療法
　開始肢位は側臥位とし、肩関節は屈曲・外転位に保持する（図10-15）。症例が肩をすくめた肢位を呈している場合は、僧帽筋上部線維の緊張が高い徴候である。その場合は、肩甲帯周囲筋のリラクセーション効果が得られないため、首の力を抜くように指示する。

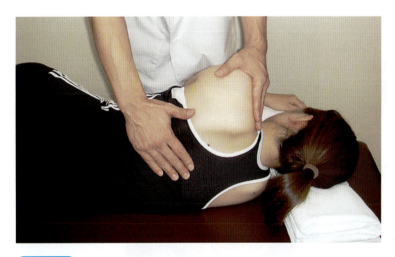

図 10-15　開始肢位

a）肩甲挙筋の攣縮に対する反復収縮を用いたリラクセーション

　一方の手は肩甲骨上角部に合わせ、他方の手は肩甲骨下角部を把持する。上角部に置いた手で肩甲骨を下制し、他方の手は肩甲骨を上方回旋させて肩甲挙筋に伸張刺激を加える。その後、肩甲骨を挙上・下方回旋方向に軽く収縮させる。これを一連の運動として反復し、肩甲挙筋の圧痛と筋緊張が改善するまで実施する（図10-16）。

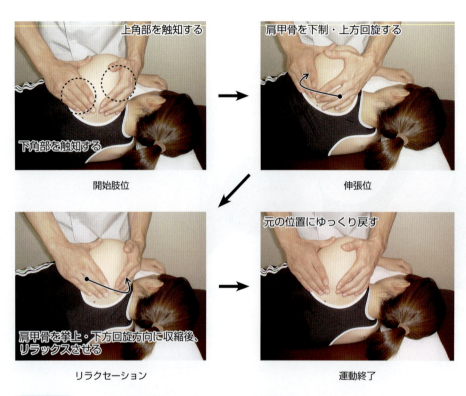

図 10-16　肩甲挙筋の攣縮に対する反復収縮を用いたリラクセーション

b）小・大菱形筋の攣縮に対する反復収縮を用いたリラクセーション

　一方の手で棘三角部内側縁近位部に合わせ、他方の手は肩甲骨下角部を把持する。棘三角部内側縁近位部に置いた手で肩甲骨を外転し、他方の手は肩甲骨を上方回旋させて小菱形筋に伸張刺激を加える。その後、肩甲骨を内転・下方回旋方向に軽く収縮させる。これを一連の運動として反復し、小菱形筋の圧痛と筋緊張が改善するまで実施する（図 10-17）。

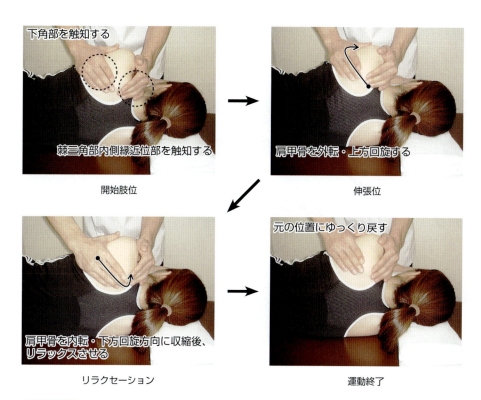

図 10-17　小菱形筋の攣縮に対する反復収縮を用いたリラクセーション

大菱形筋は一方の手で棘三角部内側縁遠位部に合わせ、他方の手は肩甲骨下角部を把持する。棘三角部内側縁遠位部に置いた手で肩甲骨を外転し、他方の手で肩甲骨を上方回旋させて大菱形筋に伸張刺激を加える。その後、肩甲骨を内転・下方回旋方向に軽く収縮させる。これを一連の運動として反復し、大菱形筋の圧痛と筋緊張が改善するまで実施する（図10-18）。

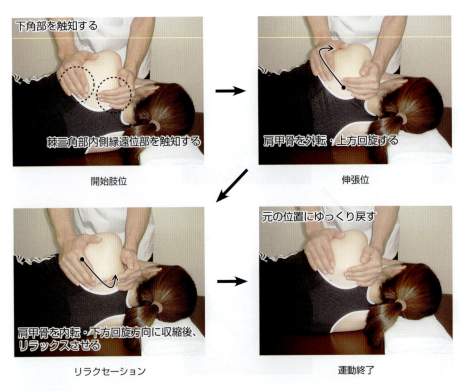

図 10-18　大菱形筋の攣縮に対する反復収縮を用いたリラクセーション

> **ワンポイント・アドバイス**
> 「② 肩甲骨の位置異常により緊張した筋群に対する運動療法」を実施する際は、対象となる筋肉に収縮を誘発することが大切となる。そのために、骨を的確に触診し、正確な関節操作を行う技術が必要となる。これらのリラクセーション操作により、頚背部の疲労感、違和感、鈍痛はほぼ消失した。また、肩甲骨の下制・過外転・上方回旋方向への可動性が増大したことで、肩関節は屈曲150度・外転130度となった。

続いて、肩甲骨の内転制限に対する運動療法を行った。まずは肩甲骨の内転制限因子となる筋肉の要素を十分に改善させ、その後、肩鎖関節や胸鎖関節へのアプローチへと繋げた。

また、本症例の肩甲骨内転制限の要因の1つとして、前胸部の拘縮を強く認め、肩甲骨は外転位となっていた。このような肩甲骨肢位のまま背臥位となると、肩関節は過伸展が強要され、腕神経叢には牽引刺激が加わることになる。同時に、小胸筋の緊張が高いと、深層を走行している腕神経叢への圧迫刺激が高まり、結果的に胸郭出口症候群に類似した症状を呈することになる。本症例のように、前胸部や肩甲帯の拘縮が強固であったケースでは、先にこれらの柔軟性を改善した上で肩甲上腕関節の要因へとすすめることが大切である。

ここでの運動療法の目的は、肩甲骨の内転可動域を獲得することで、腕神経叢への侵害刺激を緩和させることである。

③ 肩甲骨の内転制限に関連する組織に対する運動療法

開始肢位は半側臥位とする（図 10-19）。症例が肩をすくめた肢位を呈している場合は僧帽筋上部線維の緊張が高い徴候であり、その場合は、肩甲帯周囲筋のリラクセーション効果が得られないため、首の力を抜くように指示する。治療の目標は、前胸部柔軟性テストが4横指以下とした。

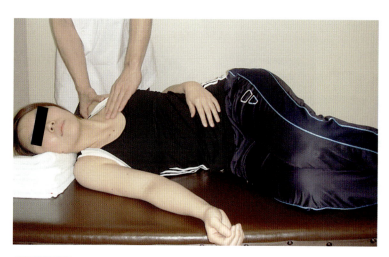

図 10-19　開始肢位

a) 小胸筋の短縮に対するストレッチング

　一方の手で肩峰から肩甲棘までを把持し、他方の手は胸郭（小胸筋と第2～5肋骨）を触知する。続いて、他方の手で胸郭を固定し、一方の手は肩甲骨を後傾・内転・上方回旋させて、適度な伸張刺激を加える。小胸筋の抵抗感が十分に得られたら、肩甲骨を前傾・外転・下方方向に等尺性収縮（2～3秒、10%程度の収縮力）し、その後、伸張感が得られる位置まで肩甲骨を後傾させて上方回旋位を保持する。これを一連の運動として反復し、筋肉の抵抗感が減少するまで実施する（図10-20）。

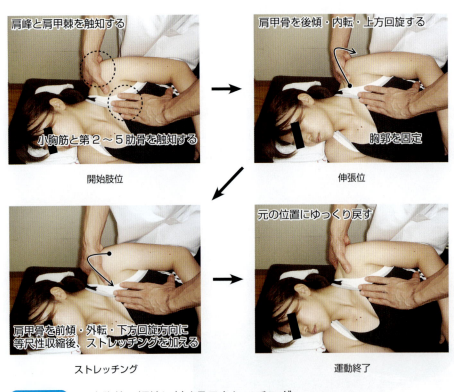

図10-20　小胸筋の短縮に対するストレッチング

b) 前鋸筋上部線維の短縮に対するストレッチング

　一方の手で肩甲骨上角部を把持し、他方の手は前鋸筋と第1肋骨を触知する。続いて、他方の手で第1肋骨を固定し、一方の手は肩甲骨を内転・上方回旋させて、適度に伸張刺激を加える。前鋸筋上部線維の抵抗感が十分に得られたら、肩甲骨を外転・下方回旋方向に等尺性収縮（2～3秒、10%程度の収縮力）し、伸張感が得られる位置まで内転・上方回旋位を保持する。これを一連の運動として反復し、筋肉の抵抗感が減少するまで実施する（図10-21）。

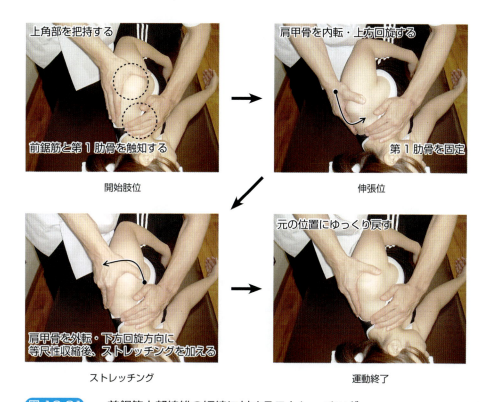

図 10-21 前鋸筋上部線維の短縮に対するストレッチング

c）肩鎖靱帯に対するストレッチング

一方の手で肩峰から肩甲棘を把持し、他方の手は鎖骨の遠位端を把持する。続いて、他方の手で鎖骨を固定しながら、一方の手は肩甲骨を外転させて後部線維を伸張する。この操作後に、肩甲骨を内転させて前部線維を伸張する。これを一連の運動として反復し、靱帯の抵抗感が減少するまで実施する（図 10-22）。

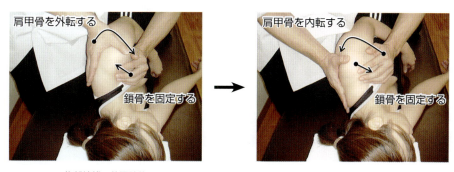

図 10-22 肩鎖靱帯に対するストレッチング

d) 前胸鎖靭帯・肋鎖靭帯・鎖骨間靭帯に対するストレッチング

　前胸鎖靭帯は、一方の手で鎖骨遠位端から肩峰を把持し、他方の手は胸骨柄に置く。続いて、他方の手で胸骨柄を固定しながら、一方の手は胸鎖関節を中心に鎖骨を下制・伸展させて靭帯を伸張する。この操作後に、鎖骨を挙上・屈曲方向に戻して靭帯を弛める。これを一連の運動として反復し、靭帯の抵抗感が減少するまで実施する（図10-23）。

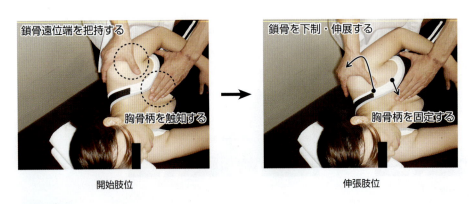

図10-23　前胸鎖靭帯に対するストレッチング

　肋鎖靭帯は、一方の手で鎖骨遠位端から肩峰を把持し、他方の手は第1肋骨に置く。続いて、他方の手で第1肋骨を固定しながら、一方の手は胸鎖関節を中心に鎖骨を20度挙上・伸展させて靭帯を伸張する。この操作後に、鎖骨を下制・屈曲方向に戻して靭帯を弛める。これを一連の運動として反復し、靭帯の抵抗感が減少するまで実施する（図10-24）。

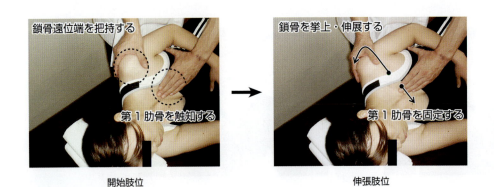

図10-24　肋鎖靭帯に対するストレッチング

鎖骨間靱帯は、一方の手で鎖骨遠位端から肩峰を把持し、他方の手は胸骨と対側の鎖骨胸骨端に合わせる。続いて、他方の手で胸骨と対側鎖骨を固定しながら、一方の手は胸鎖関節を中心に鎖骨を下制・伸展させて靱帯を伸張する。この操作後に、鎖骨を挙上・屈曲方向に戻して靱帯を弛める。これを一連の運動として反復し、靱帯の抵抗感が減少するまで実施する（図10-25）。

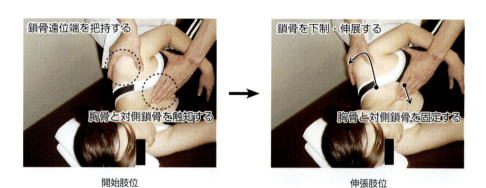

図10-25　鎖骨間靱帯に対するストレッチング

> **ワンポイント・アドバイス**
> 「③ 肩甲骨の内転制限に関連する組織に対する運動療法」を実施する際、筋肉においては収縮の誘発、靱帯においては伸張と弛緩を、適切に行うことが大切となる。そのためには骨を的確に触診し、正確な関節操作を行う技術が必要となる。これら一連の操作を実施したことで、前胸部柔軟性テストが3横指となった。その結果、肩甲帯のマルポジションが改善、また、上腕骨頭の求心位も得られ、その後に続く肩関節の操作が行いやすくなった。
> さらに、肩甲骨の内転可動域が増大したことで、肩関節の伸展は50度、第1肢位での外旋60度、第2肢位での外旋80度となった。就寝時には腕神経叢への過度な牽引刺激が緩和されたことで、夜間痛は2〜3日に1度目覚める程度まで回復した。

　続いて、僧帽筋中部・下部線維の機能を高める運動療法を実施した。この操作は、脊椎の柔軟性と肩甲骨の可動性を十分に獲得した上で開始すべきである。また、僧帽筋中部・下部線維の適切な筋収縮は、小胸筋をはじめとする前胸部の相反神経抑制により筋緊張の低下が期待できる。ここでは、無理なく良肢位の保持ができることを運動療法の目的とした。

④ 胸椎と肩甲骨アライメントの良肢位保持を目的とした運動療法

　開始肢位は側臥位とした（図 10-26）。肩甲骨が挙上している場合は、肩甲挙筋や菱形筋の緊張が高い徴候である。その場合は、肩甲帯周囲筋のリラクセーション効果が得られないため、肩甲骨周辺の力を抜くように指示する。治療の目標は、肩関節の挙上に伴い疼痛が改善することとした。

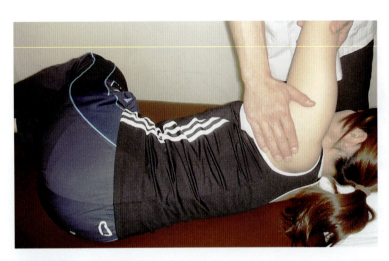

図 10-26　開始肢位

a）僧帽筋中部線維の筋収縮を用いた胸椎の伸展運動

　一方の手で肩峰から肩甲棘までを把持し、他方の手は肩甲骨面上で外転 90 度を保持する。続いて、肩甲骨を内転・上方回旋させながら上位胸椎の伸展運動を誘導する。その後、僧帽筋中部線維を筋収縮させてその肢位を軽く保持し、すぐに脱力を命じる。これを一連の運動として反復し、上位胸椎の伸展可動域が増大するまで実施する（図 10-27）。

b）僧帽筋下部線維の筋収縮を用いた胸椎の伸展運動

　一方の手は肩峰から肩甲棘三角部までを把持し、他方の手は肩甲骨面上で外転 130 度とする。続いて、肩甲骨を内転・下制・上方回旋させながら下位胸椎の伸展運動を誘導する。その後、僧帽筋下部線維を筋収縮させてその肢位を軽く保持し、すぐに脱力させる。これを一連の運動として反復し、下位胸椎の伸展可動域が増大するまで実施する（図 10-28）。

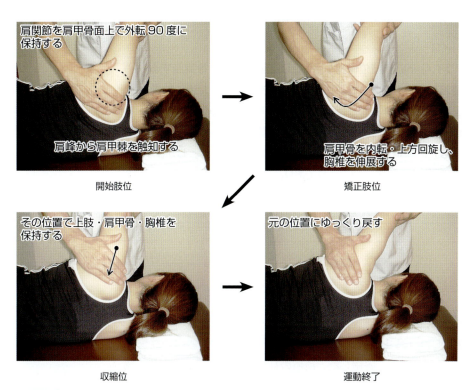

図 10-27　僧帽筋中部線維の筋収縮を用いた胸椎の伸展運動

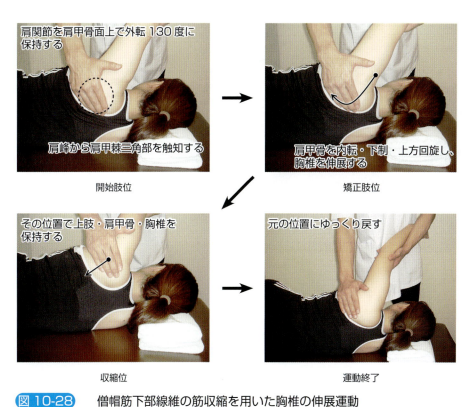

図 10-28　僧帽筋下部線維の筋収縮を用いた胸椎の伸展運動

> **ワンポイント・アドバイス**
>
> 「④胸椎と肩甲骨アライメントの良肢位保持を目的とした運動療法」を実施する際は、目的とする筋肉に収縮を誘発させることが大切である。そのためには骨を的確に触診し、正確な関節操作を行う技術が必要である。これらの操作を実施したことで胸椎と肩甲骨アライメントが改善され、肩関節は屈曲180度・外転170度となった。また、頚背部の疲労感・違和感・鈍痛は消失した。しかし、第2肢位での外旋や外転は最終域で制限されており、また肩峰下インピンジメントを主体とした運動時痛もみられた。

続いて運動療法では、上方支持組織の癒着剥離操作および姿勢の影響を受けやすい広背筋や大胸筋の短縮に対するストレッチングを実施した。

⑤ 肩関節の可動域制限に対する運動療法

開始肢位は背臥位とした（図10-29）。頚椎、胸椎、肩甲帯周囲組織の筋緊張が緩和していることを確認してから実施した。治療の目標は、第2肢位での外旋域ならびに外転域の拡大と運動時痛の改善とした。

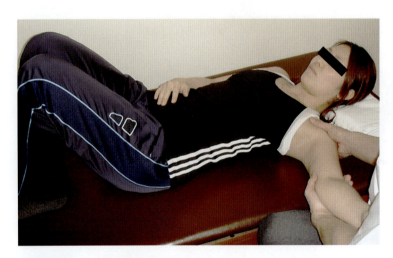

図10-29　開始肢位

a) 棘上筋の癒着に対する剥離操作

一方の手で棘上筋腱が付着する大結節上面（superior facet）を触知し、他方の手は上肢を把持し肩関節を外転 20 度に保持する。

前部線維は、一方の手で大結節を外側に引き出し、他方の手は肩関節を肩甲骨面上で内転・外旋させて、滑走刺激を加える。この操作後、肩甲骨面上で外転・内旋方向に収縮させ、大結節を烏口肩峰アーチ下に滑り込ませる。これを一連の運動として反復し、大結節の滑走性が改善されるまで実施する（図 10-30）。

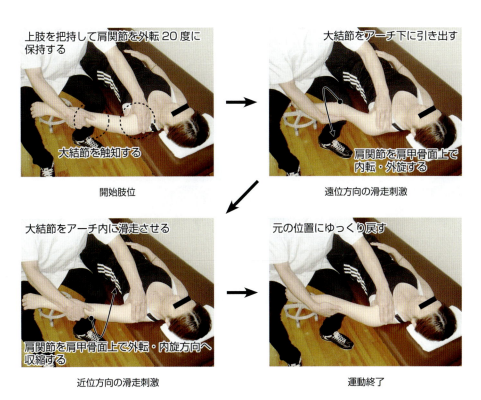

図 10-30　棘上筋前部線維の癒着に対する剥離操作

後部線維は、一方の手で大結節を外側に引き出し、他方の手は肩関節を肩甲骨面上で内転・内旋させて、滑走刺激を加える。この操作後、肩甲骨面上で外転・外旋方向に収縮させ、大結節を烏口肩峰アーチ下に滑り込ませる。これを一連の運動として反復し、大結節の滑走性が改善されるまで実施する（図10-31）。

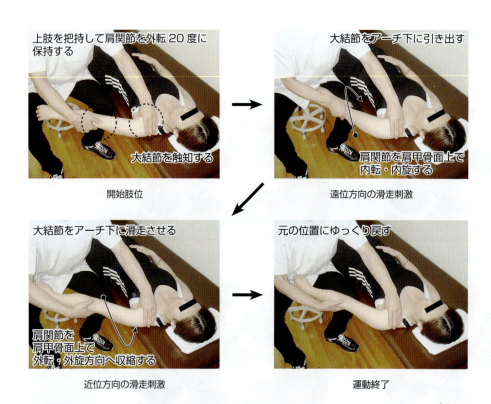

図10-31　棘上筋後部線維の癒着に対する剥離操作

b）広背筋の短縮に対するストレッチング

　一方の手で上肢を把持し、他方の手は体幹を把持する。続いて、他方の手で体幹を固定したまま、一方の手は肩関節を屈曲・外転・外旋することで、適度な伸張刺激を加える。この操作を行ったら、肩関節を伸展・内転・内旋方向に等尺性収縮（2〜3秒、10%程度の収縮力）させ、その後すぐに脱力してもらいストレッチングを加える。これを一連の運動として反復する。この操作は、肩関節の屈曲・外転・外旋可動域を徐々に増大させながら実施する（図10-32）。

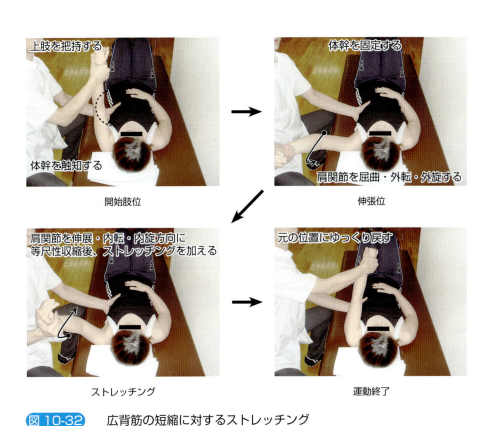

図10-32　広背筋の短縮に対するストレッチング

c）大胸筋胸肋部線維の短縮に対するストレッチング

　一方の手で上肢を把持し、他方の手は胸骨・肋骨を把持する。続いて、他方の手で胸骨・肋骨を固定したまま、一方の手は肩関節を屈曲・外転・外旋することで、適度な伸張刺激を加える。この操作を行ったら、肩関節を伸展・内転・内旋方向に等尺性収縮（2〜3秒、10％程度の収縮力）させ、その後すぐに脱力してもらいストレッチングを加える。これを一連の運動として反復する。この操作は、肩関節の屈曲・外転・外旋可動域を徐々に増大させながら実施する。（図 10-33）。

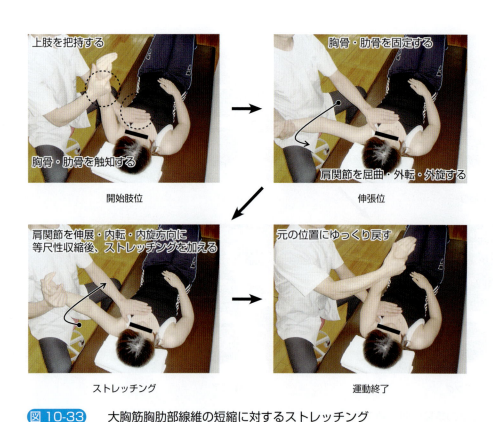

図 10-33　大胸筋胸肋部線維の短縮に対するストレッチング

ワンポイント・アドバイス

「⑤肩関節の可動域制限に対する運動療法」を実施する際は、目的とする筋肉に収縮を誘発することが大切である。そのため、骨を的確に触診し、正確な関節操作を行う技術が必要である。これら一連の操作により、肩関節は屈曲190度、外転180度、第2肢位での外旋80度、第3肢位での外旋90度となった。夜間痛は完全に消失し、さらに肩峰下インピンジメントを主体とする運動時痛も回復した。

まとめ

　WAD後の症例では、脊椎アライメント異常や肩甲骨の機能不全を呈していることがほとんどである。このため、肩甲上腕リズムや肩甲帯機能異常を基盤とした肩関節痛や拘縮が惹起される場合は、治療の優先順位として、胸椎と肩甲骨の可動性を改善させた上で肩甲上腕関節障害に対する治療へと進めることが重要である。頭部重心の後方矯正が得られると、肩関節への負荷は軽減するため、疼痛のコントロールが容易となる。

参考文献

1)　Spitzer WO, et al：Scientific monograph of the Quebec task force on whiplash-associated disorders：redefining "whiplash" and its management. Spine 20：2-73S, 1995.

2)　Kaneoka K, et al：Motion analysis of cervical vertebrae during whiplash loading. Spine 24：763-770, 1999.

3)　Siegmund GP, et al：Mechanical evidence of cervical facet capsule injury during whiplash. Spine 26：2095-2101, 2001.

4)　Winkelstein BA, et al：The cervical facet capsule and its role in whiplash injury. Spine 25：1238-1246, 2000.

5)　馬場久敏：外傷性頚部症候群："むち打ち損傷"に関する脊椎脊髄外科学的一見解. 脊椎脊髄. 19：369-377, 2006.

6)　Kristjaneeon E：Reliability of ultrasonography for the cervical multifidus muscle in asymptomatic and symptomatic subjects. Man Ther 9：83-88, 2004.

7)　Jull G, et al：Cervical muscloskeletal impairment in frequent intermittent headache. Part1：subjects with single headaches. Cephalalgia 27：793-802, 2007.

8)　Theodoridis D, et al：The effect of shoulder movements on thoracic spine 3D motion. Clin Biomech（Bristol, Avon）17：418-421, 2002.

9)　立原久義, 他：健常者の上肢挙上に伴う胸郭と肩甲骨の運動. 肩関節36：795-798, 2012.

10)　Theodoridis D, et al：The effect of shoulder movements on thoracic spine 3D motion. Clinical Biomechanics 17：418-421, 2002.

11)　Edmondston SJ, et al：Thoracic spine：anatomical and biomechanical considerations for manual therapy. Manual Therapy 2：132-143, 1997.

12)　遠藤健司：むち打ち損傷ハンドブック. シュプリンガー・フェアラーク社, 2006.

13)　Borstad JD, et al：The effect of long versus short pectoralis minor resting length on scapular kinematics in healthy individuals. J Orthop Sports Phys

Ther 35：227-238, 2005.

14)　林典雄, 他：夜間痛を合併する片関節周囲炎の可動域制限の特徴と X 線学的検討〜運動療法への展開〜. The journal of Clinical Physical Therapy 7：1-5, 2004.

外傷性頚部症候群

肩関節拘縮の評価と運動療法　臨床編

| 2019 年 2 月 20 日 | 第 1 版第 1 刷発行 |
| 2022 年 7 月 10 日 | 第 1 版第 3 刷発行 |

- ■ 監修　　　林　典雄
- ■ 筆者　　　赤羽根良和
- ■ イラスト　谷本　健
- ■ デザイン　大見広道
- ■ 発行者　　園部俊晴
- ■ 発行所　　株式会社　運動と医学の出版社

　　　　　　〒 225-0011　神奈川県横浜市青葉区あざみ野 1-7-1

　　　　　　　　　　　ゴールドワンあざみ野 2 階 B

　　　　　　ホームページ　https://motion-medical.co.jp

- ■ 印刷所　　シナノ書籍印刷株式会社

ISBN - 978-4-904862-36-0

●本書に掲載された著作物の複写、複製、転載、翻訳、データーベースへの取り込み及び送信（送信可能権含む）・上映・譲渡に
　関する許諾権は、㈱運動と医学の出版社が保有します。

● **JCOPY** 〈出版者著作権管理機構 委託出版物〉
　本書の無断複製は著作権法上での例外を除き禁じられています。
　複製される場合は、そのつど事前に、出版者著作権管理機構の許可を得てください。
　（電話 03-5244-5088、　FAX 03-5244-5089、e-mail：info@jcopy.or.jp）

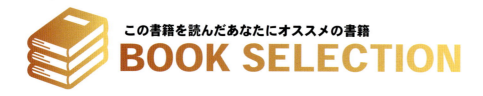

この書籍を読んだあなたにオススメの書籍
BOOK SELECTION

BOOK 01
▶ 肩関節のリハビリテーションを学ぶための必読書！

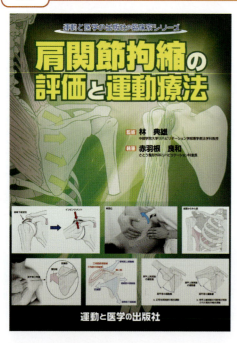

肩関節拘縮の評価と運動療法
監修：林 典雄　執筆：赤羽根 良和

- 第1章 肩関節の基礎知識
- 第2章 肩関節拘縮の基本評価
- 第3章 肩関節拘縮に対する基本的な考え方
- 第4章 筋攣縮と筋短縮との相違
- 第5章 筋が原因となる拘縮
- 第6章 肩関節上方支持組織の癒着が原因となる拘縮
- 第7章 関節包靱帯が原因となる拘縮
- 第8章 肩甲帯機能不全と肩関節可動域（拘縮）との関連

発刊以来、肩関節治療に関わる多くのセラピストに「読みやすい」「わかりやすい」と支持されロングセラー作となっています！肩関節のリハビリをどのように行ってよいかわからない、根拠を持って治せていない全セラピストが必ず読むべき本です。
運動器のリハビリテーションにおいてセラピストが求められている治療効果は、拘縮の改善と関節機能の回復に付随して疼痛を軽減および消失させることです。この本は、拘縮を円滑に除去するために必須の一冊となります！

BOOK 02
▶ 五十肩治療に悩むセラピストが必ず治せるようになる本！

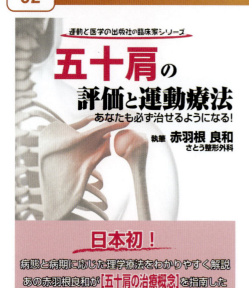

五十肩の評価と運動療法
執筆：赤羽根 良和

- 第1章 肩関節に関する基礎知識
- 第2章 五十肩に影響を与える筋の機能とその評価
- 第3章 五十肩の病態について
- 第4章 疼痛期における治療の考え方と運動療法の実際
- 第5章 拘縮期における治療の考え方と運動療法
- 第6章 緩解期における治療の考え方と運動療法

五十肩は中高年以降に発症しやすい疾患であり、どの医療施設に所属していても必ずといっていいほど多く遭遇する疾患といえます。
しかしながら、五十肩の機能異常をどのように評価し、どのように治療を進めていけばよいかわからないセラピスト、苦手意識があるセラピストがほとんどではないでしょうか。この本を読むことで、五十肩の知識と治療法を「機能解剖学に基づいて」論理的に説明することができるようになります。このことで、五十肩の治療に苦手意識がなくなり、必ず結果が出せるようになる、そんな一冊に仕上がっています。

運動と医学の出版社の書籍は一流の臨床家が執筆しているので、臨床の現場で役立つ内容が沢山詰まっています。

＼ご購入はこちら／
www.motion-medical.co.jp

BOOK 03
▶術前・術後の膝関節リハビリテーションを学びたい方にオススメ！

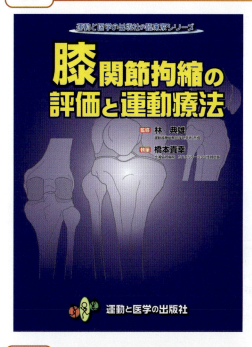

膝関節拘縮の評価と運動療法
監修：林 典雄　執筆：橋本 貴幸

第1章 関節拘縮の基礎知識

第2章 膝関節の機能解剖

第3章 腫脹・浮腫管理の重要性

第4章 膝関節屈曲制限の評価と治療

第5章 膝関節伸展制限の評価と治療

第6章 症例提示

大ヒット作「肩関節拘縮の評価と運動療法」「股関節拘縮の評価と運動療法」に続く、林典雄先生の「拘縮シリーズ」第3弾！
拘縮の治療概念は、全ての運動療法の基盤となります。本書では術前・術後における膝関節リハビリテーションの基礎と応用の全てが記されています。膝関節の屈曲・伸展制限の評価と治療だけでなく、腫脹・浮腫の管理について記されているため、術後のトータルマネジメントを学ぶ事ができます。また、豊富なイラストと写真でわかりやすく解説しています。膝関節の全てをこの一冊で学ぶことができます。

BOOK 04
▶電子書籍で気軽に運動器疾患リハを学ぶ

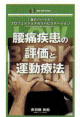
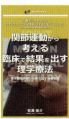
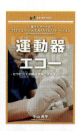
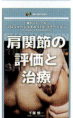
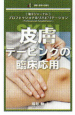
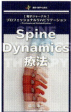

Kindleシリーズ
▶Amazon Kindle ストアにて販売中

- 腰痛疾患の評価と運動療法
  赤羽根 良和 (著)
- 関節運動から考える臨床で結果を出す理学療法
  宮澤 俊介 (著)
- 運動器エコー：セラピストが臨床現場で活用するために
  中山 昇平 (著)
- 肩関節の評価と治療
  千葉 慎一 (著)
- 皮膚テーピングの臨床応用
  福井 勉 (著)
- Spine Dynamics 療法
  脇元 幸一 (著)

運動と医学の出版社では実際に臨床で結果を出している臨床家が執筆した書籍の一部をKindleストアにて出版しています。タブレットを中心に様々な電子機器で気軽に一流の臨床知見を得ることができます。

運動と医学の出版社

真に臨床に則した力学を学べる映像コンテンツ

園部俊晴の臨床

力学的推論シリーズ

治せるセラピストを目指す上で必須のスキルとは？

近年、様々な臨床知見を書籍・セミナーなどで得ることができるようになりました。特に、機能解剖学を中心に痛みを発している組織に対する知識・技術が広く普及するようになりました。

今やレベルの高い治療家を目指す上で必須のスキルとなっています。更に治せるセラピストを目指すために、何のスキルが必要でしょうか？

あなたは、臨床場面でこのような経験したことはありませんか？『治療後は、凄く楽になりました。』『でも…翌日には元に戻りました。』

なぜ痛みを発している組織に対してアプローチしているのに、戻ってしまうのでしょうか？それは、痛みの発している組織に対して、どのような「力学負荷」が加わって痛くなったという解釈が無いからです。つまり、治せるセラピストを目指す上で、『力学』は必要不可欠な要素なのです。

30年の臨床で培った究極の力学

私はあの伝説の理学療法士、入谷誠先生から力学の極意と無限の可能性を一番近くで学んできました。

その後、30年かけて結果の出せる『力学』アプローチを構築し、今では私の治療を受けに、数多くのプロスポーツ選手や患者が全国から集まるまでになりました。そんな私の臨床知見の一部は会員定額サービスのオリジナルコンテンツ『園部俊晴の臨床コース』や書籍『園部俊晴の臨床：膝関節』で解説しています。そしてこの度、より『力学』に特化したコンテンツを作成しました。

その名も『園部俊晴の臨床 - 力学的推論 -』シリーズです。

力学を極める3つのシリーズ

このシリーズでは『ベーシック編』『アドバンス編』『実技編』の3つで構成されています。まずは全ての基礎となる全14回の映像コース『ベーシック編（無料）』を受講することをオススメします。

そこで力学の基盤を整えたら、段階的に『アドバンス編』、『実技編』を受講することで、レベルの高い力学アプローチを体得する事ができます。

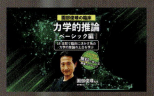

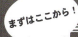
ベーシック編

力学的推論の基礎と応用を全14回の映像の中で、動作分析からアプローチへの的確なつなげ方や、組織学的推論との連携方法を得ることができます。

- 1日目：力学的推論とは
- 2日目：力学的推論の実例
- 3日目：動作分析を仮説検証に活かす為に忘れてはならないこと
- 4日目：臨床推論の重要なトレーニング
- 5日目：スタティックモーメントの基本となる考え方
- 6日目：身体におけるスタティックな関節モーメント
- 7日目：歩行の概要を理解しよう！
- 8日目：歩行時の各関節の動き（矢状面）
- 9日目：ダイナミックなモーメントと筋活動
- 10日目：関節モーメントと筋活動の原則的概念
- 11日目：体幹アライメントの原則
- 12日目：動作分析の大原則
- 13日目：倒立振り子と理学療法の展開
- 14日目：病態と力学の融合があなたの臨床を加速的に成長させる

まずはここから！

無料視聴登録はこちら

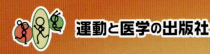

運動と医学の出版社 公式LINEアカウント

LINE友だち登録で特典動画プレゼント！

赤羽根先生のリアル臨床

臨床現場での肩関節拘縮への理学療法

赤羽根先生の臨床映像が字幕解説付きで見られる！

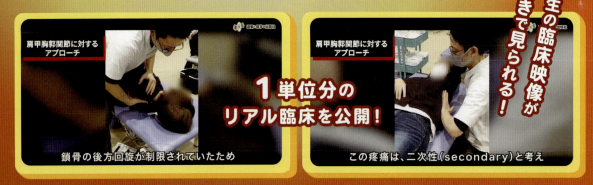

1単位分のリアル臨床を公開！

特典動画の視聴手順

ここから特典動画を視聴できます

1  スキャン
左のQRコードを読み取る

2 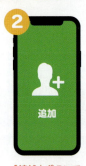 追加
「追加」ボタンで友だち追加

3 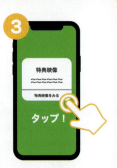 タップ！
送られてきたリンクをタップ！